中医外治特色疗法

临床技能提升丛书

中医脐疗

总主编◎郭长青

主 编◎郭长青 谢汶珊 郭 妍

中国健康传媒集团

中国医药科技出版社

图书在版编目（CIP）数据

中医脐疗 / 郭长青，谢汶珊，郭妍主编 . — 北京：中国医药科技出版社，2022.2

（中医外治特色疗法临床技能提升丛书）

ISBN 978-7-5214-2783-7

Ⅰ . ①中⋯ Ⅱ . ①郭⋯ ②谢⋯ ③郭⋯ Ⅲ . ①脐—中药外敷疗法

Ⅳ . ① R244.9

中国版本图书馆 CIP 数据核字（2021）第 236366 号

美术编辑　　陈君杞
版式设计　　也　在

出版　**中国健康传媒集团** | 中国医药科技出版社

地址　北京市海淀区文慧园北路甲 22 号

邮编　100082

电话　发行：010-62227427　　邮购：010-62236938

网址　www.cmstp.com

规格　710×1000mm $^{1}/_{16}$

印张　18 $^{3}/_{4}$

字数　296 千字

版次　2022 年 2 月第 1 版

印次　2024 年 3 月第 2 次印刷

印刷　三河市万龙印装有限公司

经销　全国各地新华书店

书号　ISBN 978-7-5214-2783-7

定价　**52.00 元**

获取新书信息、投稿、为图书纠错，请扫码联系我们。

内
容
提
要

　　作为中医外治特色疗法临床技能提升丛书之一，本书融汇了古今脐疗的主要内容，对脐疗加以科学探讨和总结。全书分为七章，第一章为脐疗概论。第二章至第六章为中医脐疗的临床应用，分别介绍了内科常见病症，妇科常见病症，儿科常见病症，外科常见病症，痹证、急症及其他常见病症的脐疗方法。每种病症的脐疗方剂均标注来源，并分别从药物组成、使用方法、方义解释3个方面进行详细阐述。第七章为古文献中的脐疗摘要，介绍了古代文献中记载的对脐的讨论以及脐疗方法。

　　本书适合中医院校师生、中医临床、教学和科研人员，以及广大中医药爱好者阅读使用。

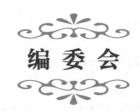

编委会

前言

脐中疗法属中医外治法之一种，简称脐疗或脐疗法。脐疗就是使用药物或艾灸、热熨、拔罐等方法作用于脐部，以治疗全身性疾病的方法，可对经脉进行良性刺激，并能促进穴位对药物的吸收，以此来调节脏腑功能，提高机体免疫力，从而达到治疗疾病的目的。

大约两千年前，我国就有了在脐部施法治疗疾病的记载。因其方法特殊、疗效显著、使用方便，逐渐自成一法，形成了"脐疗"。经过历代医家的充实和发展，脐疗在治疗疾病的范围和施治方法等方面有了极其丰富的内容，成为中医学宝库中的一个瑰宝。

目前，针灸及穴位外治疗法成为国内外同行研究和关注的热点，尤其是穴位的无创伤、无疼痛疗法，已经成为外治疗法的一大研究趋势。脐疗作为无创痛穴位外治疗法，具有强大的生命力和广阔的发展前景。

本书是一本关于中医脐疗的专著。作为中医外治特色疗法临床技能提升丛书之一，本书融汇了古今脐疗的主要内容，对脐疗加以科学探讨和总结。全书分为七章，第一章为脐疗概论，第二章至第六章为中医脐疗的临床应用，分别介绍了内科常见病症，妇科常见病症，儿科常见病症，外科常见病症，痹证、急症及其他常见病症的脐疗方法，每种病症的脐疗方剂均标注来源，并分别从药物组成、使用方法、方义解释 3 个方面进行详细阐述。第七章为古文献中的脐疗摘要，介绍了古代文献中记载的对脐的讨论以及脐疗方法。

本书适合中医院校师生、中医临床、教学和科研人员，以及广大中医药爱好者阅读使用。

本书兼顾理论性与实用性，旨在为医务工作者和广大人民群众提供了解学习脐疗的途径，更好地推广中医脐疗，造福人民。书中难免有不妥和疏漏之处，衷心希望读者提出宝贵意见。

编　者
2021 年 8 月

目录

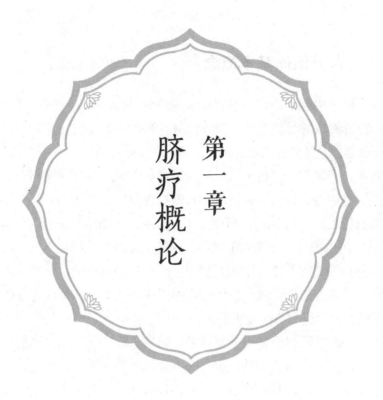

第一章

脐疗概论

第一节 什么是脐疗

一、中医外治的基本概念

目前，对于中医外治，一般定义认为外治是与内治（口服给药）相对而言的治疗方法。《中医大辞典》对外治法所下的定义为："泛指除口服药物以外施于体表或从体外进行治疗的方法。"

一方面，"外治"与"外治法"不同。"外治"是一个宽泛的概念，其研究范围既有外治理论，又有外治临床；既有外治相关的药物，又有相关的材料、器械和工具。"外治法"概念较单一，仅是从治疗方法而言。另一方面，"外治"可以形成一个独立的学科，但是"外治法"仅是这一学科的组成部分。外治的"外"是一个相对概念，而不是绝对概念，并非从外治疗即为外治，单纯注射给药虽从外治疗，但不属于外治，穴位注射疗法虽与其类似，但因治疗机制不同而属于外治。

广义的中医外治概念是十分宽泛的，囊括了除口服、单纯注射给药外的所有治疗方法。中医外治的前提是必须遵循中医学基本原理，或者可为遵循中医学基本原理的科研或医疗活动所用。比如，声、光、电、磁等新材料，新技术，新方法被引入中医外治领域，则这些内容也属于中医外治研究的范围。脏腑经络学说是中医外治的理论基础，离开脏腑经络谈中医外治，则中医外治为"空中楼阁"，难以立足。中医外治的概念不是固定不变的，是开放的，可以随着科技进步和时代发展而不断进行补充和修正，保持其生命力。

中医外治有几类常用的方法。

1. 整体治疗

整体治疗指以人整体为对象进行治疗，主要有导引、体育疗法、音乐疗法等，我国春秋战国时期就有音乐治疗疾病的记载。

2. 皮肤、官窍黏膜治疗

皮肤、官窍黏膜治疗指药物通过皮肤、官窍黏膜吸收进入局部或者机体循环系统起治疗作用的方法，如贴敷疗法、熏洗疗法等。

3. 经络、腧穴治疗

经络、腧穴治疗指药物、手法、器械从外施与经络、腧穴起效的治疗方法，如推拿、艾灸、脐疗、足心疗法等。

4. 其他

其他不能归于上述三类的中医外治方法，如中医的一些手术、中医正骨等可归为本类。

上述分类方法并不能将所有的外治方法截然分开，往往存在着在分类上的互相交叉。这种交叉是外治法分类的一个重要特征。

二、脐疗概念

脐疗是指将药物做成适当剂型（如糊、散、丸、膏等）敷于脐部，或在脐部给以某些物理刺激（如艾灸、针刺、热熨、拔罐等）以治疗疾病的方法。换言之，脐疗是以脐（即神阙穴）处为用药或刺激部位，以激发经气，疏通经络，促进气血运行，调节人体阴阳与脏腑功能，从而防治疾病的一种方法。脐疗操作简便，安全稳定，副作用少且无痛苦，运用于内科、男科、妇产科、小儿科、外科杂病，乃至急症传染性疾病的治疗均有疗效，用于养生保健、延年益寿、美容等更有特殊作用。其既可单独使用，又可酌情配合他法，从而明显提高疗效。

脐疗属于穴位贴敷疗法，而穴位贴敷疗法又是整个贴敷外治的一部分，它是在药熨、涂敷等方法的基础上发展起来的。外治法的治疗部位有整体治疗和局部治疗，局部治疗又有穴位与非穴位之分，脐疗就是穴位治疗的一种。由于治疗方法多样化、治疗病种范围广、治疗效果好，脐疗逐渐自成一法。

脐疗源于民间，但早在《黄帝内经》《难经》中就已有与脐疗有关的记载，之后《肘后备急方》《针灸甲乙经》《备急千金要方》《外台秘要》《太平圣惠方》《圣济总录》和《本草纲目》等晋唐宋元明诸书中，特别是清代外治名家吴尚先的《理瀹骈文》(初名《外治医说》)，有关脐疗的叙述更为详备。到了近代，随着世界各国医家对自然疗法的重视，作为自然疗法一部分的脐疗悄然崛起。

第二节　脐疗的发展历史

在原始社会，人们将植物或矿物嚼碎打烂外敷肌肤，用以治疗跌打损伤、疖肿、外伤，这便是外治法的起源。脐疗有着悠久的历史，在殷商时期就有彭祖蒸脐和太乙真人熏脐法防病治病的传说。

长沙马王堆出土的成书于春秋战国时期的帛书《五十二病方》是现存最早的医方著作，也是最早记载外治法的书籍。书中记载的治疗方法较为丰富，其中外治法占有很大比例，有贴敷、药浴、熏蒸、熨、砭、灸、角、按摩等近20种方法。书中现存共有283方，而敷法的方剂有70余方，并且有治疗不同疾患的敷法，如用雷丸水煮浴治疗"婴儿病痫"；用炊盐淬酒熨治"伤痉"，可见当时的医疗已有一定的水平。书中载有肚脐填药、敷药、涂药及角灸脐法，不难看出在当时脐疗法的应用非常简朴。

汉朝张仲景的《金匮要略》杂病方第二十三，载有"凡中暍死，不可使得冷，得冷便死。疗之方：屈草带，绕暍人脐，使三两人溺其中，令温。亦可用热泥和屈草，亦可扣瓦碗底按及车缸以着暍人，取令溺，须得流去。此谓道路穷，卒无汤。当令溺其中，欲使多人溺，取令温"。该方法中的人尿热泥、瓦碗和车缸等均有温敷热熨的作用，而人尿还有所含食盐的治疗作用。

东晋葛洪《肘后备急方》一书，增加了脐疗治病的种类，如治卒腹痛，令人骑其腹，溺脐中；治卒心腹烦满，不能服药，煨生姜绵裹，内下部中，冷即易之；救卒中恶死，灸脐中百壮；治卒霍乱诸急、以盐内脐中，上灸二七等，这也是隔盐灸脐的最早记载。

唐朝孙思邈《备急千金要方》《千金翼方》、王焘《外台秘要》等书，均有不少以灸脐治疗疾病的记载。将药物贴敷脐部治疗疾病，是脐疗施治方法的突破性发展，其应用始于宋朝，如杨倓《杨氏家藏方》的贴脐散，治疗元脏气虚，浮阳上攻，舌生疮，将醋炒吴茱萸半两、炮姜半两、木鳖子五枚，共为细末，每用半钱，冷水调贴脐。此外，北宋王怀隐《太平圣惠方》、政府编写的《圣济总录》等书，也有药物敷脐的治疗方法。宋朝以药物敷脐治疗的病种，主要有泄泻、霍乱、腹痛、腹满、小便不通、大便不通、中暑、小儿夜啼、口舌生疮、昏迷等。

脐疗在明朝有了很大的进展，李时珍《本草纲目》卷三和卷四的"百病主治药"项目中，出现了外治专项的治疗药物和方法，其中不少是脐疗的内容。胡荧《卫生易简方》、龚廷贤《万病回春》、孙志宏《简明医彀》等书，均有脐疗的记载。明朝的敷脐治病范围，又扩大了自汗、盗汗、淋证、水肿、黄疸、脐风、遗精、痢疾、阳痿、赤白带下、崩漏、咳喘、五劳七伤、半身不遂、腰膝酸痛等。

到了清朝，脐疗已经很盛行了，载有脐疗的医书也很普遍，如陈复正《幼幼集成》，陶承熹、王承勋《惠直堂经验方》，陆画邨《经验良方》，陈修园《医学从众录》，谢元庆《良方集腋》，祝补斋《卫生鸿宝》，马培之《外科传薪集》等书。最突出的是，吴尚先集外治之大成，写出了《理瀹骈文》。该书是外治的专门书籍，不但有方药，而且有理论法则、应用方法、使用药物和治疗病种，均既详细又丰富。

中华人民共和国成立后，脐疗广泛应用于临床，对多种疾病有了较系统的临床观察，对脐疗的治病机制，也有了初步的探讨。谭支绍的《中医药物贴脐疗法》，介绍了脐疗法的历史、作用机制、使用方法、适用范围及注意事项，叙述了临床各科常见病的临床应用，并附有病案和治方，书中收录古代贴脐疗法验方五十首。魏振装的《中医脐疗》、程爵的《中医鼻脐疗法》、李忠的《常见病药物脐疗法》、高树中的《中医脐疗大全》、刘炎的《中华脐疗大成》，这些著作对脐疗的理论基础、作用机制、操作方法以及临床各科运用均进行了更深层面的探索。特别是高树中的《中医脐疗大全》先后两次修订出版。这些著作均是我们研究脐疗的重要资料。

第三节 脐 的 解 剖

脐位于腹正中线中点的稍下方，一般相当于第3、4腰椎体之间。在胚胎发育期，脐为腹壁的最晚闭合处。脐带脱落后，由腹白线形成的脐环即行闭锁，局部形成致密的筋膜板，称为脐筋膜。由于脐部无脂肪组织，皮肤、筋膜和腹膜直接相连，故脐为腹壁薄弱处之一。

胎儿时期，通过脐环的有脐动脉、脐静脉、卵黄管和脐尿管等结构，于出生前后均行闭锁。脐动脉来自腹下动脉，沿腹前壁上行，经脐环穿出，闭锁后成为脐动脉索。脐静脉经肝镰状韧带下缘走行，除分支入门静脉外，本干续静脉导管入下腔静脉，闭锁后脐静脉成为肝圆韧带，其又名肝静脉索，索内仍有小的静脉，称附脐静脉，连于门静脉和脐周静脉丛，在门静脉高压时，是门静脉和上、下腔静脉之间重要的侧支循环途径之一。脐尿管也于出生前闭塞而形成脐尿管索。卵黄管逐渐闭塞而终至完全吸收消失。

脐部皮肤由第9、10、11肋神经的前皮支重叠交织分布。在脐纤维环周围，有胸腹壁浅静脉、腹壁下静脉及深静脉的腹壁上、下静脉、附脐静脉、肋间静脉、腰静脉等属支，形成脐周静脉丛，该丛也是重要而广泛的侧支吻合途径。脐深部腹腔内对应的器官是大网膜、小肠，在第4腰椎体的前面有腹主动脉。

对脐的层次解剖是：皮肤→浅筋膜→脐纤维环→腹内筋膜→腹膜下筋膜。

第四节　从中医基础理论认识脐

脐位于腹正中央，为冲脉之所系，元气归藏之根，故有"五脏六腑之本"的说法。脐，齐也。正如《东医宝鉴》所言："脐者，齐也，身之本，正谓脐中也。"故脐实可谓人体上下、左右交会之枢纽。脐，是新生儿脐带脱落后遗留下来的一个生命根蒂组织，名为"神阙"，又称"脐中""气舍""气合""维合""环谷""命蒂"，属中医学任脉上的一个重要穴位。

中医学称脐中为"神阙"，脐居正中，如门之阙，神通先天。《经穴名的考察》指出，"神"乃心灵生命力，"阙"是君主居城之门，可见，神阙穴是生命力居住的地方。当胎儿在母体中生长、发育时，均依靠脐带的供血和营养输送，以维持胎儿的生命活动，所以古代医家把脐看作先天之本、生命之本源。

《会元针灸学》曾记载："神阙者，神其舍其中也，上则天部，下则地部，中为人部，两旁为气穴、肓俞，上有水分，下有横户（阴交穴）、胞门、子户，脐居正中如门之阙，神通先天，父母相交而成胎时，先天脐带如荷茎，系母之命门，天一生水而生肾，状如未敷莲花，顺五行以相生，赖母气以相转。十月胎满，则神注于脐中而成人，故名神阙。"《针灸学名解》则指出了脐与胃肠的密切关系："本穴在脐，脐为先天之结蒂，又为后天之气舍，此间元气尚存，在内紧接近大小两肠，大肠为传导之官，变化出焉，小肠为受盛之官，化物出焉，两肠俱关于化，即大而化之谓神也。"《道藏》更强调了脐与心肾的重要联系："神者变化之极也，故名之以神，阙为中门，出入中门，以示显贵，人身以神志为最贵，此穴为心肾（心藏神、肾藏志）交通之门户，故称之神阙。"由此可看出脐（神阙穴）的特殊性和重要性。

脐的生理意义还在于脐为生气之源，因脐关乎肾，连及命门，所谓前有神阙，后有肾、命，共为生气之所系。故《难经·六十六难》曰："脐下肾间动气者，人之生命也，十二经之根本也，故名曰原。"肾间动气指两肾之间所藏的生气，亦即元气。《诊病奇侅》说："脐者，元气之所系，十二经之根本。""脐下丹田，真气之所聚。"真气乃先天真一炁气，丹田又称下气海，位于脐下，人生元气源于命门，肾，藏于脐、丹田下气海之中，系之于脐。故张景岳说："命门者，下丹田，精气出入之处。""先天真一炁藏于此。""一点真灵之气聚于脐下。"以上皆说明了脐与源之于肾、命门，藏之于丹田下气海中的元气的密切关系。

脐又属任脉之神阙穴，神阙，神气之穴，真神往来之门户。正如《厘正按摩要术》所说："脐通五脏，真神往来之门户也，故曰神阙。"又曰："是神气之穴，保生之根。"所谓神阙为神气守舍之处，故《诊病奇侅》曰："夫脐之凹也，是神气之穴，为保生之根。环中幽静、轮廓平整，徐徐按之有力，其气应手，内有神气之守也；若软柔如纩，按之其气不应者，其守失常也；突出而凸，气势在外，其守不固；至于弱如泥者，其命必不运，何得永保天年乎。"

第五节　从经络腧穴理论认识脐

一、脐与脏腑经络的关系

脐疗大体上可归属于中医学除"针刺"以外的广义的"灸法"的范畴，它也是以中医学经络学说的理论为依据的，经络系统包括十二经脉、奇经八脉、十五络脉及十二经别、十二经筋和十二皮部等。其中十二经脉是其主体，奇经八脉则可沟通、联络和调节十二经脉。

脐，是奇经八脉"任脉"的要穴，又名"脐中""气舍""维会""命蒂""前命门"等。脐与十二经脉相连，也与脏腑和全身他处相通。

奇经八脉指督、任、冲、带、阴跷、阳跷、阴维、阳维八条经脉。其中除任脉外，还有三条经脉直接与脐有关联。一是督脉，《素问·骨空论》载曰："其少腹直上者贯脐中央，上贯心入喉……"二是带脉，《灵枢·经别》载曰："当十四椎出属带脉。"三是冲脉，《素问·骨空论》载曰："冲脉者，起于气街并少阴之经挟脐上行至胸中而散。"

任脉为"阴脉之海"，对全身阴经脉气有总揽、总任的作用，其脉气与手足各阴经相交会。足三阴与任脉交会于关元、中极，阴维与任脉交会于天突、廉泉，冲脉与任脉交会于阴交，足三阴经脉上交于手三阴经脉。故任脉联系了所有阴经，同时任脉本身行脐中，脐也就通过任脉与全身的阴经相联通。此外，据《奇经八脉考》，任脉会足少阴于阴交，会手太阳、手少阳、足阳明于中脘，会手足阳明、督脉于承浆。说明了脐又通过任脉与小肠经、三焦经、大肠经、胆经、胃经、督脉等相联通。

督脉为"阳脉之海"，能"总督一身之阳"，它的脉气在大椎处又与手足三阳经相交会，在第 2 腰椎处与环腰一周的带脉相交，又与阳维脉交会于风府、哑门。同时，督脉本身起于少腹之下，循阴器入腰络肾，循阴器上少腹，贯脐，过脐中央，故脐可通过督脉与诸阳经相联系。

带脉横行腰腹之间，能"约束诸经"，足部的阴阳经脉都受带脉的约束。由于带脉于腰部相交于督脉，行于腰腹，使腰腹部成为冲、任、督、带脉脉气汇集之处。故脐又可通过带脉与足三阴经、足三阳经以及冲督相联系。

冲脉上至头，下至足，贯穿全身，为"十二经之海""五脏六腑之海"，能调节十二经气血。其脉气在头部灌注诸阳，在下肢渗入三阴，并与肾经相并上行。故脐可通过脉与十二经脉相通。总之，任、督、冲"三脉一源而三岐"，任、督、冲、带四脉脉气相通，共同纵横贯穿于十二经之间，具有调节正经气血的作用，故神阙穴可通过奇经八脉通周身之经气。

二、脐与五脏、经脉

《医学源始》载曰："人之始生先脐与命门，故为十二经脉之始生，五脏六腑之成形故也。"可见脐乃十二经之发源地。

1. 脐与心

《灵枢·经筋》曰："手少阴之筋……下系于脐。"《素问·骨空论》曰："督脉者……其少腹直上者，贯脐中央，上贯心入喉……"《会元针灸学》曰："神阙（脐）者，神之舍也，心藏神，脐为神之舍。"另外，脐也通过督脉之贯脊入脑而"络于脑"。可见，脐与心脏、脑、心经相通。

2. 脐与肝

《灵枢·营气》曰："其支别者，上额循巅下项中，循脊入骶，是督脉也，络阴器，上过毛中，入脐中。"又据解剖学：脐下腹膜有丰富的静脉网，联结于门静脉（肝脏）在胎儿时期，脐静脉直达肝脏。可见，脐与肝通。

3. 脐与脾

《灵枢·经筋》曰："足太阴之筋……聚于阴器，上腹，结于脐。"冲脉挟脐上行，脾经之公孙穴通于冲脉。又脾为后天之本，而脐为后天之气舍。

4. 脐与肺

《灵枢·营气》曰："故气从太阴出……入脐中，上循腹里，入缺盆，下注肺中，复出太阴。"又肺脉属肺，络大肠，而《灵框·肠胃》曰："回肠当脐。"另据经脉循行，足少阴肾经挟脐上行入肺中。此外，脐属任脉，而肺经之络穴列缺通于任脉，故脐与肺脏、肺经相通。

5. 脐与肾

《灵枢·经别》曰："足少阴之正……上至肾，当十四椎，出属带脉。"

而带脉前平脐部。故肾与肾经可通过带脉通脐。另外、足少阴肾经挟脐上行，肾为先天之本，脐实为先天连母之根。故《道藏》曰："神阙为心肾交通之门户。"《幼幼新书》也有脐近肝脾肾三阴之说。

三、脐与六腑、经脉

表里、脏腑、经脉之间的络属关系，决定了脐既然与五脏相通，也就与六腑相通。

1. 脐与胃

脐当胃下口。《灵枢·经脉》曰："胃足阳明之脉……其直者，从缺盆下乳内廉，下挟脐，入气街中。"《难经·二十七难》曰："冲脉者，起于气冲，并足阳明之经，挟脐上行，至胸中而散也。"可见脐胃相连。

2. 脐与胆

脐属任脉，任脉会足少阳于阴交；督脉贯脐中央，督脉会足少阳于大椎；带脉过脐，会足少阳于带脉、五枢、维道。故脐可通过任、督、带脉与胆相关。

3. 脐与大肠

脐之深部直接与大肠连接。《灵枢·肠胃》曰："回肠当脐。"《幼科大全·论脐》曰："脐之窍属大肠。"可见脐与大肠相连。

4. 脐与小肠

《灵枢·肠胃》曰："小肠后附脊，左环回周迭积，其注于回肠者，外附于脐上。"故脐与小肠相系。

5. 脐与三焦

《难经·六十六难》曰："脐下肾间动气者，人之生命也，十二经之根本，故名曰原。三焦者，原气之别使也，主通行三气，经历五脏六腑。原者，三焦之尊号也，故所止辄为原。"《难经·三十一难》："中焦者……其治在脐旁；下焦者其治在脐下一寸，故名曰三焦。"故脐与三焦相通。

6. 脐与膀胱

《灵枢·经别》曰："足少阴之正，至腘中，别走太阳而合，上至肾，当十四椎，出属带脉。"带脉过脐，故足太阳膀胱经可通过带脉与脐相通。从而也影响到膀胱之气化功能。

综上所述，脐为先天生命之根、经络之总枢、经气之汇海、人体之要处。

第六节　从易经理论认识脐穴

八卦是易经的主体部分，历代医家不乏用八卦原理来阐述人体生理病理等现象，创立了独特的治疗疾病和诊断疾病的方法，所谓"易肇医之端，医蕴易之秘"。八卦又分为先天八卦与后天八卦两种，而所用的脐八卦全息则是采用后天八卦。

八卦原意用乾、坎、艮、震、巽、离、坤、兑 8 个符号，来表示 8 个不同的方位、不同的节气。因为八卦与五行、五行与人体脏腑有密切的联系，我们将人体八卦视为一个后天的八卦图，根据这个图我们来观察变化，再进行判断人体的疾病，比如离位，方位在南，五行属火，在脏为心，在腑为小肠，五官属目，定在脐之上部（时钟 12 点），该处有变化，可提示心血管疾病、小肠或眼部疾病。

一、脐八卦分属

脐八卦居于腹之正中，可以遍观胸腹全身疾病，其八卦图有两种，一为先天八卦图，一为后天八卦图。脐八卦的划分，首先以脐为中心划一条垂直线和一条横线，再从其两线交点处划两条斜线，以呈米字形。根据先天八卦和后天八卦的不同分属，配以相应卦位和脏腑。

1. 先天八卦

先天八卦主要配属人体外在的各部。如垂直线的上点为乾属头，下点为坤属足；其横线左点为离属耳，右点为坎属目；其左耳之上点为兑属口，下点为震属腹；其右目之上点为巽属额，下点为艮属手（图1）。

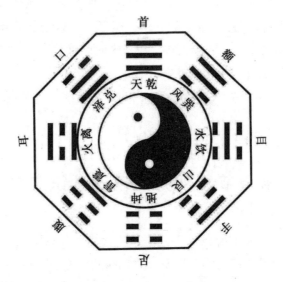

图1　脐八卦—先天八卦图

2. 后天八卦

后天八卦主要配属五脏六腑。如：垂直线的上点为离属心，下点为坎属肾；横线的左点为震属肝，右点为兑属肺；横线左点肝之上点为巽属胆，下点为艮属胃；横线右点肺之上点为坤属脾，下点为乾属大肠（图2）。

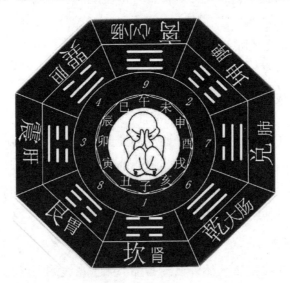

图2　脐八卦—后天八卦图

二、八卦诊法

因为脐八卦分属不同，所以在诊断疾病上也有所区别。先天八卦多用于诊测各种疼痛、肿瘤病症，后天八卦多用于诊测各种脏腑杂病。

临床诊病中，脐八卦诊主要用于触诊，根据各区域出现的疼痛来诊测相应部位及脏腑的疾病。其触诊步骤为：依顺时针方向按压，由轻渐重下压，有疼痛不适者为疾病。脐诊范围不宜过大，不得超过直径为五寸（1寸 ≈ 3.33 厘米）的范围。

对于小儿进行脐诊时，可采用视诊法，视其颜色、凸凹、形态、血络、斑点等，对照上列定位即可诊测疾病。

（一）脐部色诊

脐部色诊，主要观察脐部色泽的变化来判断机体内脏的病理变化。一般脐部的色泽改变，多提示内脏寒热的变化。

1. 脐色白

脐色白无光泽，反映肺气虚、心阳不足、血虚，临床可见气促心悸、头晕乏力、虚浮食少、唇甲苍白、舌质淡、苔白、脉细无力，常与脐下陷、腹凉并见。

2. 脐色赤

脐色红赤，甚至有疮疖，表示心火重、热毒内蕴，或心火下移小肠，热积腹中，内应于脾，或腑气不通，阳明热毒内蕴，毒溢于脐，可与口渴面赤、舌质红、苔黄乾、便结、心烦等全身症状并见。

3. 脐色黑

脐色黑为肾阳衰微、命火败绝的凶讯，亦为暴病将卒的恶兆和久病生机将绝之征，临症险恶，常与急促息微、神志昏迷等危象并见。

4. 脐色黄

脐色发黄，并有油性分泌物渗出，发痒，为湿热蕴积脾胃或肝胆湿热之兆，常因感受湿热外邪，或过食肥甘酒肉、内生湿热所致。症见身热起伏或无热，脘痞满闷，呕恶纳呆，大便不爽，小便短赤，舌红，苔黄腻，脉濡数等。

5. 脐色青

脐色发青或青蓝，为内有寒积、水饮，或风寒内伏中州，常与腹皮寒冷、拘急板滞并见。常有腹痛隐隐，喜按就温，肠鸣泄泻，四肢欠温，口淡食少，多涎，小便清长，舌苔白润，脉迟或紧。此外，痛证亦可出现脐色发青。

6. 脐色紫

脐色发紫，色泽晦枯，或见瘀斑，为内有淤积之色。腹腔症积和盆腔肿瘤亦可反应于脐，重者可见脐腹肌肤甲错、干燥如鱼鳞，腹内可触及包块，腹皮拘急拒按，全身可见口乾夜热、善忘、面色黧黑。

（二）脐形态与脐位主病

正常人脐位于人体正中，脐环圆整，轮廓宽余，肌肉厚实，脐深，色泽明润，按之有力。应手如有根蒂之脐，为神气内守，元气充盛，说明身体健康无病。若脐的形态和脐的位置发生改变，则提示人体内脏可能发生疾病。因此，观察脐的变化对诊断疾病有重要意义。

1. 脐形态

（1）圆形肚脐：肚脐圆圆，下半部丰厚而朝上，这是男性中最好的一种。这种肚脐表明血压正常，肝、肠和胃等内脏都健康，而且此类人精力充沛。

（2）满月形肚脐：脐如满月般丰满调和，下腹有弹性，这种脐表明女性身体健康，卵巢功能良好。

（3）浅小形肚脐：肚脐眼又浅又小，具有这样肚脐者，不论男女，身体都较虚弱，内分泌功能不正常，经常感到浑身乏力。气功偏差和精神障碍者，常见这种肚脐。

（4）海蛇形肚脐：因静脉扩张使肚脐周围如海蛇缠绕一般，这种肚脐是肝硬化等肝脏疾病常见的征兆。

（5）凸出形肚脐：肚脐外突为水肿的凶兆，提示严重水肿。脐外突凸又为喘胀的险候，预兆肺、肾之气将绝。此外还可见卵巢囊肿。

（6）凹陷形肚脐：脐陷于大腹，是脾肾大虚之凶兆，多见于久泄、元气将脱及暴吐之后。此外，脐突然下陷为正虚邪闭的凶兆，多见于小儿身染瘟疫、毒邪内逼之证，病情险恶，预后不良。当腹内发生炎症变化时，如粘连性结核性腹膜炎，肚脐可向内凹陷。

2. 脐位主病

（1）肚脐上移：肚脐向上延长几乎呈三角形，为气逆、气滞的反应，临床上为肺、胃之气上逆，或肝气升发太过，或肝气郁滞之象。常以郁怒为诱因，多与胀满、呕吐并见。此外，内有癥瘕、积聚亦可牵提致脐上移。临床常提示，不论男女，肚脐上移多为胃、胆囊和胰腺患有疾病。

（2）肚脐下移：脐位下移，为肾虚、中气不足的表现，多兼见腹壁松弛虚软，常提示内脏下垂。症见少气无力，动则息促，头晕眼花，腹部坠胀，脉虚无力，舌淡苔白等中气下陷证，提示有胃下垂、肝肾下垂及脱肛、子宫脱出等。

（3）肚脐偏右：肚脐偏向右侧为气虚，可见于高血压、左侧肢体偏瘫患者。此外，肚脐偏右还提示易患肝炎、十二指肠溃疡等疾病。

（4）肚脐偏左：肚脐偏向左侧为血虚，可见于高血压、右侧肢体偏瘫患者。此外，肚脐偏左提示肠胃不佳、便秘、大肠粘连等症。

三、脐八卦定位进针法

《易经》中的后天八卦方位图以乾、坎、艮、震、巽、离、坤、兑为基础。其实它不仅适合脐针治疗，也适合体针、鼻针、耳针等治疗方法。八卦定位进针法临床上在脐针应用最多，是脐针定位的基础。脐八卦定位进针法又分外八卦进针法和内八卦进针法。

（一）脐外八卦进针法

脐外八卦进针法是将人的肚脐看成一个外八卦图，按八卦图相对应的人体部位进行针刺。

《易经·说卦传》载曰："乾为首，坤为腹，震为足，巽为股，坎为耳，离为目，艮为手，兑为口。"

（二）脐内八卦进针法

脐内八卦进针法是将人体脏器投射到肚脐上，按八卦图相对应的人体部位进行针刺。

震为肝，巽为胆，坤为脾，艮为胃，兑为口（气管、肺），乾为大肠，离为心（小肠），坎为肾（膀胱）。

第七节　脐疗的施治方法

纵观古今脐疗的施治方法，可谓多种多样。分析起来，最基本的方法主要有四种，即药物贴敷、熨、火罐、灸。

一、药物贴敷

药物贴敷是指将药物制成不同剂型，贴敷于脐的方法，依药物剂型的不同，又分以下几种。

1. 干粉

将中药碾成细粉，直接填入脐窝，以平为度，上盖棉球、海绵或纱布，再以胶布固定。使用的方法还有在放药粉后，直接用胶布或伤湿止痛膏等固封；或将药粉装纱布袋内，再置脐上，用胶布固定；或将药物水煎浓缩成膏，烘干压粉放入脐中；或将药物提取分离，制成干粉，用于脐疗。

2. 软膏

将中药碾成细粉，然后选用白蜜或香油、水、鲜药汁、白酒、黄酒、醋、乳汁、葱汁、姜汁、唾液、米汤、甘油、凡士林、鸡蛋清、枣肉、藿香正气水、风油精等其中的一种，调药粉成软膏，贴敷脐部，或调药粉成稠膏，并捏成饼状贴敷脐部，外盖软塑料薄膜、纱布，以胶布固定。

3. 鲜药

鲜药有动物药和植物药之分。动物药如取活的螺、蚯蚓、蟾蜍、鸡等打碎，或用动物身体的某一部位贴敷脐部。植物药如取葱、姜、蒜、鲜石榴皮、鲜马蹄盆、鲜艾叶、鲜青蒿等，打烂敷脐。

4. 膏药

膏药即黑膏药。贴脐的膏药种类很多，如暖脐膏、十鼓取水膏、固精保元膏等。

二、熨

熨法是将温热的物品或药物放在脐部，使熨物的热或熨药的药气透入腹内，起到温阳祛寒、活血通络、扶正祛邪的作用。

（1）将松散状的熨料，如盐、葱、药物等炒热或蒸热，装入布袋，外熨肚脐，熨料在加温时，还可加入酒、醋等，以增强药气香窜透腹的作用，这类熨法如盐熨、葱熨、面筋熨、酒糟熨、芥术熨、单味药物熨、多味药物熨等。

（2）将块状的熨料加温后，用毛巾或布料包裹，外熨脐部，如砖熨、蛋熨、鞋底熨、烧饼熨、熨斗熨等。

（3）取注入热水的容器，如热水袋、水壶等，外熨脐部。

（4）用能产生温热的理疗仪器，如红外线、超短波等放于脐部施治。

三、火罐

火罐法是指取内径大于 4 厘米的火罐或玻璃瓶等，拔于脐部。近年来市场上有种橡皮吸罐，使用起来既方便，又安全。

四、灸

1. 艾条灸

艾条灸是临床常用的治疗方法。使用方法是将单纯艾绒制成的艾条（亦称为无药艾条）点燃后，置于脐部进行熏灸。

2. 加药艾条灸

现代加药艾条有多种配方，有种配方是将肉桂、干姜、木香、丁香、独活、细辛、白芷、雄黄、苍术、乳香、没药、川椒等药，共研细末，每支艾条内加药6克，外用绵纸裹紧，制成加药艾条。古代有雷火神针和太乙神针，其配方因人而异，如明朝杨继洲的雷火神针除艾绒外，药物有乳香、麝香、沉香、木香、羌话、茵陈、干姜等，而清朝吴尚先的雷火神针就简单多了，只有艾绒、麝香和丁香。清朝李学川的太乙神针配方，除艾绒外，药物有乳香、没药、麝香、硫黄、穿山甲、草乌、川乌、桃树皮、雄黄等。雷火神针和太乙神针是针和灸的结合治疗方法，也是古代焠针、烧针的发展，使用方法是点燃后吹灭，趁热隔布或纸，按于神阙穴。

3. 隔物灸

隔物灸是将蒜片或蒜泥、姜片、葱末、盐、药片、药粉等放入脐中，再在其上面放艾炷，点燃灸之。此法有艾灸和药物贴敷的双重作用，既施行了艾灸，又不易烧伤皮肤。隔物灸依隔物的不同，有隔盐灸、隔姜灸、隔蒜灸、隔葱灸、隔附子灸、隔药灸等。值得提出的是隔药灸，这种灸法古代有人称之为"蒸脐法"或"熏脐法"，使用的药物与操作方法也很多，如明朝李梴《医学入门》治疗脐腹结冷、妇女宫寒不孕等症，以水调小麦粉，制成面条状围脐周，脐中放入五灵脂、葱白、青盐、麝香的混合粉末，上放艾炷灸，觉脐中温暖即止，过数日再灸。

4. 灯火灸

取细灯心草一寸许，将一端浸入油中（多用桐油、香油、豆油），拿出后用软纸吸去外部的浮油，以防灯心草外部的油滴下烫伤皮肤，医者用拇、食两指捏住灯心草在蜡烛火焰边将草引着，火要微，将点着火的灯心草稍停脐眼瞬间，待火焰由小刚一变大时，立即接触脐，注意要斜灸而不要竖灸，此时听到灯火头部与皮肤之间发出清脆的爆淬音、火随之熄灭，所以灯火灸也叫灯火爆淬法或爆灯火灸。虽然有人将灯火灸用于脐疗，但是因为灸火处多有小块烫伤，容易感染，所以此法最好不用于脐疗，小儿应禁用。

五、针

晋·皇甫谧《针灸甲乙经》载曰："脐中，神阙穴也。一名气合，灸三

壮，禁不可刺，刺之令人悲疡溃矢出者，死不治。"此后的历代医家均遵此
见解，把神阙穴列为禁针穴，脐为脐带断后的瘢痕组织，神经敏感，脐内
多藏污垢，深部为腹主动脉，古代由于针具粗，消毒技术差，针刺神阙穴
会疼痛明显，容易感染，容易损伤内脏，所以古人将神阙穴列为禁刺的穴
位。1960 年周柏如报道针刺神阙穴治疗排尿困难、子宫脱垂和腹痛等，此
后又有钱志云等针刺神阙穴的报道，通过这些医者的实践，突破了神阙穴
禁针的见解，但是就今后针刺疗法的发展趋势来看，应以安全无痛、高效
简便的无创伤的针为主，激光针、微波针、磁针等正在针灸领域兴起，因
此脐疗的施治不用针刺。

药敷、熨、火罐、灸是脐疗的四种基本方法，历代医家多将这四种方
法中的两种或三种结合起来应用，如《理瀹骈文》中治疗伤寒时疫，头痛
初起，腹急痛，牵及少腹，用温水调白芥子末成稠膏，填脐内，再隔衣以
壶盛热水外熨脐部，这是将药敷和熨相结合的治疗方法。古人所谓的"穋
法"，是将少量药粉放在膏药中心，贴于脐部的方法，这又是药物贴敷中的
药粉和膏药相结合的方法。由于不同方法的组合应用，就使得脐疗的施治
方法变得多种多样了。

第八节　脐疗的用药原则

中医学认为，阴平阳秘，精神乃治。人体健康是阴阳平衡的结果，由
于外感六淫、内伤七情等致病因素，致使阴阳失去平衡，就产生了疾病，
因此，治疗就是通过药物、针灸等方法，来调整失去平衡的阴阳。无论服
药的内治法，还是多种的外治法，均是这个道理。《素问·五常政大论》曰：
"上取下取，内取外取，以求其过。"内治与外治只是方法的不同。清朝吴
尚先曰："膏方取法，不外于汤丸。凡汤丸之有效者，皆可熬膏。""外治
之理，即内治之理，外治之药，亦即内治之药，所异者法耳。"这是对外治
法用药原则的高度概括论述。脐疗也大多以此原则进行选药施治，如脐疗
中用五倍子酸敛以止汗，用胡椒温中以止泻，用大黄通腑治便秘，用厚朴
行气以治腹胀，用甘遂逐水以消肿；再如，治疗风寒感冒用杏苏散，治风
热感冒用桑菊饮，治时行感冒用银翘散，这和内治法的选方用药更一致了。

还有以辨证论治理论为指导，随症状的不同，加减用药，如有人将神曲、麦芽、焦山楂、炒莱菔子、鸡内金等消食导滞药组成基本方，治疗小儿面黄肌瘦、食纳不振、消化不良，如兼症见有乳食停滞，则在基本方上加用陈皮、酒军（酒制大黄），水湿闭脾加白扁豆、薏苡仁，先天不足加人参、干姜、甘草，脾胃虚弱加党参、山药、白术，恶心呕吐加半夏、藿香、枳壳，大便稀加苍术，虽然这样的用药方法显得复杂了，但是也反映出脐疗的用药原则是与内治法一致的。

毒性大的药物如水银，刺激性大的药物如斑蝥，虽然都曾有人用于脐疗，但是理想的治疗药物应是无毒高效，脐疗的用药也应是这个原则。斑蝥刺激性大，形成水疱易被感染，用于脐疗也影响继续治疗。除非只有这些毒性药物才能治疗那种病，或者只有这些毒性药物的疗效才好，否则毒性大、刺激性大的药物应禁用于脐疗。

第九节　脐疗的应用

一、脐疗的功效和适用范围

神阙穴的主治随着时代的发展，内容逐渐扩大，宋朝王惟一《铜人腧穴针灸图经》归纳神阙穴的主治是："治泻利不止、小儿奶利不绝、腹大绕脐痛、水肿、鼓胀、肠中鸣状如流水声、久冷伤惫。"明朝杨继洲《针灸大成》又增加了中风不省人事、脱肛、风痫、角弓反张等病的治疗，清朝吴谦《医宗金鉴》概括为"神阙百病老虚泻，产胀溲难儿脱肛"，说明神阙穴主治多种多样的疾病。脐疗治疗疾病范围很广泛，涉及呼吸系统、消化系统、心血管系统、神经系统、泌尿系统、内分泌系统等。科别涉及内、外、妇、儿、耳鼻喉、皮肤、传染等科。

经多数学者应用证明，脐疗确实有效的病种主要是支气管哮喘、小儿单纯性腹泻、轻度中毒性腹泻、小儿消化不良、腹胀、麻痹性肠梗阻、功能性尿潴留、肝硬化腹水、心源性水肿、自汗、盗汗、失眠、小儿夜啼、小儿遗尿、妇女痛经、荨麻疹等。此外，脐疗对于其他多种疾病的确切疗效，尚待进一步严密的临床观察，随着今后对脐疗机制研究的深入，我们确信脐疗的适用范围会进一步扩大。

二、脐疗的优点

1. 疗效好

疗效是治疗方法的生命力，脐疗不仅对一些常见病，如自汗、盗汗、小儿夜啼等疾病的疗效好，而且对一些难治性疾病也有好的疗效，如慢性心功能不全患者使用脐疗后，左心功能明显得到改善，气喘乏力的症状也随之好转。

2. 见效快

不仅对如小儿单纯性腹泻等常见病，而且对肝硬化腹水、麻痹性肠梗阻等重症患者，一般用药后几小时即开始见效。

3. 操作便利

对汤水不进、药入则吐、不能服药的患者以及不肯服药的患者，脐疗确是一种好的给药途径，而且对服药困难的婴幼儿，也是种便利的治疗方法。

4. 药源方便

用于脐疗的不少药物，如葱、姜、蒜、盐、醋、酒等均是食品或烹调的佐料，其他也多是一般中药店可买到的常用中药。

5. 容易学用

脐疗的施治方法简单，易被广大群众学习掌握，作为家庭治病防病的措施。

6. 药物作用时间长

药物贴敷既不影响日常生活和工作，也可连续贴敷几小时以至几天，从而药物作用时间持久。

7. 安全、副作用小

脐疗的副作用小，只有少数患者对脐疗用药过敏。再者，脐疗的作用不少是调理性的，因此有双向调节的作用，如脐疗有调理胃肠道功能的作用，因此脐疗既能治疗便秘也能治疗腹泻。这两方面比较起来，治疗腹泻的效果更好些，即便有少数患者用药后大便变得干燥了，但只要停药，便干症状就会随之改善。

8. 应用范围广

因为脐疗既有药物作用，又有穴位作用，所以主治的疾病种类多，应用范围广。

9. 经济

脐疗用药量很少，药费便宜。

三、脐疗的禁忌和注意事项

脐部皮肤有溃烂、损伤、炎症者以及孕妇禁用脐疗。

脐疗的注意事项有以下几点。

（1）最好不用刺激性强和毒性大的药物，如必须用时，要掌握好贴敷时间，以免发疱或药物中毒。

（2）如斑蝥等能引起皮肤发疱的药物，应严禁贴敷。

（3）注意患者对所用药物是否有过敏反应，若发现过敏现象应立即停止贴敷，必要时进行脱敏治疗，对固定用的胶布发生过敏时，亦应停止治疗。

（4）每次贴敷时，要更改固定用的胶布条的位置，减缓过敏现象的发生。

（5）揭固定用的胶布时，要动作轻微缓慢，以防损伤皮肤。

（6）换药前需用消毒干棉球蘸上温开水或植物油，轻轻揩去前次残留药物。

（7）婴幼儿不要长期用药，应中病即止。

（8）贴敷的药物固定要严密，以防药物脱落影响疗效和污染衣被。

（9）剧毒药物要妥善保管，用完后不要随地乱扔，妥善处理，以防小儿误食发生意外。

（10）温化膏药要掌握好温度，并及时贴敷，防止烫伤或贴不牢。

（11）慢性病需长期用药者，最好采用"日用夜停、夜用日停、今用明停”等间歇用药法。

（12）麻痹性肠梗阻等病应在医院备有外科应急手术条件下使用脐疗，以免发生意外。

第十节　对脐疗机制的探讨

一、脐疗的理论认识

脐疗是外治用药途径的精髓所在，其基本原理基于《黄帝内经》"从内之外者，调其内；从外之内者，治其外；从内之外而盛于外者，先调其内而后治其外；从外之内而盛于内者，先治其外，而后调其内；内外不相及则治主病"之旨。病从外入，外治可应之，即使病从内生，仍形必诸外，亦可以外治，非外治不能治内，何况脐为百风总窍、五脏寒门，道家谓之下丹田，为人身之命蒂，为真息往来之路，坎离交会之乡，脐位居关要之地，内外相连，无处不通，既为"急则治其标"的捷径，又为"缓则治其本"之良途。

脐疗与内治疗法在原理上是相通的。正如《理瀹骈文》所说"郁者以宣，乖者以协，泛者以归，停者以遂，满者以泄，劳者以破，滑者以留，阻者以行，逆上者为之降，陷下者为之提，格于中者为之通，越于外者为之敛"。与《黄帝内经》之旨"有者求之，无者求之，盛者责之，虚者责之，寒者热之，热者寒之，微者逆之，甚者从之，坚者削之，客者除之，劳者温之，结者散之，留者攻之，燥者濡之，当者缓之，散者收之，损者益之，逸者行之，惊者平之，上者下之，摩者浴之，缚者劫之、开者发之，适事为故"亦甚符合。

脐与脏腑、经络、四肢百骸、五官九窍生理有关，又互为病理相累。脐疗道理同于内治，所不同者只是给药的途径。内治服药须先入胃，经过消化道分别清浊后，再将药力输送到全身。脐疗因药物敷于皮肤，能达到肉理之中，也同样能将药物透过皮肤，直达经脉，摄于体内，融化于津液之中，与之合二为一，具有内外一贯之妙。这就是《理瀹骈文》一书所说的"切于皮肤，彻于肉理"，从而达到激发人体机能的机转，借以调整人体机能阴阳的平衡，达到防治疾病、恢复健康的目的。

二、脐疗的生理依据

脐，名肚脐，又名脐中，或名气舍，即神阙穴。

脐中为古代丹家练功过程中所发现的"玄关一窍"，即气穴。人在出生以后，剪去脐带则一点真元之气聚于脐下，为生命的根本。古代气功家也认为，人体有一个以脐为中心的太极图，直径为三寸大小，中间有两个对持相抱的阴阳鱼，产生阴阳感应。中医学认为，脐为五脏六腑之根，神元归藏之本。从经络学说来看，以脐为中心的九宫分布是生命的中枢。神阙穴位于任脉，而任脉属阴脉之海，与督脉相表里，共同司理人体诸经之百脉，所以脐和诸经百脉相通；脐又为冲、任脉循环之所，且任脉、督脉、冲脉为"一源三歧"，故三脉经气相通。

现代解剖学认为，脐部皮肤比较薄嫩，神经血管比较丰富，其深部为网膜和小肠，浅层布有第 10 肋间神经的前皮支，腹壁浅动静脉的吻合网，深层有腹壁上下动、静脉支。近代有人用"黄金律"测量人体，发现肚脐正位于人体的黄金点上。按现代数学理论，"黄金点"是调整人体的最佳作用点。

三、脐疗的药理作用

脐疗法，与内治一样，原则上亦是在辨证论治的理论指导下、辨证求因，按证选方。对证用药的也是利用药物气味之性来纠正脏腑机能之偏，调和阴阳，以平为期。不过脐疗的用药比较繁杂，其药理作用也比较复杂、据笔者总结主要有以下几个方面。

（1）药物对局部的刺激作用。即利用具有刺激作用的温热芳香药物施于脐部，通过药物刺激促使局部血管扩张，加快血液循环，改善局部周围组织营养从而达到消炎退肿作用；还可通过药物刺激，引起中枢神经反射，激发机体自身的调节作用。

（2）药物通过脏腑的输布，作用于病所。药入脐穴，先作用于肾和小肠、再通过脏腑的气化和输布作用散布于五脏六腑，乃至全身、以达补偏救弊、调和阴阳、防治疾病的目的。

（3）药物通过经络的调衡作用于全身疾病。脐为经络之总枢，经气之总汇、通过奇经八脉而统属全身经络，联系五脏六腑，其功有"上至泥丸、下到涌泉"的效力。根据"经络所通，主治所及"的原则，脐能通全身，药入脐穴，通过经络的气血流注，使药性随气血之运而输布调衡，达到温经通络、行气活血、祛湿散寒、调和阴阳的目的。

四、从西医学谈脐疗作用机制

脐在胚胎发育过程中为腹壁最后闭合处，表皮角质层最薄，屏障功能最弱，皮下无脂肪组织，皮肤和筋膜、腹膜直接相连，脐部皮肤除局部微循环外，脐下腹膜还布有丰富的静脉网，浅部和腹壁浅静脉、胸腹壁静脉相吻合，深部和腹壁上下静脉相连，腹下动脉分支也通过脐部，再者脐凹陷形成隐窝，药物贴敷后形成自然闭合状态，利于药物较长时间存放，这些均利于药物穿透弥散而被吸收入血，进入体循环，发挥药物的直接作用。

脐部布有第 10 肋间神经前皮支的内侧支，在皮肤中脐部的神经敏感度最强，施治脐部刺激了神阙穴周围的神经，通过神经、体液的作用而调节神经、内分泌、免疫系统，从而改善各组织器官的功能活动，起到治病防病的作用。

脐部给药不经过消化系统，较少通过肝脏，避免了对消化道的刺激以及肝脏代谢对药物成分的破坏，从而使药物能更好地发挥疗效。

另外，药物刺激脐部的神经末梢，影响全身机体神经系统而起到调整作用。脐部的皮肤较薄嫩，这里的神经、血管比较丰富，脐部有肋间神经前皮支、腹壁上下动脉分支。从解剖部位看，脐部靠近腹腔和盆腔，腹腔和盆腔内有自主神经的主要神经丛，如腹腔丛、肠系膜间丛、腹下丛及盆腔丛等；还有最主要的神经节，如腹腔节、肠系膜节、主动脉肾节、肠系膜下节，它们支配所有腹腔和盆腔的脏器和血管，包括膈肌、肝、脾、胃、肠、肾、肾上腺、输尿管、膀胱、卵巢及子宫（或输精管）等及其所属的全部血管。因此，脐部有较强而迅速的吸收能力，有良好的感受功能及传导功能，当用各种适宜病情的药物施治于脐部时，均能刺激局部的神经末梢，再通过神经系统的反射与传导，调整机体自主神经的机能，从而改善内脏及组织的生理活动和病理变化，增强机体的免疫力和抗病能力，达到强身健体、防病治病之目的。

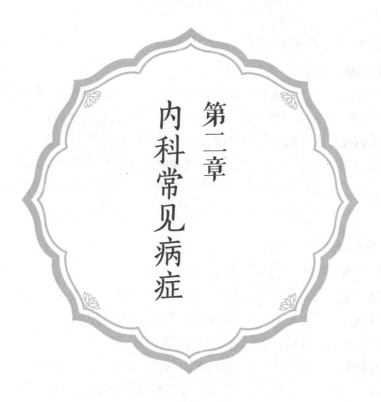

第二章
内科常见病症

第一节 感 冒

1. 葱椒膏（民间验方）

药物组成：葱白 50 克，胡椒 1 克。

使用方法：上药共捣烂如膏状，敷于脐上，外以纱布、胶布固定。再用暖水袋在脐部烫之，同时服热姜汤水一杯。每日用药 1 次。

方义解释：本方重用葱白辛温通阳发汗，疏散肌表之风寒，配用胡椒散寒，助其发汗解表之功，合而成为散寒发汗之剂，故可治风寒表证，寒邪偏胜，症见恶寒明显、发热无汗者。一方加百草霜同捣为丸，既可治外感头痛，又能治里寒腹痛，并治受寒腹泻，皆取其温散之功也。

2. 感冒散（《穴位贴药疗法》）

药物组成：淡豆豉 30 克，连翘 15 克，薄荷 9 克。

使用方法：上药共研细末备用。每次取药粉 20 克，加入葱白适量，捣烂如膏，敷风池、大椎穴上；再用药粉 15 克，冷水调为糊，填脐上，外用纱布、胶布固定，3~8 小时去除药物，每日 1 次。

方义解释：方中薄荷、淡豆豉辛凉解表，疏散风热；连翘透热达表，清热解毒。三药合用，轻清宣透，疏风清热，故可治外感风热或温病初起、发热怕风、咽喉不利之症。

3. 葱翘敷脐法（《中医简易外治法》）

药物组成：葱白 30 克，连翘 15 克。

使用方法：上药共捣烂，用纱布包好敷脐上，等到将要出汗时，急喝白开水一杯，以加速发汗。

方义解释：方中葱白辛温不燥，发汗解表；连翘轻宣疏散，清热解毒，二味相合，发汗退热而透解表邪，故可用于外感风热、发热无汗、头痛咽痛之症。

4. 芥子发汗法（《本草纲目》）

药物组成：芥子适量。

使用方法： 芥子研末备用。每取适量（12克左右），以水调为糊状，填脐内，以热物隔衣熨之，取汗出为佳。

方义解释： 本方选用一味芥子，其性辛热而入肺经，善于发汗散寒以解除表证，故可用于外感风寒、恶寒明显、身无汗出之症。

5. 葱姜麻黄糊（《韩明本医案》）

药物组成： 生姜10克，葱白30克，麻黄6克。

使用方法： 上药共捣烂如泥状，敷脐部，其上置热水袋熨之，盖被取汗。

方义解释： 本方为发汗重剂，方用发汗要药麻黄以散寒解表；生姜、葱白温散寒邪助其发汗。三者配合，发汗而解除肌表之风寒表邪，故可治风寒感冒、恶寒发热、头痛无汗者。

6. 葱姜豆豉饼（《理瀹骈文》）

药物组成： 带须葱白、生姜、豆豉各6克。

使用方法： 上药三味，加食盐适量，捣作饼烘热掩脐上。

方义解释： 葱白发表通阳，豆豉解表而和中，二药合用名曰葱豉汤，为发汗解表之常用方。本方加生姜辛温解表，汗出而表证除；加食盐又名葱豉姜盐散，也可治小儿大便不通者。

7. 葱韭熏熨法（《理瀹骈文》）

药物组成： 葱、韭菜各适量。

使用方法： 葱或韭菜，熏熨并敷脐部。

方义解释： 葱、韭二药俱辛散之品，有杀菌作用；用以熏熨敷脐，有外邪者，可使之从汗而解；内部气机失调者，取其通阳化气之功，促使气机调和。

8. 藿香正气散（《和剂局方》）

药物组成： 藿香3克，白芷8克，苏叶3克，陈皮1.5克，白术1.5克，厚朴5克，半夏曲1.5克，大腹皮1.5克，茯苓1.5克，生姜3片，大枣3枚，甘草1克，桔梗1克。

使用方法： 上药共研为散，以水调敷于脐上。

方义解释： 方用藿香作为君药，既能疏散外感之表邪，又能芳化胃肠之湿浊；紫苏、白芷解表散寒；桔梗开宣肺气，助藿香以解表；厚朴、大腹皮苦温燥湿以除胸腹胀闷，且行气又助化湿；半夏曲、陈皮和胃降逆以治恶心呕吐；白术、茯苓健脾而助运化；甘草、生姜、大枣调脾胃，和营卫。诸药合用，使风寒得解而寒热除，湿化气畅而闷痛消，胃肠协调而吐泻止。本方尤其适宜于夏秋季节胃肠型感冒，或急性胃肠炎兼恶寒发热者。市售成药之丸剂、片剂、水剂等都可研粉或调粉后使用。

9. 盐熨法（《外台秘要》）

药物组成： 盐适量。

使用方法： 炒盐熨脐部。

方义解释： 食盐味咸而性善下行，炒热熨之，有祛风邪、解邪毒、消胀满、引火归原之功。《外台秘要》用本方治疗传染病大流行以后，症见两胁胀满，亦可用治吐泻腹痛、二便不通、亡阳厥逆诸症。如小便涩，亦用盐熨脐下。

10. 椒豉香葱糊（《民间敷灸》）

药物组成： 胡椒15克，淡豆豉30克，丁香10克，葱白20克。

使用方法： 将前三味药研细末，用时加捣烂葱白调匀如糊。每穴用药5克，先贴大椎、神阙，用纱布覆盖，橡皮膏固定，令患者脱衣而卧，再取药糊10克，涂于两手心劳宫穴，两手合掌放于两大腿内侧，侧位屈腿夹好，蜷卧将被盖严，取其汗出，每日2次，每次4~6小时。

方义解释： 方用淡豆豉、葱白发散解表；佐以辛温之胡椒、丁香，助其散寒之力，故适用于风寒感冒、寒邪偏胜者。

11. 风寒散（民间验方）

药物组成： 苍术、羌活各30克，枯矾10克，葱白三握。

使用方法： 前三味药研为粗末，葱白捣汁备用。将药末炒热后与葱白汁拌和，趁热熨敷脐部。

方义解释： 方用羌活、苍术，以辛温解表、散寒止痛为主，辅以葱白通阳祛寒，枯矾祛风。诸药合而用之共奏祛风散寒、解表止痛之功，故可治风寒感冒、恶寒头痛、肢体酸痛、无汗、苔白脉浮紧之症。

12. 通经散寒散（《脐疗》）

药物组成： 当归、川芎、白芷、陈皮、苍术、厚朴、半夏、麻黄、枳壳、桔梗各 20 克，干姜、桂枝、吴茱萸各 10 克，甘草 5 克。

使用方法： 上述诸药共研为粗末，备用。将药末炒热分装药袋，趁热熨敷脐部、背部夹脊穴、肺俞、大椎等穴。

方义解释： 方用麻黄、桂枝、白芷发汗解表，散寒止痛；桔梗、甘草宣肺利咽；吴茱萸、干姜温里散寒；当归、川芎活血通经，祛风止痛；苍术、半夏、陈皮、厚朴、枳壳温燥寒湿，行气通络。诸药合用具有散寒除湿、通络止痛之功，故可治外感风寒、头痛恶寒、身热咽痛、项背拘急以及寒湿着络、肢体酸痛等症。

13. 杏苏散（《上海中医药杂志》）

药物组成： 苏叶、杏仁、生姜、桔梗、茯苓、半夏、甘草、前胡、陈皮、枳壳、大枣各适量。

使用方法： 上药共研为细末，加适量白蜜、连须葱、生姜打烂，生萝卜汁合大枣煎汤，和上药调成药饼。

方义解释： 方中紫苏、生姜辛温散寒，发汗解表；杏仁、桔梗、前胡宣肺止咳；半夏、茯苓、陈皮健脾化湿，止咳化痰；枳壳宽胸化痰；大枣调和诸药。本方具有散寒解表、止咳化痰之功，故可治风寒感冒、咳嗽痰多之症。

14. 桑菊饼（《国医论坛》）

药物组成： 桑叶、菊花、杏仁、连翘、桔梗、甘草、薄荷各 3 克。

使用方法： 上药研细，加葱白 5 根、白蜜 1 匙，共调为饼，外敷脐中。

方义解释： 方用桑叶、菊花、连翘、薄荷辛凉解表，清热利咽；杏仁、桔梗宣肺止咳；甘草既能止咳化痰，又能调和诸药。诸药合而用之具有疏散风热、利咽止咳之功，故可治风热感冒、咽痛、咳嗽之症。

15. 麻附萸散（《湖南中医杂志》）

药物组成： 炒麻黄、附片、吴茱萸各等份。

使用方法： 上药研粗末，热敷脐部。另用樟树叶煎水外洗。

方义解释： 方用麻黄辛温散寒，发汗解表；附子、吴茱萸温肾散寒，振奋阳气。诸药合而用之具有温阳散寒、发汗解表之功，故可治阳虚感冒、恶寒无汗之症。

16. 脐丹粉（《陕西中医》）

药物组成： 防风、黄芪、肉桂各等份。

使用方法： 先用 75% 乙醇消毒神阙穴后，趁湿撒药粉 0.5 克，用胶布或绷带固定，每隔 3 日换药 1 次，5~7 次为 1 个疗程，可连续用 2~4 个疗程，孕妇慎用。

方义解释： 方用黄芪益气固表为主，辅以防风祛风散邪，肉桂温振卫阳，三药合用，补散兼施，实表固卫，故可用于体虚易感冒者。

第二节　咳　　喘

1. 决明莱菔散（《中医简易外治法》）

药物组成： 决明子 90 克，莱菔子 30 克。

使用方法： 上药共捣碎为末，敷脐部，外用纱布包扎。

方义解释： 方中莱菔子化痰止咳平喘；决明子清热解毒。二药合用有清热化痰、止咳平喘之功，故可治痰多黏稠、咳嗽胸闷之症。

2. 麻杏石甘散（民间验方）

药物组成： 麻黄 10 克，杏仁 9 克，生石膏 15 克，甘草 6 克。

使用方法： 上药共研末，每次取药末 3 克，温水调糊，敷脐部，每日换药 1 次。

方义解释： 方中麻黄辛温散寒，宣肺平喘；杏仁降气止咳定喘；石膏清泄肺热；甘草既祛痰止咳，又调和诸药，综合具有辛凉宣泄、清肺平喘之功，肺气得以宣畅，肺热得以清泄，则喘咳之症可愈也。故可治咳嗽气喘、痰黄黏稠、发热口干、苔黄脉数之症。

3. 芥辛遂洋膏（《民间敷灸》）

药物组成： 白芥子 20 克，细辛 10 克，甘遂 10 克，洋金花 10 克。

使用方法： 上药研为细末，用姜汁调成膏状，取膏 2 克，涂于约 10 平方厘米的胶布中心，以脐周方位配八卦九宫人体脏腑，脐之左上方、左下方、正上方各 1.5 寸取穴。

方义解释：方中白芥子、细辛温肺散寒，祛痰化饮，用为主药；配以甘遂增强其逐饮祛痰之力；洋金花助其敛肺止咳之功。诸药同用，有较强的散寒化饮止咳作用，适用于寒痰咳嗽、痰多色白、咳嗽较甚者。

4. 芥夏麻辛散（《民间敷灸》）

药物组成：白芥子 3 克，半夏 3 克，公丁香 0.5 克，麻黄 5 克，细辛 2 克，麝香少许。

使用方法：将上药研细为末，神阙穴常规消毒后，取药粉适量填满脐中，鲜姜 1 片（厚约 0.3 厘米，用针扎数孔），盖于药粉上，上置大艾炷施灸，每日 1 次，每次灸 3~5 壮。

方义解释：方用半夏、细辛温肺止咳化痰；白芥子、麻黄降气止咳平喘；公丁香温肾纳气；麝香活血通络。诸药同用，共奏温肺化痰、止咳平喘之功，常可治疗肺寒咳嗽、痰白而黏、胸闷气急、苔白腻、脉沉之症。

5. 温肺散（民间验方）

药物组成：制半夏 10 克，白果仁 9 克，杏仁 6 克，细辛 6 克。

使用方法：以上诸药共研末，用姜汁调为糊状，外敷脐部，用纱布包扎。每日换药 1 次。

方义解释：方中制半夏、细辛温肺散寒化饮；杏仁宣肺止咳平喘；白果敛肺止咳定喘。诸药合用共奏温肺化饮、止咳平喘之功，故可治肺寒咳喘、痰稀薄、胸闷气急、苔白腻之症。

6. 止咳粉（民间验方）

药物组成：公丁香 0.5 克，肉桂、麻黄各 5 克，苍耳子 3 克。

使用方法：上药共研末，密贮备用。用时先将肚脐用 75% 乙醇消毒，趁未干之际，将药粉倒入脐内，药量视肚脐大小而定，小者倒满脐，大脐者倒半脐即可，最后盖上一张比脐大的普通胶布。胶布四周必须贴严，以免药粉和气漏出，每隔 48 小时换药 1 次。贴 10 次为 1 个疗程，若局部发生皮炎，可涂醋酸氟轻松乳膏。

方义解释：方中丁香、肉桂补肾助阳，散寒降逆；麻黄止咳平喘；苍耳子辛温散寒。诸药合用奏温肾散寒、止咳平喘之效,肾阳复,阴寒散则摄纳常,气归根,故可治久咳痰白、气短而促、畏寒肢冷、苔白、脉沉细之症。

7. 纳气散(《理瀹骈文》)

药物组成: 补骨脂、小茴香各 10 克。

使用方法: 上药二味共研为散,掺扶阳膏上,贴脐部。

方义解释: 此方中补骨脂温肾纳气,茴香性温归肝肾,二药相配,更加强纳气归肾之功。治肾虚气喘,一方单用补骨脂也验。

8. 黑锡丹(《理瀹骈文》)

药物组成: 黑锡丹少许,麝香虎骨膏。

使用方法: 将黑锡丹研细,掺麝香虎骨膏中,贴脐部。

方义解释: 黑锡丹由黑锡和硫黄二味组成,黑锡(即青铅)降逆气,坠痰涎;硫黄补肾火,消阴寒。两味合用,温肾纳气而定喘息。同时,黑锡丹亦可内服,其效尤捷。另一方黑锡丹加补骨脂、胡芦巴、茴香、沉香、木香、肉桂等药,补肾纳气之力更强,而含铅的比重降低,可降低铅中毒的风险。

9. 宣肺止咳糊(《脐疗》)

药物组成: 麻黄 7 克,杏仁 9 克,甘草 6 克,百部 10 克。

使用方法: 上药共研末,温水调敷脐部,用纱布包扎。每日换药 1 次。连用 5~7 次。

方义解释: 方中麻黄辛温散寒,宣肺平喘;杏仁止咳平喘;百部止咳化痰;甘草既化痰止咳,又调和诸药。本方具有宣肺散寒、止咳平喘之功,故可治外感风寒所致的咳嗽气急、痰白清稀、恶寒肢冷、苔薄白、脉浮紧之症。

10. 正咳糊(民间验方)

药物组成: 蜂房 6 克,杏仁 9 克,钩藤 9 克,米壳 6 克,百部 20 克。

使用方法: 上药共研细末备用。用时取温水调为稠糊状,敷脐部,用纱布包扎,每日换药 1 次。

方义解释: 方中杏仁化痰止咳,百部润肺止咳,米壳敛肺止咳,共成本方止咳部分；钩藤、蜂房祛风散寒。诸药合用具有较强的止咳功能。

11. 热参散（《脐疗》）

药物组成： 热参浸膏 0.1 克，白术 0.5 克，硫黄 0.5 克，甘草 0.1 克。

使用方法： 上药共研末，敷于脐内，1 周换药 1 次，1 个月为 1 个疗程。

方义解释： 热参浸膏祛痰止咳平喘；硫黄温肾纳气；甘草化痰止咳；白术健脾化痰。诸药配合具有祛痰平喘作用，故可治哮喘胸闷、痰多色白、难以平卧之症。

12. 热咳膏（《中医外治法集要》）

药物组成： 二丑 15 克，大黄 30 克，槟榔 8 克，木香 5 克，轻粉少许。

使用方法： 轻粉另研。余药均烘干，研为细末，过筛，加轻粉，调均匀，再研一遍，炼蜜调膏，敷神阙穴。

方义解释： 方用二丑、轻粉逐饮消痰；大黄清热泻火；木香、槟榔行气宽肠以降泄肺气。诸药合而用之具有清化痰热之功，故可治肺热咳嗽、痰黄黏稠、胸闷不畅之症。

第三节 虚痨、肺结核

1. 虚痨散（《穴位贴药疗法》）

药物组成： 川乌、乳香、没药、续断各 15 克，雄黄 10 克，朱砂 15 克，元寸 0.5 克。

使用方法： 除元寸外，其余诸药混合粉碎为末。每次先取元寸 1/3，放入脐中，再取药末 15 克，撒于元寸之上，盖以槐皮，上放预制的艾绒炷，点燃灸之，至患者腹中作响，大便下涎物为止。隔日灸治 1 次，灸后只服米汤，食白粥，饮少量黄酒以助药力，至愈为止。

方义解释： 方中雄黄、朱砂、川乌解毒杀虫抗痨；乳香、没药、活血止痛；续断祛瘀生新，善止咯血；稍加元寸助其药力。诸药合用具有解毒抗痨、化瘀止血之功，故可治肺痨咯血之症。

2. 倍子辰砂散（《浙江中医学院学报》）

药物组成：五倍子 23 克，飞辰砂 1~1.5 克。

使用方法：上药均研成细末，加水适量调成糊状。将药涂在纱布上，敷于脐窝，用胶布固定，24 小时换 1 次。用塑料膜代替纱布可使药物保持湿润，疗效更佳。

方义解释：方中五倍子收敛止汗，辰砂清心除烦，合而用之具有清心敛汗之功，故可治肺结核、潮热盗汗之症。

第四节　呕　　吐

1. 吴良散（民间验方）

药物组成：吴茱萸 12 克，高良姜 15 克。

使用方法：上药研细末备用。用时将药末装入纱布包内，盖敷脐上，并用暖水袋热熨之，每次熨 1~3 小时。

方义解释：方中高良姜大辛大热，祛寒暖中而止痛；吴茱萸辛开温散，既疏肝温脾，又降逆止呕。二药合用具有温中降逆、行气止痛之功，故可治胃寒疼痛、得温则减、遇冷更甚、恶心呕吐之症。

2. 一粒珠（《理瀹骈文》）

药物组成：雄黄 30 克，五倍子 30 克，枯矾 15 克，葱头 5 个，肉桂 3 克，麝香 0.1 克。

使用方法：以上诸药共捣碎制成饼，贴脐部，并用暖水袋热熨之。

方义解释：方中雄黄辟秽止痢；枯矾、五倍子涩肠止泻；肉桂、葱白温振阳气；麝香开窍通闭。诸药合用，涩肠止泻，通阳开窍，故可治寒湿秽浊壅遏中焦所致的吐泻不止、面色苍白、手足厥冷、舌淡、脉沉而微弱之症。

3. 生姜敷法（民间验方）

药物组成：生姜 1 块。

使用方法：上药一味捣烂敷脐部，并捣取生姜汁 1 匙服。

方义解释： 生姜辛温解表，降逆止呕，配以姜汁内服，姜渣敷脐，内外结合更佳。一方以葱姜作饼敷脐，同时艾灸之，其效也优。

4. 藿香止呕饼（《民间敷灸》）

药物组成： 藿香 15 克，生姜 10 克，大腹皮 5 克，枳实 50 克，薄荷 10 克，半夏 10 克，葱白 15 克，艾叶 20 克。

使用方法： 上述药物研细末，调拌菜油或面粉做成饼剂，或用广丹熬炼做成膏剂，贴敷于中脘、膻中、神阙穴，用橡皮膏固定，每日 1 次，每次 4~6 小时。

方义解释： 方用藿香、薄荷疏邪化浊为主；半夏、生姜、大腹皮降逆和胃为辅；枳实破积降浊；艾叶、葱白温散寒湿。诸药合用，共奏温化寒湿、和胃止呕之功，故可治寒湿中阻、浊气上逆所致的恶心呕吐、胸脘满闷、舌苔白腻之症。

5. 姜夏饼（《民间敷灸》）

药物组成： 生姜 10 克，半夏 10 克。

使用方法： 上药捣烂，做成饼状，外敷脐中，以治寒性呕吐。

方义解释： 半夏、生姜均为止呕要药，且其性皆温，故主要用于治疗胃寒呕吐、喜暖恶寒、面色㿠白之症。

6. 黄香甘散（《民间敷灸》）

药物组成： 大黄、丁香、甘草各等份。

使用方法： 上药共研为末，取药末 30 克，撒布于三张黑膏药中间，贴敷于神阙、中脘、内关穴，以治热性呕吐。

方义解释： 方用大黄泄热降浊而制止呕吐为主；配以丁香降逆助其止呕；甘草则调和诸药；合而用之，有消积止呕之功，故可治呕吐、脘腹胀满、大便秘结、舌苔厚腻、脉滑实之症。

7. 桑葱茶皂糖（《理瀹骈文》）

药物组成： 桑根皮 30 克，四季葱 30 克，茶叶一撮，皂角灰一撮。

使用方法： 上药四味，同捣炒热，加黄糖水，调贴脐部。

方义解释： 方用桑根皮泻肺利水；皂角灰祛痰逐饮，使肺气畅，水道通，小便利，大便通，则浊气降而呕恶止；茶叶清利头目，疏散风热，使头目清醒；四季葱助茶叶疏风，辅桑皮通阳利水。诸药合用，共奏降逆止呕、通利二便、清利头目之功。一方减去皂角灰，祛痰逐饮力弱，然效平稳，也可。

8.椒蒜饼（民间验方）

药物组成： 胡椒 8 克，大蒜数头。

使用方法： 将二味药同捣烂，做饼贴脐上。

方义解释： 方中胡椒、大蒜合用有温中消食、下气止呕之功，故可治胃寒食积不化、恶心呕吐之症。

9.吴萸姜葱饼（《常见病验方研究参考资料》）

药物组成： 炒吴茱萸 30 克，生姜 1 块，香葱 10 余根。

使用方法： 上药共捣成饼，蒸热，敷于脐腹 1 小时左右，呕吐可止。

方义解释： 方用吴茱萸、生姜温中止呕为主；香葱通阳散寒。诸药合用具有温中止呕之功，故可治胃寒呕吐。一方加盐，其效也佳。

10.补脾散（《脐疗》）

药物组成： 黄芪、党参、丹参各 15 克，当归、白术、白芍、枳壳、生姜各 10 克，升麻、柴胡各 6 克。

使用方法： 将上药研细和匀，装瓶备用。将 10 克左右药末填于脐窝，铺平呈圆形，直径 2~3 厘米，再用 8 厘米×8 厘米的胶布贴紧，在其上放一圆形金属盖，每日隔金属盖艾灸 1 次，连灸 3 壮。隔 3 日换药末 1 次。

方义解释： 方用黄芪、党参、白术补中益气，健脾振阳；当归、丹参、白芍补血养荣，活血通经；枳壳、升麻、柴胡升阳举陷，提举内脏；生姜温中。诸药合用具有补气健脾、升举内脏之效，故可治脾气虚弱所致的面色少华、食欲不振、疲乏无力、腹胀下坠、舌淡、脉细之胃下垂。

第五节 腹 痛

1.腹痛灵（《浙江中医杂志》）

药物组成： 食盐 5~10 克。

使用方法：食盐研末，炒热后备用。用时将食盐末放脐内，厚约 0.3 厘米。上置艾炷灸之。灸至脐部有较明显的烧灼感时，将艾炷压灭。再点燃 1 个艾炷灸之。如此反复 5~9 次。

方义解释：食盐炒热敷脐具有祛风邪、和五脏、定腹痛之功，故可治恣食生冷或寒邪直中所致的脘腹疼痛。

2. 温中祛寒散（《辽宁中医杂志》）

药物组成：吴茱萸、干姜、丁香各 50 克，小茴香 75 克，肉桂、生硫黄各 30 克，山栀子 20 克，胡椒 5 克，荜茇 25 克。

使用方法：上药共研末备用。每次取药末 25 克（小儿用 15 克），加等量面粉和匀，用温水调为糊状敷脐上，外用纱布包扎，并用暖水袋热敷，每日换药 1 次。

方义解释：方中吴茱萸、干姜、丁香、小茴香温中祛寒，行气止痛；肉桂、硫黄补火助阳。诸药合用具有温脾肾、散寒邪之功，阳气恢复，寒邪消散，则脏腑和顺，故可治腹痛日久、喜温恶寒、肠鸣腹泻、恶心呕吐、苔白腻、舌质淡、脉弦细之症。

3. 理气止痛散（民间验方）

药物组成：小茴香、花椒、元胡、乳香、枳实、厚朴各 10 克。

使用方法：上药研末备用。每次取药末 1~2 克，用十滴水调为稠糊敷脐部，外用胶布贴固，每日换药 1 次。

方义解释：方中小茴香、花椒温中止痛；元胡、乳香活血行气止痛；枳实、厚朴破气消积。诸药合用则止痛效果更为显著，故可治寒凝积滞所致的脘腹胀痛。

4. 川椒乌梅散（《理瀹骈文》）

药物组成：川椒、乌梅各 30 克。

使用方法：上药共研细末，炒热熨脐腹部，待冷再炒热熨之，虫即下。

方义解释：中医认为，蛔虫"得酸则静，得辛则伏"。本方中川椒味辛而能杀虫止痛；乌梅味酸而能驱蛔和中。二药合用具有驱蛔止痛之功，故可治虫积腹痛。

5. 朴棱散（《理瀹骈文》）

药物组成： 淡水膏 6 克，厚朴 6 克，三棱 6 克，莪术 6 克，槟榔 6 克，神曲 6 克，麦芽 6 克。

使用方法： 先将后六味药共研为散，煎汤抹腹部，药渣炒热熨之。再用药末掺淡水膏中，贴心口、脐部。

方义解释： 本方用神曲、麦芽消食，厚朴、槟榔、三棱、莪术导积滞，除胀满。食积消，气机行，则胀满自除。

6. 朴萸散（《理瀹骈文》）

药物组成： 淡水膏、厚朴各 6 克，吴茱萸 3 克，干姜 3 克，附子 3 克，肉桂 3 克，黑丑 3 克。

使用方法： 先将后六味药共研为散，煎汤抹腹部，药渣炒热熨之。再用药末掺淡水膏中，贴心口、脐部。

方义解释： 本方用厚朴行气消胀为君，配吴茱萸、干姜、肉桂、附子温阳祛寒，黑丑行积滞，为温阳祛寒、行气消胀法。寒滞散，气机行，则腹胀自除。

7. 朴连散（《理瀹骈文》）

药物组成： 淡水膏、厚朴各 6 克，黄连 3 克，栀子 3 克，大黄 3 克，枳实 8 克，芍药 6 克，知母 3 克。

使用方法： 先将后七味药共研为散，煎汤抹腹部，药渣炒热熨之。再用药末掺淡水青药中，贴心口、脐部。

方义解释： 厚朴配大黄、枳实，即小承气汤，能泄热结，通大便；黄连、栀子、知母能泻火清热；芍药和里缓急。诸药合用为泻火泄热、导滞消胀法，适用于邪热积滞、腹胀便秘者。

8. 理气定痛饼（《民间敷灸》）

药物组成： 赤芍 20 克，桃仁 10 克，红花 5 克，木香 5 克，延胡索 10 克，香附 5 克，肉桂 5 克，乌药 6 克，生姜 10 克，川芎 5 克，陈皮 5 克，莱菔子 10 克。

使用方法： 将上述药物共研细末或煎后取药汁，调拌面粉或凡士林制成饼状，加热后贴敷于神阙、天枢、中脘穴，用橡皮膏固定，每日 1 次，每次4~6小时。

方义解释：方中肉桂、乌药、生姜温中散寒；陈皮、莱菔子行气除胀；延胡索、香附、木香活血行气止痛；赤芍、桃仁、红花、川芎活血祛瘀。诸药合用，使阴寒祛、气滞行、瘀阻散、疼痛止，共奏温中行血、活血止痛之功，故可治寒凝肠胃、气血不通所致的脘腹疼痛、拒按、喜温、苔薄白、舌有瘀点、脉沉涩之症。

9. 附麻葱糊（《民间敷灸》）

药物组成：附片80克，麻黄30克，葱白30克。

使用方法：上药捣碎，酒炒成饼，热敷脐部，安睡半日，以治疗寒性腹痛。

方义解释：方中附子、麻黄、葱白均有温里通阳、祛寒止痛之功，故可治寒凝腹痛，得热则减，遇寒更甚。

10. 连香姜糊（《民间敷灸》）

药物组成：黄连、香附、高良姜各等份。

使用方法：黄连、香附、高良姜等比例捣汁填脐。

方义解释：方中香附、高良姜合用有温中祛寒、行气止痛之功，故为本方主要部分；佐以黄连苦寒清热，又可制约其温热不致太过。诸药合而用之，具有辛开苦降、寒温并用之特点，可用于腹痛胀满、大便泄泻、苔白、脉沉细之症。

11. 醋艾敷法（《民间敷灸》）

药物组成：艾叶一把。

使用方法：艾叶捣烂加适量醋炒热，贴敷于神阙和天枢穴。

方义解释：艾叶辛热温通经脉，祛除寒湿，制止疼痛，故可治脾胃虚寒、脘腹冷痛、喜暖喜按、苔白、脉沉之症。

12. 雄黄四香丸（《理瀹骈文》）

药物组成：雄黄、朱砂、木香、沉香、丁香、麝香、桂皮、罂粟壳各0.5克。

使用方法：上药共研末，人乳和为丸，填脐中，外用暖脐膏贴之。

方义解释：方中雄黄、朱砂解毒辟秽；配以木香、丁香、沉香、麝香温中理气，活血止痛；再加罂粟壳、桂皮增强其止痛之功。诸药合用，活血行气，具有较强的止痛作用，故可适用于气血阻滞、经脉不畅所致的各种脘腹疼痛。

13. 风油精（《大众中医药》）

药物组成： 风油精适量。

使用方法： 将风油精数滴滴入肚脐眼，外用伤湿止痛膏或胶布固定。用于受凉、饮冷引起的寒性腹痛，效果佳。

方义解释： 风油精有消炎止痛之功，故可治腹痛之症。

14. 消胀糊（《民间敷灸》）

药物组成： 厚朴 1 克，枳壳 1 克，香附 0.5 克，柴胡 0.5 克，半夏 0.5 克，茯苓 0.5 克，姜汁少量。

使用方法： 上述药物共研细末，姜汁调拌成糊状，贴敷于神阙穴，用纱布覆盖，胶布固定，每次 12~18 小时，每日 1 次。

方义解释： 方中厚朴、枳壳消积除满；香附、柴胡疏肝理气；半夏、茯苓健脾化湿；姜汁温里和中。诸药合用具有消积除满、行气止痛之功，适用于食积痞满、脘腹胀痛之症。

15. 朴苈防己散（《理瀹骈文》）

药物组成： 厚朴 6 克，苍术 3 克，葶苈子 3 克，防己 3 克，甘遂 3 克，泽泻 3 克。

使用方法： 先将六味药共研为散，煎汤抹腹部，药渣炒热熨之，再将药末掺淡水膏中，贴心口、脐部。

方义解释；厚朴行气消胀为君药，配葶苈子、甘遂攻逐水邪，苍术、防己、泽泻化湿利水。行气可以消胀，利水可以退肿。水湿之邪去，气机畅行，则胀满自除。

16. 附香丸（《理瀹骈文》）

药物组成： 附子 1 枚，麝香少许。

使用方法： 上药二味，共研末，水泛为丸，纳脐中，膏盖之。

方义解释： 本方用附子温阳祛寒止痛，配以麝香，共功尤佳。

17. 丁桂散（经验方）

药物组成： 丁香、肉桂各等份。

使用方法： 上药二味共研为散，取一匙敷脐孔，布膏盖之。

方义解释： 丁香、肉桂味辛气香而性温，主入脾胃之经，具有良好的温中散寒止痛作用，用治脘腹冷痛，不仅可外用，也可内服。一方另加温散寒邪的胡椒以加强方之功力，可祛寒止痛止泻并用之。

18. 参附姜桂散（《理瀹骈文》）

药物组成： 人参、附子、肉桂、炮姜各3克。

使用方法： 上药四味共研为散，纳脐中，外用胶布盖之。

方义解释： 此方用人参补气治其虚，肉桂、附子、炮姜三药俱为温热药，温壮元阳祛其寒。本方适用于阳气虚寒、腹中冷痛者。

19. 灵砂矾麝饼（《理瀹骈文》）

药物组成： 五灵脂10克，夜明砂10克，枯矾5克，麝香0.5克。

使用方法： 温水洗脐眼，纳麝香少许，用面圈围脐，填上药末，灸之，灸后以荞面为饼盖药，待冷取下。忌茶。

方义解释： 方中麝香、五灵脂活血祛瘀止痛；夜明砂散血消积；枯矾涩肠止泻。诸药合用，并加灸治，则温中散寒、祛瘀止痛力甚佳，适用于虚寒腹痛，尤宜于兼见血行不畅、舌紫或暗者。

20. 香连丸（《敷脐疗法》）

药物组成： 木香、黄连、醋各适量。

使用方法： 香连丸加少许醋研调匀，外敷脐上，用纱布掩盖。

方义解释： 方中黄连苦寒，清热燥湿，泻胃止呕；配以木香辛温，既能行气治痢而善治里急后重，又能制黄连苦寒败胃偏胜之性。二药合用，辛开苦降，一寒一热，相反相成，为治湿热泻痢、脓血相兼、腹痛、里急后重的常用中成药。若内服与贴敷并用，则效果更佳。

21. 香砂丸（《理瀹骈文》）

药物组成： 木香、砂仁、降香、沉香、郁金、乌药、细辛各等份。

使用方法： 上药七味研末，水泛为丸，纳脐中。再以炒盐布包裹脐，碗盖之。

方义解释：方中木香辛香行气止痛，为君药；配以砂仁化湿醒脾，行气止痛，为臣；再用降香、沉香温中降逆止痛，郁金行气解郁，活血止痛，乌药、细辛温中散寒止痛，均为佐使。诸药合用，使气滞散，胃和降，中焦暖，疼痛除，具有行气止痛之功。综观全方，性偏温热，故主要适用于脾胃气滞之虚寒腹痛。

22. 玄茴散（《民间敷灸》）

药物组成：玄明粉15克，小茴香2克。

使用方法：上药研末调匀，放置纱布袋内，两边缝上绷带，捆于新生儿的脐上，袋内玄明粉受热后熔化吸收，以治疗新生儿腹胀。

方义解释：玄明粉外用，能消积通滞；小茴香温中止痛。二药合用有消积除胀之功，故可治食积腹胀。

23. 麝硝丹（《民间敷灸》）

药物组成：麝香1.5克，芒硝3克。

使用方法：上药混合后置于脐中，外用10平方厘米大小的棉垫三四块覆盖，用绷带固定，以治疗新生儿腹胀。

方义解释：方中芒硝消积通便；麝香散结止痛。二药合用有消积通便之功，故可治食积便秘、腹痛腹胀之症。

24. 枳壳陈皮散（《理瀹骈文》）

药物组成：枳壳、陈皮各等份。

使用方法：上药二味，共研为散、炒热熨脐部。

方义解释：枳壳善消痞满，能治胃扩张等症；陈皮和中行气消胀。二药配合，相得益彰，适用于脾胃气滞、痞满作胀、胃腹疼痛等症。

25. 鸡子收阴气法（《串雅外编》）

药物组成：鸡子数枚。

使用方法：鸡子放脐眼内，一时一换，四五换即愈矣，阴气尽收于内。

方义解释：阴寒内盛，腹中冷痛，温按则痛减，舌淡苔白，用鸡子敷脐，具有收阴气、拔寒邪、缓急止痛作用。

26. 加味二姜散（民间验方）

药物组成：高良姜、干姜各45克，荜茇25克，枳实12克。

使用方法：上药共研为粗末，备用。用药末与酒拌和后炒热，分装药袋，趁热熨敷脐周、中脘、气海、涌泉等穴。

方义解释：方中高良姜、干姜、荜茇温中散寒止痛为主，辅以枳实消积导滞，行气止痛。诸药合而用之共奏温中散寒、消积止痛之功，故可治胃脘疼痛、食积腹痛之症。

27. 通结饼（民间验方）

药物组成：大黄25克，巴豆6克，干姜30克。

使用方法：三药研末备用。将药末与面糊和匀，制成药饼，贴于脐中，以熨斗熨之。

方义解释：方中大黄苦寒攻下，导滞通便，巴豆辛热通腑，泻下冷结，两药合用，一寒一热，性猛势峻，力佳效捷；辅以干姜温里止痛，以达通结导滞之功，故可治食结肠胃、冷热失调、便秘腹痛之症。

28. 二姜丸（《理瀹骈文》）

药物组成：干姜、高良姜、川乌、附子、吴茱萸、官桂各等份。

使用方法：上药共研末，醋调为丸，纳脐中。并可用麻油煎熬，黄丹收膏，临用时掺川椒末，贴于脐部。

方义解释：本方所用六药皆属温热之品，温阳祛寒之力甚强，具有温中散寒止痛作用，适用于脾胃虚寒、脘腹冷痛之症。平时配制好，可备急需用，广行方便。

29. 附椒面（《理瀹骈文》）

药物组成：附子10克，蜀椒10克，姜汁少许，面粉、盐各适量。

使用方法：将蜀椒、附子捣研为末，以姜汁少许加面粉和盐，调匀填脐部。

方义解释：方用味辛性热、温脾胃、助命火、散寒除湿、下气散结之蜀椒为君药。附子温阳散寒，助蜀椒建中阳、散逆气、止疼痛。再佐姜汁，一助散寒，二助药效渗透之力。诸药协力，温里散寒之功甚佳。本方适用于中焦虚寒，脘腹冷痛。

30. 暖胃熨（《中医外治法集要》）

药物组成： 鲜吴茱萸叶、鲜橘叶、菖蒲、小茴香根各等份。

使用方法： 上药共捣如泥，加白酒适量，烘热。用纱布包裹，敷神阙穴，外盖纸、纱布，用胶布固定。再用热水袋熨之，1次30~60分钟，1日3次，用于寒性胃痛，效果良好。

方义解释： 方中吴茱萸叶、小茴香根温中散寒止痛为主；辅以橘叶行气止痛，菖蒲和中化湿。诸药合用具有温中和胃、散寒止痛之功，故可治胃脘冷痛、喜温、呕吐清水。

31. 健脾调胃膏（《中医外治法集要》）

药物组成： 桔梗、神曲、莲子、青皮、山药、木香各等份。

使用方法： 上药烘干，研为细末，过筛。敷神阙穴、中脘穴。外盖铝纸、纱布，用胶布固定，每日1次，10次为1个疗程。

方义解释： 方中山药、莲子补脾开胃；神曲、青皮消食化结；木香、桔梗宣通腑气，行滞消胀。诸药合而用之具有补脾和中、消食行滞之功，故可治脾胃虚弱、纳呆腹胀之症。

32. 花椒贯楝膏（《贵州民间方药集》）

药物组成： 花椒15克，贯众、苦楝皮各30克。

使用方法： 上药加水煎煮，去渣，将药汁浓缩成膏，外敷脐部，即下虫。

方义解释： 方中花椒、贯众、苦楝皮均有杀虫之效，且花椒、苦楝皮又有行气止痛之功，故可治虫积腹痛。

33. 消胀糊（《家用便方》）

药物组成： 车前子30克，蜗牛20克，大蒜30克。

使用方法： 上药共捣为糊状，敷脐。

方义解释： 方中车前子性寒滑利，降泄大肠；蜗牛软坚化积；大蒜消食行气。三者配伍具有消食积、除胀满之功，故可治食积腹满、不思饮食之症。

第六节 急性胃肠炎

1. 温中祛寒散（《中医验方》）

药物组成： 吴茱萸 50 克，小茴香 75 克，干姜 50 克，公丁香 50 克，肉桂 30 克，胡椒 5 克，山楂 20 克，生硫黄 30 克，荜茇 25 克。

使用方法： 上药共研细末，装瓶备用。每次取 30 克药末，用白酒调成糊状，热敷于脐部。

方义解释： 方用吴茱萸、肉桂暖脾肾，逐寒湿，止腹痛；公丁香、小茴香、胡椒、荜茇、干姜温中焦，行气滞；山楂消食积，止泄泻；生硫黄补命门，涩肠泄。诸药合而用之共奏温里散寒、行气止泻之功，故可治脾肾虚寒、脘腹冷痛、呕吐泄泻、苔白脉沉之症。

2. 附子理中汤（《理瀹骈文》引仲景方）

药物组成： 附子 10 克，干姜 6 克，人参 8 克，白术 10 克，炙甘草 3 克。

使用方法： 上药研末，煎汤抹腹部，并炒熨之，以麝香虎骨膏贴脐。

方义解释： 本方以辛热之附子、干姜为君药，温中焦脾胃而祛散里寒；人参大补元气，助运化而正升降，为臣药；炙甘草益气和中，并为佐使之用。诸药配合，中焦之寒得温热而去，中焦之虚得甘温而复，清阳升而浊阴降，运化健而中焦治。所以中气不足、暴受风寒、霍乱吐痢交作、不欲饮水者，或饮食不节之脾胃虚寒证，亦可应用本方。还可内服与外熨并进。

3. 艾叶熨脐法（民间验方）

药物组成： 艾叶 30~60 克。

使用方法： 把艾叶放锅内，加白酒 50 克拌匀炒热，用布包住，熨脐部，冷则再炒热复熨之，熨 1 小时以上。

方义解释： 艾叶性温气香，能暖气血而温经脉，逐寒湿而止冷痛，故可治寒凝气滞、脘腹冷痛、呕吐清水之症。

4. 葱白熨脐法（民间验方）

药物组成： 葱白 180~250 克。

使用方法：将葱白切碎，炒热熨脐部。

方义解释：葱白辛温入胃，有通阳散寒止痛之功，故可治外寒侵袭所致的胃脘冷痛、恶心呕吐。

5. 隔盐灸法（民间验方）

药物组成：大青盐30克。

使用方法：将大青盐炒后研末，填满脐部，上用大艾炷灸之。

方义解释：青盐有温肾暖中、祛寒止痛之功，故可治虚寒腹痛、呕吐泄泻之症。

6. 白芷小麦糊（《内病外治》）

药物组成：白芷60克，小麦粉15克。

使用方法：白芷研末，与小麦粉共合一处，以食醋调为糊，敷脐上，用纱布包扎固定。

方义解释：本方用白芷祛风散寒，止胃腹冷痛；小麦和中固肠止泻。二药配合有祛寒止痛、和中止泻之功，故可治脘腹冷痛、呕吐泄泻之症。

7. 皂酒糟（《理瀹骈文》）

药物组成：皂角灰、酒糟各适量。

使用方法：上药二味同炒热，贴脐中，并刺中指出血。

方义解释：皂角为化痰除浊之品，酒糟乃温运中焦、通利血脉之品，二药合用为治胃肠病症之良方。本方治霍乱也佳。

8. 巴连饼（《理瀹骈文》）

药物组成：姜汁1~2滴，巴豆粉1.5克，黄连3克。

使用方法：先滴姜汁于脐内，再用巴豆粉、黄连粉，以香油和饼贴脐上，再灸10分钟。

方义解释：巴豆性温善攻，黄连清解热毒，生姜汁引以温通、温清。诸药合用相得益彰。

9. 蒜盐敷法（《本草纲目》）

药物组成：大蒜、盐各适量。

使用方法：蒜、盐同炒捣敷脐，灸七壮，同时擦足心，并食蒜。

方义解释：大蒜性温，入胃、大肠经，能解毒，为治痢良品，与盐同炒敷脐，治霍乱或急性胃肠炎也佳。

10. 玉枢丹（《敷脐疗法》）

药物组成：玉枢丹少许。

使用方法：上药醋研涂在纱布上，外敷脐腹。

方义解释：玉枢丹由山慈菇、大戟、千金子、雄黄、朱砂、麝香、五倍子七味制成，又名太乙紫金绽。其功能为辟秽解毒，常用于治疗食物中毒、吐泻不得，或脘腹胀痛、呕吐泄泻，以及小儿痰厥、疔疮疖肿等症。用以敷脐，其效尤捷。古常以此方治霍乱。

注：霍乱有干、湿之分。干霍乱者，欲吐不得吐，欲泻不得泻；湿霍乱者，上吐下泻，甚则转筋发麻，俗称麻脚痧。治以辟秽解毒为主要方法。霍乱发病很急，须及时抢救。

11. 醒脾散（《理瀹骈文》）

药物组成：丁香、菖蒲、白豆蔻各等份，生姜适量。

使用方法：先用生姜擦胸，再将菖蒲、白豆蔻、丁香研为末，掺麝香膏贴心口、脐上。

方义解释：方用芳香理气、辟秽化浊之丁香、菖蒲、白豆蔻，配以生姜，能降逆止呕，目前也是治急性胃肠炎之佳方。

12. 佛矾散（《理瀹骈文》）

药物组成：生姜适量，陈佛手、干明矾各等份，金仙膏适量。

使用方法：先用生姜擦胸口，再将陈佛手、干明矾共研为末，掺金仙膏贴胸口、脐上。

方义解释：方用佛手理气，陈者功佳，明矾化湿浊，生姜散寒以止呕。三药合用上可止呕，下可止泻，中可利气机，也止腹痛。

第七节 泄 泻

1. 加味理中膏（《理瀹骈文》）

药物组成：党参10克，白术10克，甘草6克，干姜3克，炒糯米30克，乌梅肉30克，陈壁土适量。

使用方法：上药七味同捣烂，敷脐腹部。

方义解释：本方系理中丸加乌梅、糯米、陈壁土而成。方用党参甘温益气，补脾而助运化；白术健脾燥湿；糯米健脾益胃；干姜辛热，暖中焦脾胃而祛里寒；陈壁土助其暖中焦；乌梅涩肠止痢。诸药合用，具有温中健脾、涩肠止泻之功，故不仅适用于误用硝、黄后下利不止，对脾胃虚寒泄泻者，亦可应用。

2. 纯阳正气散（《敷脐疗法》）

药物组成：公丁香、肉桂、木香、藿香、苍术、半夏、茯苓各等份，红灵丹（雄黄、硼砂、银砂、朱砂、青石、麝香、冰片）适量。

使用方法：上药共研为散，每用适量，涂于纱布上，盖在脐部。

方义解释：纯阳正气散，以丁桂散芳香温中散寒为基础；加木香、藿香芳香辟秽气，化湿浊；苍术、半夏、茯苓和中去湿邪；红灵丹辟秽开窍。诸药合用而成夏令常用中成药。

3. 宁和堂暖脐膏（《串雅内编》）

药物组成：香油（或麻油）500克，生姜片500克，黄丹250克，或用红药丸（硫黄10克、麝香1克），独头蒜数枚。

使用方法：黄丹飞过，将香油、生姜与黄丹共熬成膏，摊布贴脐上。红药丸如芡实大，朱砂飞过为衣，纳脐中，外用膏药贴之。

方义解释：本方用硫黄、大蒜、生姜温阳散寒，麝香走窜，散瘀止痛，合香油、黄丹制成膏剂，具有温中散寒止痛之功，故主要适用于虚寒泄泻腹痛。

4. 松香散（民间验方）

药物组成： 松香末 5 克。

使用方法： 将松香末填脐中，外用胶布固定，每日换药 1 次。

方义解释： 松香苦温入脾，有温燥寒湿之功，故可治寒湿泄泻、大便清稀如水样、腹痛肠鸣、苔白腻、脉濡缓之症。

5. 萝卜敷法（《本草纲目》）

药物组成： 生萝卜 1 个。

使用方法： 上药一味，捣烂贴脐部。

方义解释： 萝卜辛甘而凉，鲜品质润多液，具有行风气、去邪气、健脾胃、散瘀血的作用。用之敷脐，治久泻脱肛有一定的疗效。

6. 艾绒饼（民间验方）

药物组成： 艾绒 6 克。

使用方法： 艾绒用酒拌匀炒热，制成饼状趁热敷脐部，外用热水袋熨之。1 日熨敷 2 次，一般治疗 1 次即愈。

方义解释： 艾绒性温辛香走窜，能温通经脉、祛逐寒湿而止泻制痛，故可治寒凝腹痛、大便清稀、畏寒、苔白、脉缓之症。

7. 车前肉桂散（《理瀹骈文》）

药物组成： 车前子、肉桂各等份。

使用方法： 上药均研末备用。临用时，用药粉 5 克敷脐上，外用胶布固定，每日换药 1 次。

方义解释： 本方用车前子利尿通淋，清浊而止泻；肉桂暖脾胃，逐寒湿而止腹痛。二药合用具有利湿止泻、温中止痛之功，故可治寒湿中阻、大便清稀甚至如水样、肠鸣腹痛、畏寒肢冷、舌淡苔白、脉沉之症。

8. 苍术散（民间验方）

药物组成： 苍术适量。

使用方法： 上药研末备用。每用苍术粉 2 克，温水调匀敷脐部，外贴胶布，每日换药 1 次。

方义解释： 苍术温烈香燥，功入脾胃，有较强的燥湿健脾作用，用之敷脐，使湿浊除而泄泻止，故可治湿困脾胃泄泻便溏、脘闷食少、舌苔白腻、脉濡之症。

9. 硫黄朱矾丸（《理瀹骈文》）

药物组成： 硫黄 6 克，枯矾 3 克，朱砂 0.1 克。

使用方法： 上药共合研末，水调为丸，填放脐中，外用胶布固定。

方义解释： 本方用硫黄温而暖脾，酸而涩肠，又能解毒；枯矾涩肠止泻；朱砂解毒，安神。综观之，本方具有较强的涩肠、解毒、止泻之功，故可治暴泻不止，日行数十次，并见发热、烦躁之症。

10. 附子炮姜散（民间验方）

药物组成： 炮姜 30 克，附子 15 克。

使用方法： 上药共研细末，敷脐部。

方义解释： 附子、炮姜均为辛热之品，既可挽救阳气，又可温中、散寒、止泻，故可治寒泻，症见畏寒肢冷，甚至四肢厥逆、脉微者。一方单用炮姜一味，也验。

11. 参附丸（《理瀹骈文》）

药物组成： 人参、附子、肉桂、炮姜各 8 克。

使用方法： 上药共研细末，纳脐内，外用胶布固定。

方义解释： 本方用人参大补元气，益气固脱；附子回阳救逆，温中散寒；肉桂、炮姜祛寒温中止泻。四药配合，具有振奋阳气、益气固脱、温中止泻之功，力专而效捷，故可治暴泻，见汗出肢冷、面色苍白、脉微细等症。

12. 吴茱萸食盐熨（民间验方）

药物组成： 吴茱萸 60 克，食盐 60 克。

使用方法： 上药共研细末，放锅内炒热，装入布袋内，趁热敷脐部。药粉凉后，可加用热水袋熨之，每日熨 1 次，每次熨 2 小时。

方义解释： 吴茱萸性味辛热，具有暖脾肾、逐寒湿之功；食盐炒热，以助药力。二者配合，脾肾阳复，湿除寒散，运化复常，则泄泻可止，故可治脾肾虚寒所致的久泻不止之症。

13. 温脾止泻膏（《脐疗》）

药物组成： 肉桂、鸡内金各 8 克，硫黄、枯矾、五倍子各 6 克，白胡椒 15 克。

使用方法： 上药共研细末，为 1 次用药量。取鲜葱头 3~5 根捣烂，和药末拌匀，加适量醋调成糊状，贴敷于脐部，用纱布、胶布固定。每次贴敷 2 小时，每日 1 次，6 次为 1 个疗程。敷药处可能有痒、灼痛感，停药后即可消失。

方义解释： 方中肉桂、硫黄、白胡椒温脾暖肾祛寒止痛；枯矾、五倍子涩肠止泻；鸡内金消食化积。诸药合用共奏温肾暖脾、涩肠止泻之功，故可治脾肾阳虚、五更泄泻、肠鸣腹痛、泻后则安、形寒肢冷、苔白、脉沉细之症。

14. 肉桂苍术散（民间验方）

药物组成： 肉桂、苍术各等份。

使用方法： 上药共研末备用。取药粉 1~3 克，温水调匀敷脐部，外贴胶布固定，每日换药 1 次，连用 10 次为 1 个疗程。

方义解释： 方中肉桂辛热益火而祛寒湿，苍术苦温辛燥而止泄泻，二药配合共奏温阳祛寒、燥湿止泻之功，故可治脾肾虚寒、五更泄泻、泻后则安之症。

15. 二茴膏（《中国膏药学》）

药物组成： 二茴膏（中成药，药店有售）。

使用方法： 临用时，用微火化开膏药，贴于脐部，3 日换膏药 1 次。

方义解释： 本品有散寒止痛、调中醒脾之功，故可治肠炎腹痛，泄泻便溏，食欲不振。

16. 丁桂散（经验方）

药物组成： 丁桂散。

使用方法： 丁桂散少许水调，用纱布敷脐，或外用胶布盖上。

方义解释： 方中丁香、肉桂具为芳香理气、温中散寒之品，内服、外用皆优。

17. 芍草滑石散（《理瀹骈文》）

药物组成：滑石 30 克，丹皮、白芍各 15 克，炙甘草 6 克，炮姜 1.5 克。

使用方法：上药五味共研为散，水酒调敷脐孔。

方义解释：此方由芍药甘草汤与六一散综合加丹皮、炮姜而成。既可凉血清热、渗湿止泻，又能温中和里、缓急止痛，方意甚为可取。

18. 干姜白术散（《理瀹骈文》）

药物组成：干姜、白术各等份。

使用方法：上二味药同研为散，炒熨胸背，并敷脐部。

方义解释：本方以干姜温中，白术健脾，有温中健脾之功，为治脾胃病之有效之法。

19. 大顺散（《理瀹骈文》）

药物组成：干姜 10 克，杏仁 10 克，肉桂 10 克，甘草 10 克。

使用方法：上药四味共研为散，炒熨胸背，并敷脐部。

方义解释：此方用干姜、肉桂二药温阳祛寒为主药，甘草益气和中为佐药，杏仁宣化湿邪为使药。四药合用可使阳气旺，寒邪去，泄泻止，转逆为顺，故名大顺。

20. 五积散（《理瀹骈文》）

药物组成：苍术、陈皮各 15 克，白芷、半夏、厚朴、枳壳、桔梗各 10 克。

使用方法：上药七味共研为散，炒熨胸背，并敷脐部。

方义解释：方用白芷祛风邪；苍术、厚朴化湿邪；陈皮、枳壳行气滞；半夏、桔梗化痰浊。苍术、厚朴、陈皮、半夏、枳壳合用，又能和胃助运化，使风、湿、气、痰、食诸积得去，则病自愈。

21. 桂车散（《理瀹骈文》）

药物组成：肉桂、车前子各等份。

使用方法：上药二味共研为散、纳脐孔，熨斗熨之。

方义解释：肉桂乃著名之温中散寒药物。车前子也为淡渗利湿行风之品。二药合用，可消寒湿而止泻。一方厚朴易车前取其燥湿行气，合用之，可温阳行气，化寒湿，止痛泻。

22. 丁矾散（《理瀹骈文》）

药物组成：丁香7枚，枯矾3克。

使用方法：上药二味同研为散，纳脐孔，熨斗熨之。

方义解释：丁香芳香辟秽，温中散寒，枯矾收涩止泻，合之外用，其效益佳。

23. 萸椒蒜艾法（《理瀹骈文》）

药物组成：胡椒、吴茱萸、大蒜、艾叶、灶心土各等份。

使用方法：上药研末，同大蒜捣敷脐部，加热熨之。

方义解释：此法用胡椒、吴茱萸祛寒邪；蒜、艾温元阳；灶心土温涩止泻。诸药合用，使元阳振作，寒邪去，则腹痛泄泻自去。

24. 苍藁散（《上海中医药杂志》）

药物组成：苍术6克，藁本3克。

使用方法：上药二味共研为散，每取适量，唾液调之。纳脐令满，外以膏药或胶布覆盖，24小时换药1次。

方义解释：此方用苍术燥湿，藁本祛风，二味相配，使湿邪化，风邪散。原注云："虚寒型，加肉桂；伤食型，加朴硝。"可予参考。

25. 温中止痛散（民间验方）

药物组成：盐制附子10克。

使用方法：上药研末备用。将附子末填脐内，外用纱布包扎，并用暖水袋热敷，敷药24小时后去药。

方义解释：制附子辛热刚燥，通达全身，具有温中散寒止痛之功，故可治中焦虚寒、腹痛泄泻之症。

26. 隔葱灸（民间验方）

药物组成：葱白30克，艾炷适量。

使用方法：将葱白捣烂做饼，敷于脐部，再将大艾炷放葱饼上，点燃灸之，1次灸20分钟左右。

方义解释：方中葱白辛温通阳，散寒止痛；艾炷逐寒湿，止腹痛。二者合用有温里、散寒、止痛之功，故可治寒凝腹痛、泄泻便溏。

27. 岁照丸（《理瀹骈文》）

药物组成： 葱白带须5寸，胡椒1~20粒（按年龄计算，每岁用1粒，最多不超过20粒），枯矾1克。

使用方法： 上药共捣烂如膏，填脐中，外用纱布包扎，再用暖水袋热敷药上，2~3小时即愈。

方义解释： 方中葱白温散寒邪，通阳止痛；胡椒温中止痛。二药合用具有温中、散寒、止痛之功，阴寒消散，则气血畅通，故可治寒凝腹痛、得温则减、遇寒更甚、大便溏薄之症。

28. 肾泻散（《中医脐疗大全》）

药物组成： 吴茱萸、补骨脂、五味子、生硫黄各30克，带根须葱白10根。

使用方法： 葱白切碎，余药共研为粗末。将上药放铁锅内，加黄酒适量，炒热，用纱布包裹，热熨脐中穴，每次30分钟，每日1~2次，1剂药可用3天。

方义解释： 方用补骨脂、吴茱萸温脾肾，止泄泻，为主药，辅以硫黄补火助阳；五味子涩肠止泻；葱白根须通阳散寒。诸药合用具有温中涩肠、补肾助阳之功，故可治脾肾阳虚五更泄泻、少腹冷痛之症。

第八节　痢　　疾

1. 吴萸胡椒饼（《脐疗》）

药物组成： 白胡椒6克，吴茱萸6克。

使用方法： 上药共研末，和蒸米饭同捣匀制成两个圆饼，可以交换贴敷在脐部。4小时后腹中可出现肠鸣声，7小时后即思饮食。

方义解释： 本方为辛热之剂。吴茱萸温脾暖胃，祛寒降浊；胡椒温中散寒。二药合用具有温化寒湿之功，故可治寒湿痢下，赤白黏冻，白多赤少，伴有腹痛、头身重困、苔白腻、脉濡缓之症。

2. 泻痢通治膏（《理瀹骈文》）

药物组成： 木鳖仁 30 克，穿山甲 15 克。

使用方法： 上药研末，加麻油、黄丹收膏备用。用时放火上烘热，摊纸上贴脐。

方义解释： 本方用木鳖仁解毒利肠治痢，穿山甲活血消肿排脓，除肠道脓血，故可治痢下脓血、里急后重、腹痛较剧者。

3. 将军丸（《理瀹骈文》）

药物组成： 大黄末 5 克。

使用方法： 上药以水和为丸，填脐中，布盖之。

方义解释： 大黄药力峻猛，有斩关夺门之力，素有"将军"之称。本方以单味大黄末应用，谓之"将军丸"。本品既能攻下，荡涤肠胃积滞，又能泻火，解除热毒蕴积，用治泻痢，为"通因通用"之法。可治热毒泻痢、发热口渴、腹痛、舌红黄、脉滑数之症。

4. 香连散（《理瀹骈文》）

药物组成： 吴茱萸 8 克，黄连、木香各 6 克。

使用方法： 上药共研细末，水调为糊敷脐部。

方义解释： 本方用黄连、木香清热燥湿，止痢行气，作为主药；吴茱萸辛温开郁，降逆，又可制约黄连苦寒偏盛之弊，故可治湿热下痢，腹痛、里急后重，肛门灼热，苔黄腻、脉数。一方加砂仁 6 克，名加味香连散，取后里之芳香理气和胃止呕，治上下呕恶泻痢均可。

5. 止痢散（民间验方）

药物组成： 止痢散（黄连∶滑石∶车前子 =1∶5∶5）。

使用方法： 取止痢散 1~2 克，填脐中，用胶布固定。

方义解释： 方以黄连泻火解毒，燥湿治痢，为主药；滑石、车前子清利湿热，分清泌浊而止泻。诸药合用具有清热解毒、燥湿止痢之功，故可治热毒泻痢、泄下脓血、里急后重、肛门灼热、苔黄腻、脉滑数之症。

6. 苦参散（民间验方）

药物组成： 苦参粉 5 克。

使用方法：用苦参粉填脐，以治疗菌痢。

方义解释：苦参为苦寒之品，有清热燥湿止泻之功，并具导湿热渗于下窍之特点，故可治湿热痢疾、下痢赤白、肛门灼热、小便短赤、苔黄腻、脉滑数等症。

7. 车前六一散（《民间敷灸》）

药物组成： 甘草1克，滑石6克，车前子10克。

使用方法： 将上药捣泥敷脐，治疗湿热下痢。

方义解释： 方用车前子分清泌浊，渗湿止泻，作为主药，辅以滑石、甘草清化湿热，加强车前子的止泻作用，故可治湿热泻、心烦口渴、小便短赤、舌苔黄腻之症。

8. 痢疾塞肚法（《串雅外编》）

药物组成： 绿豆7粒；胡椒7粒，麝香0.1克，酸枣1枚。

使用方法： 上药共捣烂，制成丸放瓶内，包好。用时取1丸，塞脐上。

方义解释： 方用胡椒散寒温中，绿豆解毒利湿，麝香辟秽止痛，酸枣涩肠敛阴。综观全方，不寒不温、通涩并用，是为治痢良法。

9. 四霜散（《理瀹骈文》）

药物组成： 木香、丁香、杏仁霜、巴豆霜、肉豆蔻霜、炮姜炭、木鳖仁霜各等份。

使用方法： 上药七味共研为末，掺散阴膏内，贴脐部。

方义解释： 此方用巴豆温下，杏仁润下，以通积滞；木香、丁香芳香理气，辟秽浊；炮姜、肉豆蔻温中涩肠；木鳖仁兴奋肠胃。治疗寒积滞不爽者，其力甚宏。

10. 桂矾针砂散（《本草纲目》）

药物组成： 官桂、枯矾、针砂各等份。

使用方法： 上药三味共研为散，凉水调敷脐部。

方义解释： 此方用官桂温阳祛寒；枯矾收湿止痢；针砂含铁质，以补不足。故本方适用于虚寒痢。一方单用肉桂成丸敷脐，也效。

11. 椒鱼膏（《理瀹骈文》）

药物组成：胡椒粉 15 克，鲫鱼 500 克。

使用方法：上药二味，捣烂敷脐。

方义解释：方中胡椒温中散寒，鲫鱼为营养补虚之品，起扶正补虚、温中散寒的作用，专治虚体寒痢。

12. 蓖硫散（《本草纲目》）

药物组成：蓖麻仁 7 个，硫黄 5 克。

使用方法：上药二味共研为散，填脐中，以衣隔热汤熨之，痢止乃已。

方义解释：方用蓖麻仁润肠，通积而不伤气，加之硫黄之温壮，二药相配用，治寒积滞有效。

13. 香油黄瓜藤（《理瀹骈文》）

药物组成：黄瓜藤、香油各适量。

使用方法：黄瓜藤烧灰存性，香油调贴脐部。

方义解释：黄瓜藤性平味淡，具有解毒利水之功，为治痢良品，烧灰存性，则又具涩肠止泻之功，用香油调敷脐部，可治痢下赤白、噤口不食之症。

14. 蜗牛饼（《理瀹骈文》）

药物组成：蜗牛 10 个。

使用方法：上药一味，捣烂为饼贴脐部。

方义解释：蜗牛咸寒，入大肠、胃经。具有清热解毒治痢之功，故捣烂敷脐，能治噤口痢疾。一方加乌梅，取其味酸收涩以止痢。

15. 开噤散（《串雅外编》）

药物组成：木鳖仁 6 个。

使用方法：上药研末，分成 2 份备用。取面烧饼 1 个切作两半，只用半个烧饼，挖一孔，纳入 1 份木鳖仁，以饼趁热敷在患者脐上，1 小时后再换另半个热饼，其痢即止，思饮食。

方义解释：木鳖仁苦寒入脾，具有泄热和胃开噤之功，肠中湿热消除，则胃气和顺安宁，故可治下痢或呕而不能进食、胸闷、苔黄腻者。

16. 噤痢膏（《穴位贴药疗法》）

药物组成： 牙皂6克，细辛27克，葱茎6支，田螺2个，小麦曲12克。

使用方法： 以上诸药混合，捣烂如膏，敷脐上，再盖以纱布，用绷带固定，药干另换。

方义解释： 方中牙皂通关透窍，消积开噤；细辛、葱白通阳祛寒；田螺通利关窍；小麦曲和理中焦。诸药配合具有通阳开噤之功，故可治呕吐不食或食入即吐、口淡不渴、舌淡、脉弱之症。

第九节　便　　秘

1. 枳实盐熨法（民间验方）

药物组成： 枳实15克，麸皮500克，盐100克。

使用方法： 上药共合炒热，以布包熨脐部，每次熨2小时。

方义解释： 本方用枳实破气消积通便，盐软坚泻下作为主要部分，佐以麸皮和理中焦，故可治便秘腹胀之症。

2. 大戟红枣膏（《理瀹骈文》）

药物组成： 大戟粉15克，枣肉6枚。

使用方法： 上药合共捣如膏，贴脐部。

方义解释： 大戟苦寒峻下，攻积通便；枣肉甘温和中，并可缓其峻急。二药合用有攻积通便之功，故可治大便秘结、欲便不得之症。

3. 麝香蜗牛糊（民间验方）

药物组成： 蜗牛1个，麝香0.15克。

使用方法： 上药共捣如糊状，敷脐内。

方义解释： 方中蜗牛药性咸寒，具有软坚泻下、清热泻火之功，麝香辛香走窜，通利诸窍，故可治大便干结难解、身热心烦、口干口臭、苔黄燥、脉滑数之症。

4. 便秘饼（《穴位贴药疗法》）

药物组成： 葱白 50 克（连须洗净），生姜 30 克，食盐 15 克，淡豆豉 6 克。

使用方法： 上药混合一处，捣烂制成药饼。将药饼放火上烘热，敷于脐上，用绷带固定，冷后烘热再敷之，一般 12~24 小时气通自愈。

方义解释： 方中葱、生姜温里通阳；淡豆豉疏散郁热；食盐引药下行。诸药综合应用有温阳通便之功。阳气得以宣通，则寒积食滞可消，故可治大便艰涩、腹中冷痛、喜热怕冷、四肢不温之症。

5. 秘结散（《穴位贴药疗法》）

药物组成： 甘遂 8 克，麝香 0.3 克，食盐 5 克。

使用方法： 上药合共研为末，为一次量。把药末填入脐内，以艾叶揉碎做成圆柱形放在药粉之上，用火点燃灸之。一般 5~7 壮即通。如轻证可用药粉填入脐内，盖以纱布，再用胶布固定，亦有效。

方义解释： 方中甘遂峻下通便；食盐软坚；麝香通利诸窍。三药合用共奏通便之功，故可治大便不通、腹痛腹胀之症。

6. 腑行膏（《理瀹骈文》）

药物组成： 大黄、元明粉、生地黄、当归、枳实各 30 克，厚朴、陈皮、木香、槟榔、桃仁、红花各 15 克。

使用方法： 上药用麻油熬，黄丹收膏备用。用时烘热摊纸上贴脐即可。

方义解释： 方中大黄、元明粉、枳实攻积通便；当归、桃仁活血润肠通便；生地黄养阴清热通便；槟榔、厚朴、木香、陈皮行气消积。诸药合用有通便、除胀之功，故可治大便不通、腹胀腹痛、发热口干之症。

7. 芒硝大黄水滴法（民间验方）

药物组成： 生大黄 10 克，芒硝 7 克。

使用方法： 上药共用水煎浓汁，放凉，一滴滴将药汁滴入脐中即可。

方义解释： 方中大黄苦寒清热泻火，攻结通便；芒硝咸寒软坚泻下。二药合用则荡涤肠胃热结燥屎，故可治大便干结、数日不解、面红身热、口干口臭、苔黄燥、脉滑数之症。一方单用大黄 10 克，研末调白酒成糊敷脐，名曰大黄散，其治效同。

8. 四生散（《敷脐疗法》）

药物组成： 生大黄、生皂角、生黑丑、朴硝各10克。

使用方法： 上药四味，共研为散，敷脐部。

方义解释： 此方用大黄泻下，皂角通窍，黑丑行滞，朴硝软坚。四味合用，且俱生用，泻热结之功甚佳。

9. 硝黄皂角汤（《理瀹骈文》）

药物组成： 大黄、芒硝、皂角各15克。

使用方法： 上药三味，煎汤抹脐腹部；再用硝石末掺清阳膏中贴脐部。

方义解释： 大黄苦寒沉降，力猛善行，能荡涤肠中之积滞，为治热结便秘之要药；又借芒硝味咸，软坚通便，两者相须为用，则推荡之力更猛；皂角功善祛痰泄浊，通窍导便，更助芒硝、大黄泻下之力。故本方适用于热结便秘、腹痛发热之症。

10. 三黄平胃散（《理瀹骈文》）

药物组成： 大黄60克，黄芩、黄连、茵陈、甘草各15克，平胃散10克。

使用方法： 将前五味药共研末，和平胃散以姜汁调敷脐腹部。

方义解释： 此方由三黄泻心汤合平胃散加茵陈、甘草而成，具有清热燥湿、泻下通便、利胆退黄作用，适用于热结便秘，见湿热较甚、舌黄腻者，亦可兼治黄疸而见便秘者。

11. 润枯通秘汤（《理瀹骈文》）

药物组成： 生地黄、麦门冬、火麻仁各15克，当归、白芍、桃仁各10克，川芎、甘草各6克，韭汁若干。

使用方法： 上药九味，煎汤抹脐部。以清胃膏贴胸部，滋阴膏贴脐下。

方义解释： 用当归、芍药、生地黄、川芎（即四物汤）养血为基础；加麦门冬养阴生津，桃仁、火麻仁、韭汁活血润肠，甘草润下。诸药合用，使阴血津液充足，则肠得滋润，大便自能通畅。

12. 温通法（《理瀹骈文》）

药物组成： 巴豆3克，附子5克，大黄10克。

使用方法：将上药三味，共研细末，敷脐部。

方义解释：本方系大黄附子汤与三物备急丸二方加减而成。方用巴豆辛热峻下，开通闭塞，为主药；附子辛热，走而不守，温壮脾阳，以散寒凝，为辅药；大黄荡涤肠胃，推陈致新，并能监制巴豆辛热之毒，为佐使药。三药配合，力猛效捷，为急下寒积之峻剂。寒实积滞所致之便秘，在"非温不能散其寒，非攻不能下其结"的情况下，使用本方最为恰当。

13. 附子丁香散（《理瀹骈文》）

药物组成：附子、苦丁香各 15 克，炮川乌、白芷、牙皂各 10 克，胡椒 8 克，麝香少许。

使用方法：上药七味，同大蒜捣烂，敷脐部。

方义解释：方用附子大辛大热，走而不守，散寒助阳，为主药；川乌、白芷、胡椒辛温而助其散寒止痛；苦丁香（即瓜蒂）、牙皂逐积滞而助泻下；少佐麝香，辛香走窜，助行药力。诸药合用，共奏温通泻下之功，适用于脾阳不足、冷积便秘、腹痛、手足不温等症。

14. 巴连葱盐饼（《和剂局方》）

药物组成：巴豆（不去油）、黄连各 15 克。

使用方法：上药二味捣作饼子，先滴葱盐汁在脐内，安饼于上，再灸二七壮，取利为度。

方义解释：巴豆辛热，性极刚烈，峻下逐水，能消水肿腹水、荡涤胃肠，可除寒积便秘，有勇往直前之势，斩关夺门之雄，故方中用为通利二便之主药。黄连苦寒，燥湿解毒，并能监制巴豆辛热之毒。葱、盐用作佐使之剂，为助药力尔。

15. 寒秘饼（《中医验方》）

药物组成：附子 15 克，丁香、制川乌、白芷各 9 克，胡椒 3 克，大蒜 10 克。

使用方法：将上述药物共捣如泥敷脐，8 小时后去药，每日 1 次。

方义解释：方用附子、丁香温肾助阳；川乌、白芷、胡椒温里散寒；大蒜消化食积。诸药合而用之具有温里、消食之功，故可治寒性便秘、腹冷痛、肢冷、苔白、脉沉紧之症。

16. 匀气散（《仁斋直指方》）

药物组成： 连须葱 1 根，生姜 1 块，豆豉 3~7 粒，盐适量。

使用方法： 上四味同捣作饼，烘掩脐中，扎定。

方义解释： 本方乃葱豉汤加味而成，具有散寒通阳、助传导、通大便之功，不仅可用治大便虚秘，亦可兼治外感风寒之症。

17. 积盐麸熨法（《理瀹骈文》）

药物组成： 枳实 15 克，麸皮 250 克，食盐若干。

使用方法： 上药三味，炒熨脐腹部。

方义解释： 枳实善于行气宽肠；盐有润下作用，加麸皮炒热，能增强行气通下之功，适用于气秘之症。

18. 通便膏（《理瀹骈文》）

药物组成： 大黄、元明粉、生地黄、当归、枳实各 30 克，厚朴、陈皮、木香、槟榔、桃仁、红花各 15 克。

使用方法： 上药十一味，用麻油熬，黄丹收膏。用时取膏贴脐。

方义解释： 此方用大黄、枳实、厚朴、元明粉（即大承气汤）为基础，为泻下峻剂；加木香、槟榔、陈皮加强枳实、厚朴的行气力量；加生地黄、当归养血润肠，桃红活血润肠，以麻油熬膏，则润下作用更佳。

19. 大黄通便饼（《民间敷灸》）

药物组成： 大黄 10 克，麻子仁 10 克，枳实 5 克，巴豆 5 克，麝香 0.3克，芒硝 10 克，黄芩 10 克，桃仁 10 克。

使用方法： 将药物研细末，加入蜂蜜，并调入凡士林做成饼状，贴敷于神阙穴，每日 1 次，每次 6~12 小时。

方义解释： 方用大黄、芒硝清热泻火，攻下通便；巴豆通下祛寒积；麻子仁、桃仁润肠通便；枳实消积导滞，行气除胀；黄芩苦寒泻火；麝香开通诸窍。诸药合用具有攻结通便、清热泻火之功，故可治热结便秘，或食积便秘、腹满胀痛、烦渴身热、苔黄燥、脉滑实之症。

20. 大黄粉（民间验方）

药物组成： 大黄粉 10 克。

使用方法：大黄粉 10 克，加白酒适量调成糊状，敷于神阙，用纱布覆盖固定，热水袋热敷 10 分钟，每日 1 次，治疗小儿便秘。

方义解释：大黄药性苦寒而归大肠经，具有较强的荡涤肠胃积滞、清泄大肠热结之功，故可治热结、大便不通、腹部痞满、身热口臭、苔黄脉实者。

21. 当归大黄膏（民间验方）

药物组成：当归 60 克，大黄 30 克，芒硝、甘草各 1.5 克。

使用方法：上药熬膏贴脐上。

方义解释：方中大黄、芒硝攻积通便，药势峻猛，为主药；当归活血润肠通便；甘草既清热解毒，又缓其药性。诸药合用具有攻下通便之功，故可治食结便秘或热结便秘、腹满胀痛、苔浊之症。

22. 栀子蒜盐糊（《聚宝方》）

药物组成：大蒜、盐花、山栀子各适量。

使用方法：上药捣烂摊纸上，贴脐。用于便秘。

方义解释：方用大蒜消积行滞，通利大便为主；辅以山栀、盐花清热泻火。诸药合而用之共奏清热通便之功，故可治大便干结之症。

第十节　二便不通

1. 皂刺膏（《河南省秘验单方集锦》）

药物组成：皂角刺 100 克。

使用方法：上药捣碎蒸熟成膏，用布包热敷脐部，待凉更换，连续热敷 9 次。

方义解释：皂角刺辛散走窜，入肺、大肠经，具有宣肺通腑之功。肺腑通，则二便顺降。故本方可治二便不通之症。

2. 巴连饼（民间验方）

药物组成：巴豆（去壳不去油）、黄连各 15 克。

使用方法：上药共捣烂做成药饼。先滴葱、盐汁于脐内，再把饼敷脐上，灸二七壮，取利为度。

方义解释： 方中巴豆辛热，峻下逐水，开通闭塞；黄连苦寒，泻下解毒，又监制巴豆过于辛热。二药合用则逐水通便，力专效捷，故可治大便干结、小便不利、少腹痞满胀痛者。

3. 通结法（《脐疗》）

药物组成： 麝香 0.3 克，膏药 1 张，生姜 120 克，大葱 250 克，紫苏 120 克，陈醋 120 克。

使用方法： 将膏药火烤扯开，麝香放于患者脐中，将膏药贴盖脐上。再将生姜、大葱、紫苏用石臼捣烂，入锅内同醋炒热，用布袋包住，包扎在患者脐部。麝香经热熨由脐眼入内，二便立通，其痛自止。

方义解释： 方中麝香辛香走窜，活血散结，开通诸窍；大葱、生姜宣通阳气，温散结气；紫苏行气消胀；陈醋消食。诸药配伍同用具有开通闭塞之功，故可治二便不通、腹痛喜温者。

4. 通便方（民间验方）

药物组成： 独蒜 8 个，车前子 60 克，田螺 8 个。

使用方法： 上药共捣烂，贴肚脐 1 小时即通。

方义解释： 方中车前子、田螺寒滑降泄，通利二便；大蒜解毒，消食。三者合用具有清热利水、消积通便之功，故可治大便秘结、小便不利、身热心烦、腹胀痞满之症。

5. 白矾水滴法（民间验方）

药物组成： 白矾 6 克。

使用方法： 将白矾研末，填于脐中，以冷水滴白矾上，待感觉到冷透入腹中，大小便自然通畅。

方义解释： 白矾性寒而入大肠、膀胱经，既能清泄大肠湿热，又能消散膀胱热郁。下窍湿热清，则气畅窍通。故本方可治湿热内蕴所致的二便不通之症。

6. 葱豉姜盐饼（《卫生易简方》）

药物组成： 连须葱一两支，豆豉 20 粒，生姜 1 片，盐 2 匙。

使用方法： 上四味药同捣研做饼，烘热掩脐中，以帛扎定良久，气透自通，不然再换一饼。

方义解释： 此方由葱豉汤加姜、盐而成，除解表散寒外，做饼掩脐，尚有利水通便之功，可用于二便不通之症。

7. 乳香田螺泥（《常见病验方研究参考资料》）

药物组成： 乳香 3 克，田螺 1 个。

使用方法： 上药共捣成泥状，贴于脐上。

方义解释： 方用田螺性寒滑利，通利二便；乳香活血祛瘀。二者合用有活血通便之功，故可治二便不通之症。

8. 皂糖饼（《理瀹骈文》）

药物组成： 皂角灰 10 克，红糖水 30 克。

使用方法： 上药二味，调成饼状贴脐部。

方义解释： 本方实皂角一味，取其通窍泄浊之功，则二窍通利。

9. 巴豆黄连饼（《杨氏家藏方》）

药物组成： 巴豆（连油）、黄连各 15 克。

使用方法： 上药二味，同捣成饼，先滴葱盐汁在脐内，再安饼于上盖之，艾灸 7 壮，取利为度。

方义解释： 巴豆温下利水，黄连清热泻火，加葱盐通阳利水，艾灸则温通走窜之力更强，故可治二便不通。

第十一节　疟　疾

1. 雄椒丸（《串雅外编》）

药物组成： 胡椒、雄黄各等份。

使用方法： 上药共研末，用面糊调和，做丸如桐子大，朱砂为衣。用时将 1 丸放脐中，外用膏药贴之即止。

方义解释： 方用雄黄解毒辟秽，杀虫疗疟；胡椒温中透邪，使内伏之寒从外而解。二药合用，辟秽除瘴，故可治疟疾寒甚热微，甚则神昏、苔白厚腻者。

2. 生半夏散（民间验方）

药物组成：生半夏 10 克。

使用方法：上药研末，填脐中，外用胶布贴之固定，1 日 1 换，一般 2~3 次即愈。

方义解释：半夏温燥化湿，下气降逆，取生品则力峻而效速。本方可用于寒湿内蕴少阳所致寒热往来、胸胁痞满、恶心呕吐、苔白腻者。生半夏有毒，故本方不可内服。

3. 青蒿糊（民间验方）

药物组成：鲜青蒿 50 克。

使用方法：上药捣烂敷脐部，外用胶布固定，每日换药 1 次。

方义解释：青蒿乃治疟良药，晋《肘后备急方》即有记载。本方选用新鲜青蒿，取其芳香清热、透邪抗疟之功，可治疗温疟，热多寒少，头痛，口渴，汗出不畅，苔黄，脉弦数。

4. 截疟散（《理瀹骈文》）

药物组成：川椒 0.5 克，雄黄 1 克，桂心 0.6 克，麝香 0.15 克。

使用方法：上药共研末纳脐内，外用普通膏药盖之。

方义解释：本方用雄黄辟秽解毒抗疟；桂心、川椒温散里寒；麝香辟秽化浊，开窍醒神。诸药合用共奏辟秽除瘴、开窍醒神之功。故本方可用于瘴毒入侵、寒湿内困所致的恶寒战栗、无热、神昏不语、苔白厚腻者。如以硫黄易雄黄，止疟作用亦佳。

5. 常山阿魏散（民间验方）

药物组成：阿魏 0.6 克，常山 1 克。

使用方法：上药共研细末，于发病前 2 小时撒脐内，外用胶布固定，24 小时后去药，不愈再换药 1 次，一般 1 次即愈。

方义解释：本方选用截疟要药常山和阿魏，以控制疟疾的发作。两药相合则药力更甚，故常在疟疾发作前应用，以期防治疟疾。

6. 二母散（《河南省秘验单方集锦》）

药物组成：生知母、生贝母、生半夏各等份。

使用方法： 上药共研细末，于发病前 1.5 小时，先将脐部洗净，再用生姜汁涂数次，然后将药粉 0.5~1 克置肚脐上，外用胶布固定。

方义解释： 本方用知母清热泻火，滋阴降火疗久疟烦热；川贝母、生半夏化痰饮，散结气。综观本方，寒温并用，辛开苦泄。故临床疗疟范围较广，不论寒疟，但寒不热，还是温疟，热多寒少，皆可使用。

7. 二椒散（《河南省秘验单方集锦》）

药物组成： 白胡椒 10 克，花椒 10 克，硫黄 10 克，生半夏 10 克。

使用方法： 上药共研细末，在疟疾发作前 4 小时，用药粉如黄豆大，放在脐内，用胶布覆盖固定，待疟疾过后第二天去药。

方义解释： 本方中胡椒、花椒辛热，能温中散寒化湿而除疟，用作主药；硫黄补火助阳，杀虫；生半夏温燥寒湿。四药合用，温化寒湿，杀虫疗疟，故可治寒疟，但寒不热，或寒多热少，胸胁痞满，神疲肢倦，苔白腻，脉弦迟。一方单用椒末粉，作用也好。

8. 大黄生姜饼（《中医验方》）

药物组成： 川大黄 8 克，生姜 8 克。

使用方法： 上药共捣如泥状，再做成饼如铜钱大小，在发疟前 1~2 小时贴于脐部，以胶布固定，待疟疾过后去除。

方义解释： 本方用大黄苦寒泻火解毒，宣壅疗瘴气；生姜辛温散寒，并能制约大黄寒凉之性。二药相合，辛开苦降，寒温共济，以疏畅气机，宣透郁热，故可用于疟疾寒热往来。

9. 苍耳子叶敷剂（《医药卫生科技资料》）

药物组成： 苍耳子叶 5 片。

使用方法： 将苍耳子叶揉软，于发作前 2 小时贴在肚脐。

方义解释： 方用苍耳子叶祛风散热，解毒除湿，故可在疟疾发作前应用，达到预防的目的。

10. 常山饮缚脐法（《理瀹骈文》）

药物组成： 常山饮加苍术、槟榔、半夏、当归、川芎、荆芥、防风、知母、杜仲各 8 克，乌梅 15 克。

使用方法： 将常山饮和十味药，先一二时炒热敷于脐上，并用三分填脐眼，以布捆之。

方义解释：常山为截疟要药，配上草果加强截疟力量，并有化湿之功，陈皮、甘草理气和中，此四味合用即常山饮。炒嗅之，畏服药者多选用之。又加槟榔、乌梅杀虫，苍术燥湿，半夏止呕，知母清热，当归、川芎活血，荆芥、防风祛风，杜仲强腰。此方既可外用，亦可内服。原注云："其发必轻，再发再捆，数次必愈。"

11. 苍芷芎散（《民间敷灸》）

药物组成：苍术、白芷、川芎各等份。

使用方法：上药共研末，填入神阙，8日1次。

方义解释：本方所用苍术、白芷、川芎均为辛香温燥之品，有辟秽、燥湿、祛风之功，用之敷脐治疟，尤其适宜于寒湿偏甚、舌苔白腻者。

12. 二甘散（《民间敷灸》）

药物组成：甘遂、甘草各等份。

使用方法：上药共研末，填满脐中，覆以纱布、胶布固定。

方义解释：甘遂苦寒，能逐饮祛痰。中医学认为"无痰不作疟"，用之配伍甘草敷脐，具有祛痰截疟之功。惟本品药性峻烈有毒，非气壮邪实者禁用；又因甘遂、甘草系配伍禁忌"十八反"之一，故切不可内服。

13. 威灵仙末（《外科薪传集》）

药物组成：威灵仙适量。

使用方法：上药研末，贴脐，可截疟。

方义解释：威灵仙有辟积、消痰、抗疟之功，故可用于治疗疟疾。

14. 八宝红灵丹（《清太医院选方》）

药物组成：朱砂15克，硼砂15克，麝香3克，青礞石8克，雄黄9克，火硝6克，大赤金30张。

使用方法：上药共研细末，装瓷瓶内封固。治单日、间日疟发3~4次后，未发一时许，放药末0.15克于脐内，盖金不换膏。再将药少许撒膏药上，贴背骨第三节间，即愈。

方义解释：方中雄黄辟瘟解毒，杀虫疗疟；硼砂、礞石消痰治惊；朱砂解毒定神；麝香辛香走窜，开窍醒神。诸药合而用之共奏辟瘟解毒、化痰开窍之功，故可治疟疾。

15. 雄黄蒜姜散（《穴敷疗法聚方镜》）

药物组成： 雄黄 8 克，大蒜 2 枚，生姜 15 克。

使用方法： 雄黄研细末，与大蒜、生姜共捣烂，敷脐或大椎穴。

方义解释： 方以雄黄为主，可辟瘟除瘴、解毒疗疟；辅以大蒜祛邪解毒，生姜消散阴寒。三药合用共奏解毒抗疟之功，故可治疟疾。

16. 桃叶膏（《安徽单验方选集》）

药物组成： 桃树叶适量。

使用方法： 桃树叶煮水，冷却后用纱布包裹挤出汁，再将挤出之汁熬成膏，摊在布上，疟发前 2 小时贴脐。

方义解释： 桃树叶有杀虫除恶之功，故可用于疟疾发作前，以期预防。

17. 椒叶食盐糊（《中医外治法集要》）

药物组成： 辣椒叶 30 克，食盐适量。

使用方法： 上药共捣烂，敷脐。

方义解释： 方以辣椒叶为主，可杀虫解毒、温散阴寒；辅以食盐暖脏，故可抗疟。

18. 截疟丹（《串雅内编》）

药物组成： 荜茇 9 克，雄黄 6 克。

使用方法： 上药研细和匀，用膏药 2 张，取药 1 克用生姜汁合做成 2 张饼，1 张贴脐上，1 张贴项后天柱骨下第一节，均以膏药盖之。

方义解释： 方用雄黄辟瘟解毒而抗疟，荜茇辛散温通而祛寒。二药合用共奏抗疟之功，故可治疟疾。

第十二节　肝炎黄疸

1. 瓜蒂敷剂（《浙江中医药》）

药物组成： 甜瓜蒂（另研）、秦艽各 60 克，青皮、紫草、黄芩、丹参各 30 克，铜绿 15 克，冰片（另研）6 克。

使用方法：上药均研细末后混合均匀备用。每次取 1.5 克填敷脐中，外用胶布固定，每日换药 1 次，连用 10~15 次为 1 个疗程。

方义解释：甜瓜蒂为本方主药，味苦有毒，涌吐之力极强，为古今外用退黄疸的要药；黄芩、秦艽清湿热，退黄疸；紫草、丹参凉血解毒；青皮疏肝理气；铜绿利肝；冰片辛香走窜，以助诸药之势。诸药合用，共奏除湿退黄、清热解毒之功，故可治黄疸型肝炎、肝功能异常伴肝肿大者。

2. 蛤蟆覆脐法（《增广验方新编》）

药物组成：黄皮癞蛤蟆 1 个，麝香 0.3 克。

使用方法：癞蛤蟆破开，连肠杂用。先将麝香放脐眼内，再将癞蛤蟆覆脐上，用布捆住，数日愈。孕妇不用麝香。

方义解释：方用癞蛤蟆解毒除湿、清肝利水为主；合以麝香走窜通行，祛瘀行滞，故可治黄疸身热、肝区胀痛之症。

3. 南星散（《理瀹骈文》）

药物组成：南星 30 克。

使用方法：将南星捣碎，放于茶杯内，扣脐上，3~6 小时去药，脐部皮肤起疱，用消毒过的针挑破，疱中水流尽即可。

方义解释：南星温化寒湿，外用起疱，使湿邪有外出之路，故可治黄疸色晦暗、大便不实之症。

4. 茵陈敷脐方（《内病外治》）

药物组成：茵陈、栀子、芒硝、大黄各 30 克，杏仁、鳖甲、巴豆霜、豆豉各 10 克。

使用方法：上药共煎浓汁，棉花蘸药汁热敷于脐。

方义解释：方中茵陈、栀子、大黄、芒硝清化湿热，通利二便，为本方主要部分；鳖甲养阴清热，软坚消瘀；杏仁、巴豆霜荡涤五脏六腑，开通闭塞，通利二便；豆豉清热。诸药合用共奏清热通便、利湿退黄之功，故可治目黄身黄，其色鲜明，发热口渴，大便秘结，小便黄赤，腹部胀满，舌苔黄腻，脉弦数。

5. 肝炎黄疸方（民间验方）

药物组成：甜瓜蒂 8 克，虎杖 6 克，垂柳叶 9 克，石韦 3 克。

使用方法：上药共研细末备用。每次取药末 5 克，用醋调为糊，敷脐部，用纱布包扎，每日换药 1 次。

方义解释：方中甜瓜蒂苦寒通腑，善疗黄疸；虎杖清湿热，退黄疸；石韦、垂柳叶清热泻火，利尿解毒。诸药合用具有清湿热、退黄疸之功，故可治黄疸色泽鲜明、小便短赤、发热口干、舌红、脉滑数之症。

6. 砂仁鲫鱼膏（《民间敷灸》）

药物组成：砂仁 30 克，鲜鲫鱼 1 条（60~120 克重）。

使用方法：先将砂仁研细末，鲜鲫鱼捣烂去鱼刺，再加 50 克白糖，混合捣搅如膏状，分成 4 份备用。每次取 1 份，分别贴于神阙、至阳、双侧期门，用纱布覆盖，橡皮膏固定，每日换药 1 次，治疗阳黄。

方义解释：砂仁芳香化湿，和胃行气；鲫鱼健脾化湿，通利水道。两药合用有化湿、利水之功，使湿邪从小便而出，故可治黄疸，症见其色鲜明，尿短赤少，胸闷呕恶，苔黄腻，脉濡。

7. 茵陈鲫鱼糊（《民间敷灸》）

药物组成：白胡椒 30 粒，丁香 30 克，茵陈 30 克，鲜鲫鱼 1 条（60~120 克重）。

使用方法：先将白胡椒、丁香、茵陈共研细末，再和捣烂的鲜鲫鱼一并兑入白酒适量，调成糊泥状，分成 5 份，分别贴于神阙、双侧肝俞、脾俞，用纱布覆盖，橡皮膏固定，治疗阴黄。

方义解释：方用茵陈退黄疸，为主药；鲜鲫鱼化湿利水，以助茵陈退黄之力；白胡椒、丁香温中祛寒。诸药合而用之有温化寒湿、消退黄疸之功，故可治脾胃虚弱、寒湿留滞中焦所致的黄疸，其色晦暗，神疲畏寒，胸闷腹胀，苔白腻，脉濡缓。

8. 疗肝散（《民间敷灸》）

药物组成：瓜蒂 60 克，秦艽 60 克，青黛 30 克，紫草 30 克，黄芩 30 克，丹参 30 克，铜绿 15 克，冰片 6 克。

使用方法：将上药共研细匀，用时取 0.15 克左右置脐孔（小儿 0.1 克），胶布贴封固定，每 2 日换 1 次，可以治疗肝炎、谷丙转氨酶升高者。

方义解释： 瓜蒂苦寒通腑，善疗黄疸，作为主药；黄芩、秦艽清湿热，退黄疸，以加强瓜蒂疗黄疸的力量；紫草、青黛、丹参清热凉血而解毒。诸药合而用之共奏清热解毒、祛湿退黄之功，故可治黄疸，其色深黄、高热烦渴、身发斑疹、舌质红绛、苔黄、脉弦数之症。

9. 矾石散（《理瀹骈文》）

药物组成： 明矾 15 克，滑石 9 克，大麦芽 9 克。

使用方法： 上药共研末，温水调成稠膏敷脐部，每日换药 1 次。

方义解释： 方中明矾燥湿解毒，通利二便；滑石清化湿热，通利小便；二药相伍使湿邪从二便而泻。大麦芽消积和中，并可防止明矾、滑石苦寒太过。故本方可治黄疸日久不退、色泽晦滞、面额色黑之症。

10. 瓜蒂皂矾散（民间验方）

药物组成： 甜瓜蒂 10 克，皂矾 9 克，茵陈 12 克，干姜 10 克，丹参 15 克。

使用方法： 上药共研末备用。每次取药粉 1~2 克，填脐中，外用胶布贴固，每日换药 1 次，15 次为 1 个疗程。

方义解释： 方中甜瓜蒂、皂矾、茵陈利湿退黄，通腑疗疸；干姜温中祛寒；丹参活血化瘀。诸药合用具有温中化湿、消退黄疸之功，故可治寒凝瘀阻、湿浊内闭所致的身目发黄、其色晦暗、面色青紫、肋下胀痛、舌紫暗、脉细涩之症。

11. 瓜蒂散（《理瀹骈文》）

药物组成： 瓜蒂散适量。

使用方法： 先用瓜蒂散搐鼻，再用湿面为饼，穿孔放脐上，以黄蜡卷纸为筒，长约 20 厘米，插孔内，筒头点火，烧至筒根面饼处，剪断另换新筒，取尽黄水为度。

方义解释： 瓜蒂能升能降，其升则吐，善涌湿热顽痰积饮，诸恶毒在上焦者，皆可除之；其降则泻，善逐水湿痰饮，凡积聚在下焦者，皆能下之。用本方搐鼻治黄疸，唐代《外台秘要》早有记载。今从脐部取出黄水，在用法上又有了发展。

12. 瘅疸丸（《理瀹骈文》）

药物组成： 茵陈蒿、山栀子、生大黄、芒硝各 30 克，杏仁 18 克，常山、鳖甲、巴豆霜各 12 克，豆豉 60 克。

使用方法： 上药九味，煎汤抹脐部，并炒熨脐部。

方义解释： 本方由茵陈蒿汤加味而成。方中茵陈蒿性苦微寒，功善清湿热、退黄疸，故用为君药；山栀子苦寒，清三焦湿热，泻肝胆之火，使湿热从小便而出，故以为臣药；配以大黄、芒硝、巴豆霜泄热逐湿，使湿热从大便而去，故以为佐药；再伍以常山辛开苦泄而逐痰，鳖甲养阴软坚而消积，杏仁、豆豉宣散除烦。诸药合用，具有清热化湿、利胆退黄之功。故适用于瘟黄、瘅疸（指传染而言）证属阳黄，见发热、便秘者。

13. 平胃散（《和剂局方》）

药物组成： 平胃散（苍术、厚朴、陈皮、甘草）100 克。

使用方法： 上药醋调敷脐腹，睡片刻，战汗，或泻黄水即愈。

方义解释： 黄疸多由脾胃湿邪内蕴、肠胃失调、胆液外溢所致。本方为和胃化湿的常用方剂，用苍术以为君，其性苦温，最善除湿运脾；厚朴为臣，燥湿行气以除满；佐以陈皮理气化滞，使气行湿化；甘草调和诸药。四药合用，共奏燥湿健脾、行气和胃之功。用此方敷脐治疗黄疸，性甚平稳，意甚可取。也可治泄泻、痢疾。

14. 加味平胃散（《理瀹骈文》）

药物组成： 平胃散加香附、青皮、青矾、黄连、苦参、蓬莪术、白术各 8 克。

使用方法： 上药共研为散，醋调敷脐部，睡片刻，战汗或泻黄水，即瘥。

方义解释： 方以平胃散化湿为基础，加香附、青皮疏肝理气；黄连、苦参清湿热；蓬莪术入肝开胃；白术健脾去湿；青矾杀虫解毒活血。本方适用于肝胆病引起的黄疸以及钩虫病引起的黄胖证候。

15. 百部糯饭酒（《理瀹骈文》）

药物组成： 百部、糯米饭、酒各适量。

使用方法： 掘新鲜百部根洗净捣烂，覆脐上，以糯米饭大碗拌水酒各半合，揉软，盖药上，包扎一二日，口内作酒气，水从小便出，肿自消。

方义解释：百部临床上常用以润肺止咳、杀虫灭虱，用其新鲜根捣烂敷脐，系古代民间经验方，在《杨氏经验方》中即有记载。糯米性味甘平，有健脾胃、行营卫之功。酒性善行而助药性。三者合用，能利湿退黄，适用于黄疸证属阳黄者。

16. 鲫鱼砂仁糖（《理瀹骈文》）

药物组成：青背鲫鱼一尾（全用），砂仁 30 克，白糖一撮。

使用方法：上三味药捣烂，入蚌壳内，覆脐上，一夜即效。

方义解释：鲫鱼甘平，有健脾利湿之功，外治能消恶疮，敷脐则利水退黄；配砂仁芳香化湿醒脾；白糖和中。三药同用，药性平和，利水而不伤正，健脾而不滋腻，使湿邪从小便而去，则黄疸退矣。

17. 鲫鱼胡椒香（《理瀹骈文》）

药物组成：鲫鱼背肉两块，加胡椒、麝香各少许。

使用方法：上三味药，同捣烂，放入蚌壳内，覆盖脐部。

方义解释：鲫鱼性平和缓，能行水而不燥，能补脾而不濡，使水湿之邪从小便去而退黄瘟，少佐胡椒温中以助行水，麝香走窜以助药力。三药合用适用于黄疸、小便不利之症。

18. 茵陈丁香擦法（《理瀹骈文》）

药物组成：茵陈 30 克，丁香 10 克。

使用方法：上药二味，同捣烂，擦脐部。

方义解释：茵陈为退黄疸专药，性寒而主治阳黄，但若配伍附子、干姜、丁香等温中散寒之品，则又能治疗阴黄。本方将茵陈配丁香同用，故用治阴黄，症见皮肤黄色暗晦，伴有神疲体倦、纳呆便溏、舌淡苔白等者。方中茵陈若有新鲜者则效更佳；若用干品，可煎汤擦之，或加些开水浸后与丁香同捣烂，擦之。

19. 茵陈姜附散（《理瀹骈文》）

药物组成：茵陈蒿、附子、干姜各等份，金仙膏少许。

使用方法：将前三味药研为散，掺金仙膏上，贴心口、脐上，或炒熨敷脐部。

方义解释： 此法用茵陈蒿退黄疸，附子、干姜温阳散寒，适用于阴黄阳虚见寒证而腹痛、泄泻、手足冷者。

20. 栀子散（《中医外治法集要》）

药物组成： 栀子15克。

使用方法： 上药研细末，加面粉适量，用醋或水调成膏。用纱布包裹上药，敷神阙穴。

方义解释： 栀子苦寒而入肝、胆经，有较强的清化湿热、泻火解毒、利胆退黄之功，故可治黄疸型肝炎。

21. 复方茵陈膏（《中医外治法集要》）

药物组成： 茵陈30克，栀子30克，大黄30克，芒硝30克，杏仁6克，常山12克，鳖甲12克，巴豆霜12克，豆豉10克。

使用方法： 上药加水，连煮3次，过滤，混合，再浓缩成膏，用纱布包裹，敷神阙穴。

方义解释： 方以茵陈、栀子清热化湿，利胆退黄；大黄活血化瘀，清热燥湿；芒硝、杏仁、巴豆霜攻积通便；豆豉泄热；鳖甲、常山消积软坚。诸药合而用之共奏利湿退黄、消积软坚之功，故可治黄疸型肝炎、肝肿大者。

22. 山甲没药散（《辽宁中医杂志》）

药物组成： 炒穿山甲末100克，乳香、没药醇浸液各70毫升，鸡血藤挥发油0.5毫升，冰片少许。

使用方法： 先将乳香、没药醇浸液喷入穿山甲末中，然后烘干，再加入鸡血藤挥发油和冰片，再烘干，共研为细末。每次用0.2克，用食醋调膏，纱布裹之，敷神阙穴，5~7日换1次。

方义解释： 方用活血化瘀药为主，穿山甲、乳香、没药、鸡血藤配合一起则药效更佳，辅以冰片清热通窍，故可治肝炎或肝癌患者。

第十三节　肝脾肿大、痞块癥瘕

1. 皮巴膏（《山东中医学院学报》）

药物组成： 皮硝6克，生栀子、巴豆、杏仁、葱根各7个，独头蒜1个，白面1撮，白酒1盅。

使用方法： 上药共捣烂，调匀，加酵母10克，敷脐部，纱布包扎，一昼夜取下。1周后再敷。一般敷3~5次即可。

方义解释： 方中皮硝、巴豆、独头蒜软坚消积破瘀；生栀子消肿散结；杏仁下气降心腹逆满；葱根通阳散结；白酒活血通脉，导引药势；白面调和诸药。诸药合用共奏破瘀消积之功，故可治脾肿大、胁腹胀满之症。

按注： 敷药后局部皮肤潮红或起水疱，除此，未发现其他不良反应。

2. 散积消肿膏（《脐疗》）

药物组成： 云南白药1克，阿魏1.5克（研末）。

使用方法： 将上药混合填于脐内，外用胶布固定。隔日换药1次。

方义解释： 云南白药有活血祛瘀、消肿止痛之功，佐以阿魏消积破瘀，则药力更足，故可治脾肿大之症。

3. 化积膏（《理瀹骈文》）

药物组成： 香附240克，五灵脂240克（半生半熟），黑丑、白丑各30克。

使用方法： 以上诸药用麻油熬，黄丹收膏，再兑入木香末30克搅匀，摊纸上贴肚脐，8日换药1次。

方义解释： 方中五灵脂、香附活血化瘀，行气通滞；黑丑、白丑泻积化滞。诸药合用有消滞化痞之功，故可治脘腹痞满结块、胀满便秘之症。

4. 麝香敷法（《民间敷灸》）

药物组成： 麝香0.3克，马蹄草250克。

使用方法： 脐部常规消毒后，将麝香0.3克置于脐中，用胶布贴盖，再将马蹄草250克洗净切碎，加白酒少许，炒至不烫手为度，敷于其外，或日敷夜去，或夜敷日去。

方义解释：麝香辛香走窜，活血散结，宣通诸窍；马蹄草活血通脉。三药合用具有较强的活血散结、通脉利窍作用，故可治瘀血阻滞、血脉不利所致的脘腹胀大坚满、胁下痞结、面色晦暗、舌紫暗或有瘀斑、脉细涩之症。

5. 铁星膏（《陕西草药》）

药物组成：铁棒锤1克，天南星0.6克。

使用方法：上药研末摊在膏药上，贴脐部。

方义解释：方用铁棒锤活血消肿；天南星化痰散。二药合用有消散结块之功，故可治痰凝血瘀所致的脘腹部痞块、包积疼痛之症。

6. 鳖苋膏（《贵州民间方药集》）

药物组成：鳖鱼（甲鱼）1个，苋菜1000克。

使用方法：将苋菜煎水浓缩，再与鳖鱼熬成浓膏。取适量摊纸上，贴脐眼或痛处。用于痞块。

方义解释：方用苋菜清热利窍，通利二便；鳖鱼软坚消坚。二者合用具有软坚通便之功，故可治脘腹痞块、大便不通之症。

7. 麝香芥椒膏（《民间敷灸》）

药物组成：白芥子10粒，白胡椒5粒，麝香0.3克。

使用方法：先将白芥子10粒和白胡椒5粒研细，与麝香0.3克混匀，用蒸馏水调成膏状，填入脐中，用纱布覆盖，可治疗各种原因引起的腹水。

方义解释：方中白芥子利气豁痰，通络消肿治痰结；麝香辛香走窜，活血散结；白胡椒温中理气消胀。三药合用豁痰消痞，活血散结，故可治脘胁痞满胀大、皮肤甲错、渴不欲饮、苔腻质暗、脉细涩之症。

8. 化痞丹（《中医验方》）

药物组成：桃仁7个，杏仁7个，小枣7个，栀子30克，朴硝9克，川军9克，鸡子清3个，蜂蜜30克。

使用方法：将以上诸药共研末，用鸡子清和蜂蜜调匀为糊，摊在布上，贴脐部，7日换药，连贴3次。

方义解释：方中大黄攻积导滞，活血化瘀，为主药；朴硝软坚消胀，以助清热消痞之功；桃仁活血化瘀，栀子清热利湿，以助消痞之功；再加小枣、蜂蜜和理脾胃；鸡子清清热除烦。诸药合用具有活血消痞、清热除烦之功，故可治腹中痞块、面黄肌瘦、食欲不振、心中烦闷之症。

9. 川椒消水膏（《中医外治法集要》）

药物组成： 川椒 100 克，炙鳖甲、三棱、莪术、阿魏各 15 克。

使用方法： 上药共研为细末，过筛，白酒调成膏，用纱布包裹，敷神阙穴，外加热敷。肝脾肿大者，再敷肝脾区，加热水袋熨之，1 次 30 分钟，1 日 2~3 次。热敷毕，药膏外盖纱布、胶布固定，1~2 日换药 1 次。

方义解释： 方用阿魏、鳖甲消积破癥，软坚散结；三棱、莪术破血逐瘀；川椒温里散寒。诸药合而用之具有破血逐瘀、消坚破癥之功，故可治肝脾肿大、瘀滞疼痛者。

10. 肝癌脐敷法（《民间敷灸》）

药物组成： 穿山甲末 30 克，乳香、没药各适量，鸡血藤少许。

使用方法： 用穿山甲末喷入乳香、没药乙醇浸液，加入鸡血藤挥发油，食醋调糊，贴敷于脐中。

方义解释： 方中穿山甲破血通经消结作为主药，辅以乳香、没药、鸡血藤活血通经，诸药合而用之共奏祛瘀消癥之功，故可治肝癌瘀血积聚。

第十四节　臌胀水肿

1. 利水膏（《河南省秘验单方集锦》）

药物组成： 蜗牛、大蒜、皂角各 10 克。

使用方法： 上药合共捣烂如泥状，敷于脐部，干后换之。

方义解释： 方中蜗牛软坚消积，利水渗湿；皂角通透关窍；大蒜行气消癥。三药合用有消积利水之功，故可治水肿腹水、胁下胀满、小便短少、大便秘结之症。

2. 臌胀散（《理瀹骈文》）

药物组成： 巴豆霜、广木香、甘遂各等份。

使用方法：上药合共研末备用。每次取5克敷脐部，用纱布包扎。1日换药1次。

方义解释：方中巴豆霜、甘遂通利二便，攻逐水饮为主药，其效甚捷，其力峻猛，辅以广木香行气消胀。三药合用具有峻下逐水、理气除胀之功，故可治腹水坚满、脘腹拘急疼痛、小便短涩、大便秘结之症。

3. 驱臌膏（《理瀹骈文》）

药物组成：大蒜头、车前子各15克。

使用方法：上药共合捣烂敷脐上，用纱布包扎，1日换药1次。

方义解释：方中大蒜行气滞，消癥积；车前子利水道，消水肿，二药合用具有利水消肿、行气破癥之功，故可治腹水按之不坚、胁下胀满、小便短少、食后作胀、苔白腻、脉濡缓之症。

4. 滑石汤（《外台秘要》）

药物组成：滑石30克，葶苈子20克（纸上熬、令紫色捣），大黄10克（切）。

使用方法：上三味药，以水一大碗，煎成一小碗，顿服，兼捣葱敷小腹，干即易之。

方义解释：本方重用滑石清利为主，大黄泻火通大便为辅，葶苈子泄水尤力，三味合用，内服外敷，其效可靠。

5. 荠苎糊（《广西药物志》）

药物组成：荠苎（荔枝草）适量。

使用方法：上药全草捣烂，敷肚脐。用于水肿腹胀。

方义解释：荠苎药性寒凉，有利尿消肿之功，故可治水肿腹胀、小便不利之症。

6. 接命丹（《东医宝鉴》）

药物组成：大附子1枚（切作8片，以布包定），甘草、甘遂各60克（捶碎），烧酒1000克，麝香1克。

使用方法：上药共浸半日，文武火煮，酒干为度，取起附子，去甘草、甘遂，加麝香，捶千余下，分作二丸，阴干，纳一丸于脐中，7日1换。

方义解释：本方用附子温振元阳；甘遂泻下逐水；甘草配附子能温阳

益气，同时缓甘遂之毒性；麝香芳香通窍，酒煎能行药力。本方适用于阳气虚的水肿患者，能使水邪去、阳气复。

7. 腹水散（《穴位贴药疗法》）

药物组成： 商陆、大戟、甘遂各等份。

使用方法： 上药合共研细末备用。每次取药末5~10克，填于脐内，盖以纱布，用胶布固定，1日换药1次。

方义解释： 本品集峻下逐水的商陆、大戟、甘遂于一方，力量甚为峻猛，故可治肝硬化腹水、晚期血吸虫病腹水等体质尚壮实者。

8. 腹水消（《穴位贴药疗法》）

药物组成： 商陆100克，麝香1克，葱白适量。

使用方法： 将商陆研为细粉，每次用药粉3~5克。葱白1支，共捣成膏，再加适量凉开水调为糊状备用。用时先取麝香0.1克放进脐中（无麝香也有疗效），再将调好的药糊敷在上面，盖以纱布，外以胶布固定，每日换药1次，一般贴药糊后24小时，尿量即可显著增加。3~5天见效，7天为1个疗程。

方义解释： 方用商陆通利二便，峻下逐水，使在里之水从下而出；葱白通阳利水；麝香活血祛瘀，散结通窍。诸药合用具有祛瘀散结、峻下逐水之功。淤阻清除，隧道畅通，水浊顺而泄之，水肿自然消退，故可治水肿腹水，腹部脉络怒张，面色黯黑，舌有紫斑，脉细涩。一方去麝香亦验。

9. 商陆糊（《赤脚医生杂志》）

药物组成： 商陆100~200克。

使用方法： 上药研细末备用。用时取1.5克商陆粉和鲜姜泥（鲜姜2片捣烂，或用葱白捣烂也可）以适量水调成糊状，敷满脐部，用纱布固定，每日更换1~2次，7日为1个疗程。

方义解释： 商陆苦寒沉降，能通利二便而长于行水，其性峻猛，故可治各种水肿，包括肝硬化腹水、心源性水肿、肾性水肿等。

10. 消肿利水饼（《中医外治法简编》）

药物组成： 巴豆12克，轻粉6克，硫黄粉3克。

使用方法： 巴豆（去壳不去油）同轻粉共研细末，加入硫黄粉调匀，做成饼状，放入布袋里（布袋长 12 厘米，宽 12 厘米）。先将脐部用 75% 乙醇消毒，再用一层脱脂棉盖在脐上，然后敷上盛药布袋，用绷带包扎，不得移动，勿使靠近皮肤，敷药后 2 日内，脐周围可出现丘疹或小疱，可用紫药水外涂，再扑上滑石粉即可。

方义解释： 方中巴豆性温猛烈，为温通峻下之品，能祛寒积而通便秘，泻积水而消水肿；硫黄杀虫消积，治心腹积聚；轻粉苦寒泻下而逐水，并能制约巴豆、硫黄之温热太过。三药合用具有温下攻逐水饮之功，故可治肝硬化腹水伴有神倦、肢冷之症。

按注： 本方有剧毒，切勿入口，外用亦需加倍注意。

11. 甘遂散（民间验方）

药物组成： 甘遂粉 20 克。

使用方法： 上药研末备用。每次取甘遂粉 2 克填脐内，外贴胶布固定。一般贴 12~24 小时去药。

方义解释： 甘遂为峻下之品，能荡涤五脏六腑，开通闭塞，利水谷道，具有攻逐水饮之功，故可治肝硬化腹水、体质尚壮实者。若患者正气已虚，不可贸然用之。

12. 阿魏硼砂散（民间验方）

药物组成： 阿魏、硼砂各 30 克。

使用方法： 上药研末备用。用时以白酒调为糊状，敷脐部，外用布带束住。敷药后不久，尿量就开始增加。

方义解释： 方中阿魏、硼砂均有消积破瘀之功，硼砂并有利小便作用，二药合用能破瘀结、利水浊，故可治肝硬化、腹水之症。

13. 实脾饮（《理瀹骈文》）

药物组成： 苍术、白术、厚朴、草果、大腹皮、木瓜、附子、车前子、牛膝各 3 克，木香、炮姜各 15 克。

使用方法： 上药炒热熨脐腹部。

方义解释： 方用苍术、白术、附子、炮姜温补脾胃之阳；厚朴、草果、大腹皮、木香行气化湿消胀满；牛膝、车前子利水湿；木瓜养肝舒筋。本方适用于水肿见脾胃阳虚、食少无力、大便溏薄之阴水证候。

14. 百草膏（《理瀹骈文》）

药物组成： 山野百草辛香者一大把。

使用方法： 取上药煎浓汤二三锅，大盆盛之，单被遮盖，避风，洗全身，并熬膏贴脐部。

方义解释： 凡草味辛气香者，大多具有醒脾开胃、化湿利水之功。取百草煎汤熏洗，并敷脐，可使毛窍开，腠理通，肺气宣，水道利，脾运健而水湿除，故可用治水肿臌胀。

15. 龙遂饼（《理瀹骈文》）

药物组成： 地龙 10 克，甘遂 8 克，猪苓 5 克，针砂 8 克，葱涎、醋各适量。

使用方法： 先将前四味药共研末，以葱涎和醋调，做饼贴敷脐部，取利为度。

方义解释： 方中地龙、猪苓利水退肿，甘遂逐水消肿，针砂养血，葱涎通阳，和酸醋成饼，能使二便通利，水湿去而肿自消退。

16. 利水消肿汤（《理瀹骈文》）

药物组成： 木通、车前子、黑丑各 10 克，椒目 1.5 克，葱白 30 克。

使用方法： 上药五味，煎汤抹腰腹，并用麝香膏贴于脐部。

方义解释： 此方用木通、车前子、椒目利水退肿；黑丑攻下逐水。煎汤抹与麝香膏贴脐法互相配合，取效尤佳。

17. 承气汤（《理瀹骈文》）

药物组成： 大黄、芒硝、枳实、厚朴各 5 克。

使用方法： 上药共研粉末，装磁碟内，扣脐部，布扎之。

方义解释： 本方为大承气汤，乃攻下之峻剂。方中大黄泄热通便；芒硝软坚润燥，以荡涤肠胃热结燥屎；厚朴行气宽中；枳实消积导滞。四药合用，具有峻下热结的功效，使大便通而肿胀自消。当以实证、热证为宜。一方单用芒硝敷脐也验。

18. 疏凿饮子（《理瀹骈文》）

药物组成： 羌活 10 克，秦艽 10 克，商陆 8 克，槟榔 8 克，车前子 10 克，椒目 8 克，赤小豆 10 克，木通 10 克，泽泻 10 克，茯苓皮 10 克，生姜皮 10 克。

使用方法： 上药十一味，同捣碎，蒸热熨之，再加葱白捣烂贴脐。

方义解释： 疏凿饮子用羌活、秦艽祛风发汗；商陆、槟榔攻下逐水；车前子、椒目、赤小豆等利水退肿。一方具汗、下、利三法，适用于阳水而全身肿者。

19. 理气逐水汤（《理瀹骈文》）

药物组成： 大黄、黑丑、枳壳、槟榔各 15 克，麝香膏 2 张。

使用方法： 上药四味煎汤抹腹部，并将麝香膏贴脐部及大椎穴。

方义解释： 本方以枳壳、槟榔理气行水；大黄、黑丑峻下逐水；麝香膏贴之可加强行水理气逐水之功，善治水肿之实证。

20. 桂附八味丸（《理瀹骈文》）

药物组成： 桂附八味丸 15 克，车前子 15 克，牛膝 10 克。

使用方法： 上药炒熨关元穴，并煎抹、敷脐部。

方义解释： 此乃桂附肾气丸与济生肾气丸二方合用，可起到温肾利水的作用，常用于肾炎水肿或肾阳虚之水肿者。

21. 消鼓丸（《民间敷灸》）

药物组成： 大黄 60 克，巴豆 15 克（去壳），牙皂 45 克，枳壳 20 克，莱菔子 120 克（炒），琥珀 30 克，沉香 15 克，姜皮汁适量。

使用方法： 上药共研为细末，加入适量姜皮汁，调制成丸状，贴敷于神阙、中脘、水分穴，用胶布固定，每日换药 1 次。

方义解释： 方用巴豆通利二便，攻逐水饮，作为主药，其性峻猛，其效捷速；辅以走窜通透性极强的牙皂，则疗效更为显著；枳壳、莱菔子破气消积；琥珀、沉香行气活血，温阳利水；姜皮汁消水。诸药合用具有行气活血、攻逐水饮之功，故可治臌胀腹水、按之不坚、胁下胀满疼痛、小便短少、食后作胀、苔白腻、舌质偏暗、脉沉之症。

22. 葱硝糊（《民间敷灸》）

药物组成： 葱白 10 根、芒硝 10 克。

使用方法： 取新鲜葱白 10 根，加芒硝 10 克，共捣成泥，敷于脐中，上盖塑料薄膜及纱布，治疗腹水。

方义解释：方用芒硝通便消坚，葱白通阳利水，合而用之，有通利二便、破坚除满之功，可用治臌胀腹水、小便短少、大便干结、苔白腻、脉濡缓之症。

23. 螺盐贴脐法（《中药大辞典》）

药物组成：鲜田螺 2~3 只，食盐 3 茶匙。

使用方法：取鲜田螺 2~3 只洗净，和食盐 3 茶匙捣烂，贴于脐中，外以纱布护之，治疗肾性腹水。

方义解释：方中田螺药性寒而滑利，有显著的利水作用，也可泄邪热；辅以食盐，则利水消肿之效更捷。故本方可治腹水小便不利之症，也可治脚气冲心之症。

24. 消气鼓法（《民间敷灸》）

药物组成：香附、五灵脂、牵牛子、木香、黄丹各 8 克。

使用方法：上药研末后用麻油调拌，贴于脐中，治疗气鼓。

方义解释：方中牵牛子通利二便，泻下逐水，用作主药；辅以香附、木香行滞除满；五灵脂、黄丹祛瘀消积。诸药综合具有泻下逐水、行气破瘀之功，故可治腹胀痞满、得矢气而舒、脐周青筋暴露、大便不爽、小便不利之症。

25. 蒜螺车前膏（民间验方）

药物组成：大蒜、田螺、车前子各等份。

使用方法：前二药捣碎，与车前子共入锅中，加水少许，共熬成膏，摊贴脐上。

方义解释：方用大蒜消癥积，行气滞；车前子、田螺利水道，去水肿；合而用之具有利水消肿、行气消积之功，放可治臌胀腹满、水肿皮紧之症。

26. 麝香消臌方（民间验方）

药物组成：麝香少许，甘遂、雄黄各 8 克，田螺 1 个。

使用方法：脐内填麝香，再将甘遂、雄黄捣敷脐部。

方义解释：方用甘遂峻下逐水，消除水肿，作为主药；辅以田螺利尿消肿；麝香活血通窍；雄黄解毒。诸药合用，共奏攻逐水饮之功，故可治水肿腹水、小便不利之症。

27. 消肿散（《民间敷灸》）

药物组成：雄黄 53 克，月石 18 克，炉甘石 17 克，牙硝 21 克，冰片 23 克，麝香 8 克。

使用方法：将药物研极细匀，密封贮藏。每次取 0.06 克填于脐中，外以胶布固定，每 5 日更换 1 次。

方义解释：方用月石、牙硝泄热利水；雄黄、炉甘石解毒消积；冰片、麝香通利关窍。诸药合用具有破坚积、利小便之功，故可治水道不利之水肿。

28. 利水消胀散（《民间敷灸》）

药物组成：白芥子 30 克，公丁香 10 克，肉桂 10 克，白胡椒 30 克。

使用方法：将上药研细后分成 3 份，醋调敷脐，2 小时换 1 次，治水肿腹胀。

方义解释：方用肉桂、公丁香温肾阳助气化；白芥子、白胡椒祛寒凝，疏气机。诸药合用具有温肾祛寒、利气通络之功，故可治寒凝气滞、水道不利所致的水肿胀满、肢冷畏寒、舌淡脉迟之症。

29. 硫矾理中散（《民间敷灸》）

药物组成：理中散、硫黄、白矾各适量。

使用方法：理中散加等量硫黄、白矾，研细敷脐，治疗阳虚水肿。

方义解释：方用理中散温中祛寒，健脾利水，为主药；辅以硫黄温脾暖肾，助以气化；白矾通利水道，助阳利水。诸药合而用之则有温里祛寒、利水消肿之功，故可治脾肾阳虚、气化失司所致全身浮肿、畏寒肢冷、大便溏薄、苔白舌满、脉沉缓之症。

30. 加味十枣散（民间验方）

药物组成：甘遂（醋炒）30 克，芫花 20 克，大戟 30 克，大枣 10 枚，商陆 20 克。

使用方法：上药共研末备用。每次用药粉 3 克，温开水调为糊状，敷脐部，外用纱布包扎，每日换药 1 次，连用 6 次为 1 个疗程。

方义解释：方中甘遂、大戟、芫花、商陆均为攻逐水饮峻药，合用则攻逐水饮之力更强，但易伤正，故加用大枣扶正补脾，缓和药力及其毒性，使下不伤正，故可治各种腹水、体质尚壮实者，但须中病即止，勿使过剂。

31. 车前田螺散（民间验方）

药物组成： 车前子 20 克，田螺 5 个，蒜 30 克。

使用方法： 上药用水煎之，去渣，将药液浓缩成膏状备用。用时取药膏适量填脐，至脐窝满为度，外用纱布包扎固定，每日换药 1 次。

方义解释： 方中车前子、田螺药性寒滑，通利小便；大蒜能通滞气消水胀。诸药合用具有清热利水之功，故可治急性肾炎、遍身浮肿、胸腹痞闷、烦热口渴、小便短赤之症。

32. 天名精敷脐法（民间验方）

药物组成： 天名精 500 克。

使用方法： 取本药鲜草 100~150 克，洗净捣烂，加少许红糖或食盐拌匀、外敷脐部，上覆油纸以防药气外溢，每日换药 1 次，4~7 日为 1 个疗程，必要时可连敷两个疗程。

方义解释： 天名精有破血逐瘀、利水消肿之功，故可治水道瘀阻所致的水肿、小便不利之症。

按注： 治疗期间须卧床休息，进低盐饮食。

33. 健脾利水散（《河南省秘验单方集锦》）

药物组成： 桂枝、干姜、党参、白术、硫黄、白芍、白矾各等份。

使用方法： 上药共研末备用。每次取药粉 0.5~1 克，纳脐中，用胶布贴固，1 周更换 1 次。

方义解释： 方中白术益气健脾，利水消肿，为主药；配党参助其益气；加硫黄、干姜助其温肾暖脾；桂枝温阳，增强利水之功；白芍润养脾阴；白矾燥湿利水。诸药综合应用具有温阳健脾、利水消肿之功，故可治脾阳不振、水湿不化所致的身肿，便溏纳呆，舌淡，脉沉细。

34. 麝香猪脬散（《陕西中医药方选》）

药物组成： 胆矾 1.5 克，大黄 9 克，麝香 0.3 克，白酒 120 克，猪尿脬 1 个。

使用方法： 先将前三味药研为细末，连酒装入猪尿脬内，放沸水内煮热，敷脐上。

方义解释：方中大黄活血利水消肿；麝香活血散结通窍；胆矾消积行水；猪尿脬固肾气；白酒活血通络。诸药合用使水道瘀阻祛除，则水道畅通，具有活血通窍、利水消肿之功，小便通利，肿即消。故本方可治水肿日久、小便不畅、少腹刺痛、舌紫暗、脉细涩之症。

35. 胃苓散（《理瀹骈文》）

药物组成：苍术9克，厚朴7克，陈皮9克，甘草10克，白术9克，泽泻9克，猪苓12克，茯苓12克。

使用方法：以上诸药共研末，炒热，布包熨脐部。

方义解释：方中猪苓、茯苓、泽泻、白术健脾化湿，利水消肿；苍术、厚朴燥湿散满；陈皮理气化湿；甘草调和诸药。本方具有健脾燥湿、利水除胀之功，可治水肿、小便不利、少腹胀满、肢体倦怠、纳呆、苔白腻、脉濡缓之症。

36. 蝼蛄散（民间验方）

药物组成：活蝼蛄4~5只。

使用方法：将活蝼蛄放石器内捣烂如泥，摊布上，贴脐部。

方义解释：蝼蛄味咸性寒，专入膀胱经，有通利小便、消除水肿之功，故可治水肿病证。

37. 逐水散（《中医外治法集要》）

药物组成：大戟、甘遂、沉香、肉豆蔻、广木香各12克。

使用方法：上药烘干，共研为细末，用酒250毫升和匀，装入猪尿脬（膀胱）内，放在脐中穴上，外盖塑料薄膜，用宽布带前后缚住。药酒干了，再换一料。

方义解释：方中甘遂、大戟攻逐水饮，为腹水要药；沉香、肉豆蔻温脾暖肾，促进气化；广木香行气消胀。诸药合用具有逐水消胀之功，故可治腹水胀满之症。

38. 葡萄芦根饼（《辽宁中医杂志》）

药物组成：鲜葡萄根、鲜芦根各30克，大葱少许。

使用方法：上药共捣烂，用纱布包裹，压成饼状，敷神阙穴，外用胶布固定。

方义解释： 方用葡萄根、芦根清热利尿，消除水肿；大葱通阳宣壅，利尿消肿。诸药合而用之具有利尿消肿之功，故可治水肿。

39. 针砂散（《德生堂传方》）

药物组成： 针砂（醋煮炒干）、猪苓、生地龙各9克。

使用方法： 上药共研为细末，葱涎和，敷脐中约3厘米厚，缚之，待小便多为度，日二易之，入甘遂更妙。

方义解释： 方用针砂、地龙清热利尿为主；辅以猪苓利水消肿，则药效更加显著，故可治水肿尿少之症。

40. 利尿道淋糊（《辽宁中医杂志》）

药物组成： 栀子7克，冰片6克，鲜姜、大葱各少许，鸡蛋1枚。

使用方法： 栀子研细末，加入冰片、姜、葱、共捣如泥状，用鸡蛋清适量调成糊膏，敷脐。

方义解释： 方用栀子、冰片、鸡蛋清热通窍，利尿通淋；大葱、生姜通阳利水。诸药合而用之共奏利水之功，故可治水肿。

41. 楤盐散（《常见病民间传统外治法》）

药物组成： 楤木（鲜叶）适量，食盐少许。

使用方法： 将前一味药洗净，捣烂，加入食盐拌匀，敷脐中，每日换药1~2次，连续贴敷数日，以愈为度。

方义解释： 楤木有活血散瘀、通利小便之功，故可治肾炎。

42. 肾水熨（《四川中医》）

药物组成： 萱草根、马鞭草、乌桕叶各60克，葱白7根，生姜（连皮）6克。

使用方法： 上药分别捣绒，混合做成2个药饼，每取1块药饼敷于脐部，以塑料纸覆盖、包扎固定，1日更换药饼2次。并用热水袋在覆盖敷料上热熨2~3次，每次约30分钟，一般当日即见尿量增多，水肿减轻，如复发再用仍有效。

方义解释： 方用萱草根、马鞭草、乌桕叶清热利水；葱白、生姜通阳利窍消肿。诸药合用有清热利水消肿之功，故可治水肿。

43. 葎草膏 (《浙江中医药》)

药物组成：鲜葎草茎叶适量。

使用方法：上药捣烂成泥膏状，外敷于脐部，用绷带固定。

方义解释：新鲜葎草茎叶有清热消炎、解毒利尿之功，故可治急性肾炎。

44. 牛膝葱头糊 (《常见病验方研究参考资料》)

药物组成：生大葱头、鲜土牛膝各15克。

使用方法：上药共捣烂，贴脐上，1日1换。

方义解释：方用土牛膝解毒除湿，利水通淋；大葱头温阳利尿。二药均用鲜品，故利水作用更加显著，可治水肿、小便不利之症。

45. 肾炎水肿饼 (《中医外治法集要》)

药物组成：垂盆草、败酱草、马兰根、毛茛各6~10克，大葱60克，白及、川贝、山楂各3克。

使用方法：前四味药若是鲜品，捣绒，干品则研为细末；后三味药，亦研为细末，过筛，然后，把前后药末调和在一起，和大葱加酒合捣为膏，做成五分硬币大小圆饼，油纱布2~4层包裹，敷神阙穴，外盖塑料薄膜、纱布，用胶布固定。当局部有烧灼刺痛感时去掉。

方义解释：方用垂盆草、败酱草、马兰根、毛茛清热解毒，除湿利尿，为主药；辅以山楂、白及活血散结；川贝化痰散结；大葱通阳利尿。诸药合用共奏除湿利尿、散结消肿之功，故可治急性肾炎、水肿、发热之症。

46. 芥菜利尿方 (《常见病验方研究参考资料》)

药物组成：野芥菜根适量，盐少许。

使用方法：上药共杵碎，搽脐中，擦半小时，即可用布扎好。

方义解释：方中野芥菜利窍祛邪，作为主药，辅以少量食盐可暖肾利水，故可治肾炎、小便不利之症。

47. 石蒜蓖麻糊 (《常见病民间传统外治法》)

药物组成：石蒜（解鳞茎）120克，蓖麻子8粒。

使用方法：上药共捣烂，贴肚脐，小便通则去药。每日1次，连贴数日。

方义解释： 方用石蒜清热解毒，利尿消肿；蓖麻子开关通窍，利水除痛。二药合用有清热利水消肿之功，故可治小便不通、肾炎水肿之症。

第十五节　中　风

1. 大活络丹敷脐法（民间验方）

药物组成： 大活络丹半粒至1粒。

使用方法： 用白酒将大活络丹调软，敷脐部，外用纱布、胶布固定，每日换药1次。

方义解释： 大活络丹能祛风湿、益气血、通筋络。原为治疗中风后遗症之常用口服药，用之敷脐治疗中风半身不遂之症，实异途同功矣。

2. 巴豆纳脐法（《理瀹骈文》）

药物组成： 巴豆8粒。

使用方法： 将巴豆去皮捣烂如泥，用布包后填入脐中。

方义解释： 巴豆禀阳刚雄猛之性，既能通利关窍，又能温下寒积，故可治中风神昏、喉中痰壅、四肢抽搐、大便秘结、身冷面青、苔白腻、脉沉迟之症。用之敷脐，较口服更为安全。

3. 中风回春散（《辽宁中医杂志》）

药物组成： 黄芪、羌活、威灵仙、乳香、没药、琥珀、肉桂各适量。

使用方法： 上药压成细末，用醋或酒调成糊状。洗净脐眼，将调好的药膏（1次用10克）敷脐上，以麝香虎骨膏固定，热水袋敷脐0.5~1小时（以口中有药味或醋、酒味为度），临睡前敷药，第二天早上取下。本方用于中风后遗症。

方义解释： 方用黄芪益气通络；乳香、没药、琥珀活血祛瘀；羌活、威灵仙、肉桂通络利痹。综合具有活血祛瘀、益气通络之功，故可治中风半身不遂之症。

4. 中风散（《民间敷灸》）

药物组成： 天南星 12 克，雄黄 6 克，黄芪 12 克，胡椒 8 克。

使用方法： 上药共研细末，用水调敷，贴敷于脐中。

方义解释： 方用天南星通经络，祛风痰，作为主药，配以黄芪益气通脉，胡椒、雄黄祛风散寒，定惊止痉。诸药综合应用具有祛风痰、通经络、止惊痫之功，故可治中风半身不遂、口眼㖞斜、牙关紧闭、神志不清之症。

5. 阳闭膏（《中医验方》）

药物组成： 连翘、薄荷、黄连、黄芩、郁金、栀子、人中黄、犀角、羚羊角、膏药肉各适量。

使用方法： 上方除膏药肉外，其余药物共碾成细末，贮瓶备用。用时将膏药肉置水浴上熔化，加入适量药末，搅匀，摊涂厚纸或布上，每贴重 20~30 克，分别贴于患者脐部、胃脘部及第 6、7 胸椎上。每 2~3 日更换 1 次。

方义解释： 方中犀角清营凉血，清热解毒；羚羊角平肝息风，清热解毒，为本方主药。配以黄连、黄芩、连翘、栀子、人中黄、薄荷增强清热解毒之功，再用郁金清心开窍。综观全方，清热解毒、息风开窍力强，适用于中风阳闭之症。

6. 星芪雄椒散（《中医验方》）

药物组成： 天南星、黄芪各 12 克，雄黄 6 克，胡椒 3 克。

使用方法： 将上药共碾成细末，装瓶备用。用时取药末适量，以温开水调和成泥状，敷于患者肚脐上，盖以纱布，用胶布固定。每日换药 1 次，10 次为 1 个疗程。

方义解释： 方用天南星祛风痰，通经络，解痉挛，作为主药；配雄黄、胡椒助其解毒通络之功；再与黄芪同用，益气通阳利痹。综观全方，扶正祛邪，标本兼顾，适用于中风后遗症、半身不遂者。

7. 蛇鸡瓜蚤散（《中医验方》）

药物组成： 白花蛇舌草、鸡血藤各 20 克，丝瓜络 30 克，蚤休 6 克，白酒、陈醋各适量。

使用方法： 将方中前四味药共碾成细末，加入白酒和陈醋调成膏状，敷于患者脐部，以纱布覆盖，用胶布固定。每日换药 1 次。

方义解释：方用白花蛇舌草、蚤休清热解毒；鸡血藤、丝瓜络活血通络，白酒、陈醋以助药性。本方适用于中风，症见热毒壅盛者。

第十六节 冠 心 病

冠心宁（《河南赤脚医生》）

药物组成：山楂浸膏 20 克，甘草浸膏 8 克，葛根浸膏 10 克，白芍 270 克，厚朴 100 克，鸡矢藤挥发油 6 毫升，细辛挥发油 1 毫升，乳香、没药醇浸液 70 毫升，冰片 5 克。

使用方法：上药共研细末，加入鸡矢藤挥发油，细辛挥发油，乳香、没药醇浸液，冰片共混合，阴干，密封保存备用。每次取药粉 200 毫克，用黄酒调为糊状，放入脐内，上盖胶布，每 3 日换药 1 次。

方义解释：方中山楂、鸡矢藤、乳香、没药皆为活血止痛之品；厚朴行气宽胸；冰片开心窍，止痹痛；白芍、甘草益心气，通血脉而缓急止痛；葛根升阳止痛。诸药合用共奏活血通脉、开窍止痛之功，故可治冠心病心绞痛、固定不移、入夜更甚、心悸不宁、舌暗、脉涩之症。

第十七节 高 血 压

1. 吴萸川芎散（《中国针灸》）

药物组成：吴茱萸、川芎各等份。

使用方法：上药混合研为细面，密封贮存备用。将神阙穴用 75% 乙醇擦干净，取药粉 5~10 克纳入脐中，上用麝香虎骨膏固定，8 日换敷 1 次，1 个月为 1 个疗程。

方义解释：吴茱萸为厥阴肝经要药，善于疏肝降逆止痛；川芎上达巅顶，善治头痛。二药配合则治头痛效更佳，故可治高血压头痛之症。

2. 吴萸山药散（《脐疗》）

药物组成：吴茱萸、山药各 20 克。

使用方法：上药研末备用。每次用时取药末 5~10 克，纳于脐中，上盖麝香止痛膏固定，8 日换敷 1 次，1 个月为 1 个疗程。

方义解释：方中吴茱萸降逆下气止痛，山药益精除热下气，合用有降逆下气之功，故可治阴虚阳亢所致的头晕、头痛、血压升高者。

3. 脐压散（《新中医》）

药物组成：胆汁制吴茱萸 500 克，龙胆草醇提取物 6 克，硫黄 50 克，醋制白及 100 克，朱砂 50 克，环戊噻嗪 175 毫克。

使用方法：将以上药物混合研极细粉末备用。用药前，先将患者脐部用温水洗擦干净，每次用药粉 200 毫克左右，倒入脐窝内，敷盖棉球，外用胶布固定，每周换 1 次。

方义解释：此方用龙胆草泻肝火于上，硫黄、吴茱萸温元阳于下；白矾降浊；朱砂安神；环戊噻嗪加强镇静作用。外敷脐窝部，是一种新疗法。

第十八节　头痛、眩晕

1. 胡椒百草霜散（民间验方）

药物组成：胡椒、百草霜各 30 克，葱白适量。

使用方法：将胡椒研为极细粉末，加入百草霜混合均匀，贮瓶备用。用时取药末 6 克，同葱白共捣烂如泥状，敷于患者肚脐上，盖以纱布，用胶布固定。

方义解释：方用胡椒辛温散寒止痛为主药，辅以葱白、百草霜助其散寒之功。本方适用于风寒型头痛，症见头痛时作，痛连项背，恶风畏寒，遇风尤剧，口不渴，苔薄白，脉浮。敷药后可嘱患者覆被而卧，并食热粥，以助发汗而痛止。

2. 决明子散（民间验方）

药物组成：炒决明子 30 克。

使用方法：将决明子研为细末，贮瓶备用。用时取药末6克，以清茶水调如糊状，分别敷于患者脐孔及双侧太阳穴上，盖以纱布，用胶布固定。药干则更换新药。

方义解释：决明子味甘苦而咸，性微寒，既能疏散风热，又能清泄肝胆郁火，为治头痛要药；辅以茶叶清热凉肝，助其清泄之功。本方适用于风热头痛及肝阳头痛，亦可用治头风头痛，日久不愈，发作时头部掣痛不止，痛连眉梢，或目昏不能睁，头痛而不能抬举，舌红、脉弦等症。

3. 川白石散（《浙江中医杂志》）

药物组成：白芷、川芎各0.5克，生石膏1克。

使用方法：上药共研为末，置肚脐内，用伤湿止痛膏封闭。

方义解释：方用白芷、川芎祛风止痛；生石膏清泄阳明。三药合用善治额面头痛病证。

4. 芥菜子散（《理瀹骈文》）

药物组成：芥菜子适量。

使用方法：上药研细末，温水调稠，填脐内，隔衣以壶盛热汤熨之，汗解。

方义解释：芥菜子性味辛热，有散寒通络止痛之功，故可治寒湿头痛。

5. 珍母槐萸散（《中医验方》）

药物组成：珍珠母、槐花、吴茱萸各等份，米醋适量。

使用方法：将方中前三味药共研为细末，过筛，贮瓶密封备用。用时取药末适量，以米醋调和成膏状，分别敷于患者脐孔及双侧涌泉穴，盖以纱布、胶布固定。每日换药1次，10次为1个疗程。

方义解释：方中珍珠母重镇平肝，用为主药；配以槐花助其降血压之功；再佐吴茱萸辛温而入肝经，用之敷脐，能引上亢之肝阳、肝火下行。本方适用于原发性高血压属肝阳上亢型，症见眩晕、易怒、面红、脉弦者。

6. 痰阻眩晕膏（《中医验方》）

药物组成：胆南星、明矾、川芎、郁金各12克，白芥子30克，生姜汁适量。

使用方法：将前五味药共碾成细末，贮瓶密封备用。用时取药末适量，加入生姜汁调和成膏状，敷于患者脐孔上，盖以纱布、胶布固定。每日换药 1 次，10 日为 1 个疗程。

方义解释： 方用胆南星、白芥子、明矾祛经络之风痰；配郁金清心开窍；川芎祛风而引诸药上行头目；生姜汁辛温散寒，助药力之渗透。本方适用于眩晕属痰浊中阻者。症见头重如蒙、胸闷恶心、食少多寐、苔白腻、脉濡滑者。

7. 复方吴萸熨（《中医脐疗大全》）

药物组成： 吴茱萸 30 克，半夏 15 克，熟大黄 10 克，生姜 30 克，葱白（带须）7 根。

使用方法： 上药共研为粗末，放铁锅内，加醋适量，炒热，分作 2 份，用纱布包裹。趁热放脐上熨之，2 包轮流，冷则换之。每次 30~60 分钟，每日 2~3 次，连用 3~7 日（1 剂药可用 3 日）。

方义解释： 方用吴茱萸、半夏降逆止呕，疏利气机；熟大黄清化湿热，引邪下行；生姜、葱白散寒通窍。诸药合用具有降逆止呕、化湿通窍之功，故可治湿蒙清窍所致的眩晕、恶心呕吐、苔腻、脉滑之症。

第十九节　面神经麻痹、面肌痉挛

1. 正面膏（《脐疗》）

药物组成： 胆南星 8 克，雄黄 8 克，醋芫花 50 克，马钱子总碱 0.1 毫克。

使用方法： 上药共研末，再喷入白胡椒挥发油 0.05 毫升，混匀密闭保存备用。每次取药粉 20 毫克敷于脐中，用胶布密封固定，2~5 日换药 1 次。

方义解释： 风痰阻络，致口歪眼斜。方用胆南星、芫花祛风痰通络；马钱子、雄黄解毒通络。诸药合用，具有祛痰通络之功，使经络中痰清风息，则颜面端正。

2. 齐痉散（《辽宁中医杂志》）

药物组成： 胆南星 8 克，雄黄 3 克，醋芫花 50 克，黄芪 30 克，马钱子生物总碱 0.1 毫克共烘干研末，再喷入白胡椒挥发油 0.05 毫升混匀。如肝阳上扰加羚羊角粉 3 克，钩藤 20 克；血瘀加乳香 15 克，没药 15 克，冰片 10 克，再合齐痉散为 1 料药备用。

使用方法： 每次取药粉 250 毫克，填入脐内按紧，用胶布密封固定，2~5 日换药 1 次，直至病愈。

方义解释： 方中胆南星、芫花祛风通络；雄黄、马钱子通利经络；黄芪益气通络。诸药合用具有扶正补气、祛瘀通络之功，元气充足，腠理紧密，则风不得窜络，故可治口眼歪斜、面肌痉挛、体虚多汗之症。

3. 面瘫方（《脐疗》）

药物组成： 马钱子 50 克，芫花 20 克，雄黄 2 克，川乌 3 克，胆南星 5 克，白胡椒 2 克，白附子 3 克。

使用方法： 先将马钱子放砂锅内，加水及绿豆（一把），放火上煎熬，待绿豆熟，将马钱子捞出，剥去皮，打成碎块，然后在铁锅内放沙土炒之，不断搅拌，炒至马钱子呈黄褐色时（不可炒黑，黑则无效），取出与诸药混合，共研末备用。每次取药末 10 克，撒于胶布中间（如法制 2 块），分贴于脐部及牵正穴上，两日换药 1 次，5~10 日见效。

方义解释： 方中胆南星、白附子、芫花祛风痰，通经络；马钱子、雄黄解毒通络；川乌、白胡椒温散寒凝。诸药综合运用具有通络牵正之功，故可治口眼歪斜之症。一方配白僵蚕、全蝎，更加强搜风止痉通络之功，可治中风后遗症及口眼㖞斜。

4. 面痉散（《清代宫廷医话》）

药物组成： 天麻、防风、白芷、芥穗、羌活、辛夷、细辛、全蝎、僵蚕、白附子各等份。

使用方法： 上药共研末，贮瓶密封备用。取药末 10~15 克填塞入脐部，用胶布固定，1 日 1 换，坚持贴之，用于面肌痉挛有效。

方义解释： 本方用天麻、全蝎、僵蚕、白附子息风止痉为主，辅以防风、白芷、芥穗、羌活、辛夷、细辛祛风通络。诸药合用具有祛风止痉之功，故可治面肌痉挛。

5. 息痉散（《敷脐妙法治百病》）

药物组成： 全蝎、僵蚕、防风、白芷、羌活、芥穗、天麻各 15 克。

使用方法：将上述药物混合共研成细末，贮瓶密封备用。临用前先用75%乙醇或温开水洗净患者脐孔皮肤，趁湿取药末填满脐孔，外用胶布封贴。每2日换药1次，病愈停药。

方义解释：本方以全蝎、僵蚕息内风，祛外风，止痉挛，用为主药；辅以防风、白芷、羌活、荆芥、天麻增强主药祛风解痉之功。故本方适用于面肌痉挛，不规则跳动，甚则抽搐、每天多次发作者。

第二十节　三叉神经痛

复方山草糊（《辽宁中医杂志》）

药物组成：（1）1号药；穿山甲末100克，厚朴100克，白芍120克，甘草浸膏8克，乳香、没药醇浸液70毫升。（2）2号药：胆南星3克，明雄3克，醋芫花50克，马钱子总碱0.1毫克，白胡椒挥发油0.05毫升。

使用方法：（1）1号药：上药共烘干研末，加鸡血藤挥发油2.5毫升，冰片少许，每次用200毫克，煮酒调糊。（2）2号药：上药共研面，敷脐部。疼痛剧烈者，先用1号药，5日换药1次。面部痉挛为主症者，先用2号药，5日换药1次，以后交替轮用。用于三叉神经痛。

方义解释：1号方用穿山甲、乳香、没药活血通络止痛；厚朴疏利气机；白芍、甘草缓急止痛。诸药合用具有活血理气、通络止痛之功，故可治气滞血瘀所致的三叉神经痛。2号方用胆南星、醋芫花化湿通络；明雄、白胡椒祛风散寒；马钱子通络止痛。诸药合用具有祛风化湿、通络止痛之功，故可治风湿着络所致的三叉神经痛。

第二十一节　失　眠、烦　躁

1. 安眠散（民间验方）

药物组成：丹参、远志、硫黄各10克。

使用方法：上药共研末，备用。每次取药粉0.5~1克，以水调为糊，敷脐内，外贴胶布固定，每日换药 1 次。

方义解释： 方中丹参养血安神，远志宁心安神，二药为本方主要部分，辅以硫黄温阳通脉，故可治失眠。

2. 丹硫膏（《吉林中医药》）

药物组成： 丹参 20 克，远志 20 克，石菖蒲 20 克，硫黄 20 克。

使用方法： 上药共研细末，装瓶备用。用时加白酒适量，调成膏状，贴敷于脐中，再以棉花填至与脐部平齐，用胶布固定，每晚换药 1 次。

方义解释： 方用丹参养血安神；远志、石菖蒲宁心安神；硫黄补火，交通心肾。诸药合用具有较强的安神作用，故可治失眠。

3. 硫珠丹（《浙江中医杂志》）

药物组成： 珍珠层粉、丹参、硫黄各等份。

使用方法： 上药共研细末，备用。每次取药末 0.25 克，填脐内，每 5~7 日换药 1 次。用于失眠。

方义解释： 方用珍珠层粉清心镇惊宁神；丹参清心安神；硫黄温肾补火。诸药合用交通心肾，宁心安神，故可治失眠、心悸怔忡、烦躁不安之症。

4. 黄连朱味散（民间验方）

药物组成： 黄连 6 克，朱砂 5 克，五味子 5 克。

使用方法： 上药共研细粉，备用。每次取药粉 0.3 克，填脐内，外贴胶布，每日换药 1 次。

方义解释： 方中黄连、朱砂清心安神；五味子宁心安神。三药合用具有清心宁神之功，心火清则心神安，故可治心火偏旺、失眠不安、烦躁不宁、舌红脉数之症。

5. 朱珀安神丹（民间验方）

药物组成： 朱砂 10 克，琥珀 12 克，丹参 15 克，枣仁 12 克，茯神 10 克。

使用方法： 上药共研末备用。用时每次取药粉 2 克，以蜂蜜调为膏，敷脐部，每日换药 1 次。

方义解释： 方中朱砂、琥珀重镇安神；丹参、枣仁养血安神；茯神宁心安神。诸药综合共奏安神之功，力专效捷，故可治神经官能症而见有烦躁、失眠、头痛、记忆力减退等症。

第二十二节 癫 狂 痫

1. 增液止狂散（《中医验方》）

药物组成：生地黄、玄参、麦冬各15克，炒枣仁18克，膏药肉适量。

使用方法：除膏药肉外，其余药物共研为细末，装瓶备用。用时将膏药肉置水浴上熔化，加入适量药末，搅匀，摊涂布上，每贴重20~30克，贴敷于患者肚脐及胃脘部。每3日更换1次，5次为1个疗程。

方义解释：方用增液汤（生地黄、玄参、麦冬）滋阴壮水，以制阳亢火炎之势；配以枣仁养心安神。诸药配合同用，具有滋阴安神之功，适用于狂症属火盛伤阴型，见狂病日久，其势渐减，多言善惊，时而烦躁，舌质红、脉细数等症。

2. 复方生铁落散（《中医验方》）

药物组成：生铁落、胆南星、远志、麦冬、生地黄各12克，麝香膏2贴。

使用方法：将方中前五味药共研为细末，贮瓶备用。用时取药末9克，以温开水调和如膏状，敷于患者脐孔内，外用麝香膏封贴，同时将另1贴麝香膏贴于胃脘部。每3日更换1次，5次为1个疗程。

方义解释：方用生铁落镇心安神为主药；辅以胆南星、远志祛痰开窍；再加麦冬、生地黄生津护阴。诸药合用共奏镇心疗狂之功，适用于癫狂属痰油上扰，症见狂乱无常，逾垣上屋，骂冒叫号，不避亲疏，或毁物伤人，气力逾常，舌红绛，苔黄腻，脉滑数者。

3. 复方芫花止痛散（《中医验方》）

药物组成：醋芫花10克，胆南星、雄黄各8克，白胡椒挥发油0.05毫升。

使用方法：将前三味药共研为细末，加入白胡椒挥发油再研匀，贮瓶密封备用。用药前先将患者脐孔皮肤用温开水洗净擦干，取药末0.15克填入脐孔，盖以棉球，外用胶布封贴。第一次敷药 12 日后换药，以后每日换药 1 次；病愈方可停药。

方义解释：方用芫花、胆南星、雄黄祛痰解毒开窍，白胡椒助其药性，适用于痫证。

4. 吴茱萸散（民间验方）

药物组成：吴茱萸 60 克。

使用方法：将吴茱萸研为极细粉末，装瓶备用。用药前先用温开水将患者脐孔洗净，取药末适量，趁湿填满脐窝，外用脐布封固。每 3~5 日换药 1 次，5 次为 1 个疗程。

方义解释："痫"证多属风阳内动，中医学认为"诸风掉眩，皆属于肝"。吴茱萸乃厥阴肝经之主药，用之敷脐能引上越之风阳下行。故本方可治疗痫症发作，不省人事，两目上视，四肢抽搐，口吐白沫，作猪羊叫声。

5. 定痫散（民间验方）

药物组成：芫花 50 克（醋浸泡 1 天），明雄 6 克，胆南星 10 克，白胡椒 5 克。

使用方法：以上诸药合共研末备用。每次取药末 1~15 克，加蜂蜜调为膏，填于脐中，盖以纱布，用胶布固定，3 日换药 1 次，连续 8 个月为 1 个疗程。

方义解释：《医学纲目》曰："癫痫者，痰邪逆上也。"本方用芫花逐饮祛痰作为主药；胆南星祛风痰定惊；雄黄入肝定惊痫；白胡椒疏畅气机，宣通上下。诸药合用共奏息风定惊、祛痰开窍之功，故可治癫痫发作，不省人事，四肢抽搐，口吐白沫，苔黄腻，脉弦滑。

6. 定痫膏（《中医验方》）

药物组成：制马钱子、僵蚕、胆南星、明矾各 15 克。

使用方法：上药共合研末，每次取药粉 5~10 克，用生姜 10 克、艾叶 3 克合捣为膏，贴于脐部，再用艾绒灸放药膏灸之，按年龄，一岁灸一壮，每日灸治 1 次。

方义解释：痰浊蒙窍，则癫痫抽搐。方中僵蚕、胆南星、明矾化痰开窍，息风解痉，能使痰浊去、清窍开、痉痫止；再伍马钱子通络止痛，故不仅可治癫痫发作、不省人事，还可治癫痫醒后头痛之症。

7. 止痫散（《民间敷灸》）

药物组成：芫花 50 克，雄黄 6 克，胆南星 10 克，白胡椒 5 克。

使用方法：先将芫花醋中浸泡 1 日，然后与其他三味药共研为细末，以 10 克药末填于神阙穴，覆以纱布，用胶布固定，每 8 日换药 1 次。

方义解释：方用芫花涤痰逐饮而开通闭塞，胆南星祛风痰而定惊，合而为治痫主要部分；配以雄黄、白胡椒顺气止惊痫，故可治癫痫昏仆，不省人事，牙关紧闭，口吐白沫，手足抽搐，苔白腻，脉弦滑。

8. 治痫膏（《民间敷灸》）

药物组成：马钱子（制）、僵蚕、胆南星、明矾各等份。

使用方法：上药等量混合，研为碎末，然后加入适量艾叶和姜，捣溶如膏，用时取 10 克左右贴于神阙、会阴穴，并在神阙穴上置艾炷灸之。

方义解释：方中胆南星、明矾豁痰止痫；马钱子、僵蚕息风通络定惊。诸药合而用之有豁痰息风、定惊止痫之功，故可治癫痫突然发作，不省人事，抽搐吐涎，苔白腻，脉弦滑。

9. 芫花星雄散（《辽宁中医杂志》）

药物组成：胆南星 8 克，明雄 8 克，醋芫花 50 克，白胡椒挥发油 0.05 毫升。

使用方法：上药共研面。每次用 150 毫克敷脐，首用 15 日换药，以后 5~10 日换药。治疗期间禁食辛辣、腥味食物和南瓜、绿豆、大油。

方义解释：方用醋芫花逐饮消癥；胆南星、雄黄祛风定惊；白胡椒温中下气消痰。诸药综合具有祛风逐饮、消痰定惊之功，故可治癫痫发作、口吐白沫、四肢抽搐之症。

10. 月石丹参膏（《辽宁中医杂志》）

药物组成：月石、丹参浸膏各等份。

使用方法：上药混合，敷脐。

方义解释：方用月石化痰；丹参宁神。二药合用共奏化痰宁神之功，故可治癫痫发作、神思不宁之症。

第二十三节 癃闭淋浊

1. 通辰丹（《浙江中医杂志》）

药物组成： 甘草、甘遂各2克。

使用方法： 上二药混合研成细末，敷于脐部，外用胶布固定，敷药24小时去掉，如无效，可再换药1次。

方义解释： 方中甘遂性猛通利小便；甘草缓其药性。二药合用有利尿通闭之功，故可治尿闭不通。

2. 青蒿散（《中医杂志》）

药物组成： 鲜青蒿200~300克。

使用方法： 将上药捣碎（勿让药汁流失），随即敷于脐部，外覆塑料薄膜及棉垫，用胶布固定。待排尿后即可去药。

方义解释： 鲜青蒿气味芳香而入肾，有通利小便之功，故可治尿闭不通。

3. 二白膏（《中医杂志》）

药物组成： 葱白1根，白胡椒7粒。

使用方法： 上药合共捣烂如泥，敷于脐部，外盖以塑料，再用胶布固定。

方义解释： 方中葱白通阳利小便，白胡椒祛寒止痛，合用有温阻利水之功，故可治里寒凝滞、气化不利所致的小便不通之症。

4. 蒜栀膏（《种福堂公选良方》）

药物组成： 独头大蒜1个，栀子21个，盐1匙。

使用方法： 上药共捣烂，敷脐中，良久即通，若不通，敷阴囊上立愈。

方义解释： 方中独头蒜辛温气烈，可通五脏、达诸窍、祛寒湿；栀子苦寒通利三焦，清热利尿；盐走肾利水道。诸药合用具有通窍利尿之功，故可治小便不通之症。一方去盐，效同。

5. 利尿散（《中医验方》）

药物组成： 商陆 15 克，麝香 0.15 克。

使用方法： 将上药共研末，装入小布袋内，盖敷在脐部，外用绷带包扎，候药气入腹（1 小时左右），小便即通。

方义解释： 方中商陆苦寒沉降，通利小便；麝香辛温通窍，活血散结。二药合用有散结通窍、利小便之功，寒温并用，温通清降，则小便自下，故可治小便不通之症。

6. 盐熨（《医药卫生科技资料》）

药物组成： 带须葱白 500 克，食盐 50 克。

使用方法： 葱白洗净切碎，和食盐一起捣为泥，炒热分两包，交替熨脐部，冷则调换。

方义解释： 方中葱白辛温通阳利小便；食盐咸寒利水。二者合用有利尿作用，故可治小便不通。一方单用葱敷，其效亦佳。

7. 矾盐散（民间验方）

药物组成： 白矾 7.5 克，生白盐 7.5 克。

使用方法： 上二味药共研匀，以纸圈围脐，填落在内，滴冷水于药上，治前列腺肥大所致小便不通。

方义解释： 方用白矾清化湿热、通利小便，为主药；辅以白盐入肾利尿，则力量更强，故可治膀胱湿热内结所致小便不通。

8. 麝香皂角刺（民间验方）

药物组成： 麝香 0.06 克，皂角末 0.3 克，葱白 6 克。

使用方法： 先把麝香放脐内，再把皂角末放在麝香上，葱白捣烂炒热敷脐上，用布包好。

方义解释： 方中麝香、皂角药性走窜，活血散结；葱白通阳利尿。诸药合用有通窍利尿之功，故可治小便不通之症。

9. 蝼蛄散（《陕西中医验方选编》）

药物组成： 蝼蛄 5 个，大蒜头 1 个。

使用方法： 上药共捣烂如泥，贴脐中约半小时即可见效。

方义解释：方中蝼蛄通利小便；大蒜气烈通窍。二药合用具有利小便作用，故可治小便不通。

10. 姜葱蒜糊（民间验方）

药物组成：生姜 10 克，葱白 3 根，大蒜 3 根。

使用方法：将上药捣成泥状，贴于脐中。

方义解释：方用葱白、生姜温通阳气，祛寒利尿；大蒜散寒通窍。诸药合而用之，具有温阳祛寒、通利小便的作用，故可治膀胱虚寒所致的小便不利。

11. 食盐利尿方（《验方新编》）

药物组成：食盐适量。

使用方法：将盐炒热，填满脐眼，上用艾火烧 5 次，即通。

方义解释：食盐咸而走肾，有泻肾火、利水道之功，故可治小便不通之症。

12. 莴苣通尿饼（《本草纲目》）

药物组成：莴苣子 50 克。

使用方法：将莴苣子捣烂做成药饼，贴脐，热熨斗熨之。

方义解释：莴苣子苦寒通闭，利小便，故可治小便不通。一方加黄柏清泄下焦湿热，故可治膀胱湿热蕴结所致的热淋、血淋之症。

13. 田螺水滴脐法（《养生寿老集》）

药物组成：田螺 1 个，冰片 0.5 克。

使用方法：将冰片放田螺内取水，滴脐眼内。

方义解释：方中田螺性寒滑爽，通利小便；冰片清热止痛，通利关窍。二药合用有清热利尿之功，故可治小便不畅、少腹胀满疼痛之症。

14. 艾叶菖蒲熨（《脐疗》）

药物组成：艾叶 60 克，菖蒲 30 克。

使用方法：上药合共捣碎，炒热，布包熨脐部，1 次熨 20 分钟。

方义解释：方中艾叶温暖气血，疏通经脉，制止疼痛；菖蒲化湿浊，开诸窍。二药合用具有化湿行滞、通络止痛之功，故可治湿浊内闭、膀胱气化不利所致的小便不通之症。

15. 葱螺粉麝饼（《理瀹骈文》）

药物组成： 田螺 10 个，葱白 1 把，轻粉 1 克，麝香 0.3 克。

使用方法： 上药四味，共捣成饼，贴脐部，熨斗熨之。

方义解释： 方中葱白通阳利水；田螺清热利水；轻粉运水；麝香开窍而助利水。诸药合用利水作用颇强，适用于尿浊、小便淋痛之症。一方以田螺、麝香用之也验，一方加用冰片去轻粉，其效也同，也有用葱白田螺其效也同。

16. 牡蛎大蒜饼（《理瀹骈文》）

药物组成： 童便制牡蛎 15 克，大蒜头 1 个。

使用方法： 上药共捣烂敷脐部，外用纱布包扎固定。敷药前，先在脐部涂一层凡士林，以免引起脐部水疱。

方义解释： 方中童便制牡蛎涩热、涩精、止遗；大蒜通滞消积。二者合用具有分清别浊、固涩精液之功，故可治小便混浊，或尿中有滑腻之物。

17. 白浊散（《脐疗》）

药物组成： 龙骨、虎骨、蛇骨、乌附片、广木香、丁香、乳香、没药、雄黄、朱砂、胡椒、小茴香、五灵脂、夜明砂、两头尖、青盐各 10 克，麝香 0.2 克。

使用方法： 上述前十六味药合共研细末备用。先取麝香 0.2 克放于脐中，再取药末 15 克撒在麝香上画，盖以槐皮，肚脐周围用荞麦面加水调糊圈围上，以艾炷放槐皮上点燃灸之，待热气透入腹中止灸，每日 1 次，病愈为止。

方义解释： 方中乌附片、丁香、雄黄温肾助阳；虎骨蛇骨补肾强身；胡椒、小茴香、广木香散寒行滞止痛；乳香、没药、夜明砂、五灵脂活血化瘀；龙骨固涩精液；青盐引药入肾。诸药配合应用具有补肾、固精、散瘀之功，故可治男子肾虚、时下白浊、神疲体倦、四肢不温之症。

18. 澄浊散（《中医验方》）

药物组成： 菖蒲 12 克，木通、大黄、五倍子、诃子、杜仲、小茴香各 6 克。

使用方法： 上药共研末备用。每次取药粉 2~4 克，温开水调为稠糊状，填脐，外用纱布覆盖，用胶布固定，每日换药1次，8~15次为1个疗程。

方义解释： 方中大黄、木通、菖蒲清湿热，利水道，别清浊；五倍子、诃子酸涩固精；小茴香温肾下气；杜仲补肾固精。综观全方，通涩相配，寒温同用，补泻相合，共奏分清别浊、补肾固精之功，故可治尿浊日久、形体消瘦、腰膝酸软之症。

19. 甜蓼糊（民间验方）

药物组成： 鲜甜蓼全草1把，野芥菜根30克。

使用方法： 上药合共捣烂，敷脐部，每日1次，每次3~5小时去药，连用1个月。

方义解释： 鲜甜蓼淡渗利水；野芥菜根暖肾祛邪，通利九窍。二者合用具有利水消肿之功，故可治急性肾炎水肿之症。

20. 淋症膏（《穴位贴药疗法》）

药物组成： 葱白5支（带须，去土，勿洗），萹蓄3克，大黄2克，木通2克，瞿麦6克。

使用方法： 上药共捣烂为膏。用时取药膏（如枣大）1块，放于脐中，上盖纱布，再用胶布固定，1日1换。

方义解释： 方中萹蓄、瞿麦、木通清热利水通淋；大黄清利湿热，泻火解毒；葱白通阳利尿。诸药合用具有清热利水通淋之功，故可治尿频、尿急、尿痛、尿道口灼热、苔黄、脉滑数之症。

21. 硫萸散（《理瀹骈文》）

药物组成： 硫黄1克，吴茱萸5克，大蒜3枚，蛇床子10克。

使用方法： 前二味药共研为散，同大蒜捣涂脐，炒蛇床子布包熨之。

方义解释： 方中四药均具温壮元阳之功，能散寒邪、助气化而利水湿，故适用于水湿肿满、小便不通、见脉微肢冷、舌苔白等阳虚证。

22. 蜗牛麝香泥（《医药卫生科技资料》）

药物组成： 蜗牛15克，麝香0.15克。

使用方法： 先把麝香放在肚脐内，再将蜗牛捣成泥敷脐部，用布盖敷，胶布固定，并用暖水袋热熨之。

方义解释： 方中蜗牛软坚消积，利水消肿；麝香活血散结，通利关窍。

二药合用有散结通窍之功，故可治尿道闭塞所致的小便不利。

23. 瓦松熨脐法（民间验方）

药物组成： 瓦松 100 克。

使用方法： 将瓦松切碎，放锅中炒热，趁其温热熨脐部，冷则再炒热熨之。

方义解释： 瓦松气寒性利，有热解毒、通利小便之功，故可于膀胱湿热内蕴所致的小便不利之症。

24. 明矾酒（《陕西中医验方选编》）

药物组成： 明矾、白酒，份量不拘多少。

使用方法： 白酒 50 克，倒入碗内，放入明矾 10 克，研至明矾熔化，以手指蘸矾酒，在患者脐部摩涂 15 分钟左右。

方义解释： 明矾清化湿热，通利小便；白酒通行经脉。故本方可治小便不利病症。

25. 开闸汤（《中医外治法简编》）

药物组成： 桃枝、柳枝、木通、花椒、明矾各 30 京，葱白、灯心草各 1 把。

使用方法： 上药七味，以水 500 升，煎汤围被熏洗腹部再炒盐熨脐下。亦可加栀子等味。

方义解释： 方用桃枝、柳枝通络行水，葱白通阳利水，灯心草淡渗利水，明矾收湿，花椒引热下行。诸药合用共奏利水开闭之功，适用于小便热闭之症。

26. 连巴散（《本草纲目》）

药物组成： 黄连 3 克，巴豆 3 克，葱、盐各适量。

使用方法： 前二味药共研为散，和葱、盐同捣烂，贴脐部。灸七壮取利。

方义解释： 本方选黄连之清热泻火，巴豆之温下通利，寒热同用，也为治癃闭之另一奇法。

27. 硝石清阳膏（《理瀹骈文》）

药物组成： 木通 15 克，硝石 3 克。

使用方法： 先用木通煎汤抹心口、脐下，再用硝石末掺麝香膏贴脐下。

方义解释： 本方选用咸寒泻火之硝石，佐以利水淋之木通，共奏泻邪热、利小便之功，为治热淋之常用法。

28. 苎根饼（《本草纲目》）

药物组成： 苎根一味。

使用方法： 将上药捣烂贴脐部。

方义解释： 苎麻根味甘性寒，能清热利水通淋，故可用于湿热下注、小便淋沥涩痛以及癃闭。因其又能止血，故对于血淋尤为适宜。

29. 茴蚯饼（《本草纲目》）

药物组成： 茴香适量，白蚯蚓 1~2 条。

使用方法： 上药二味捣烂成饼，贴脐部。

方义解释： 茴香辛香发散，散寒和胃，立行诸气，能助膀胱气化；蚯蚓咸寒，下行而能利水。二药同用具有通阳利水作用，故适用于癃淋。

30. 蒜遂艾灸法（《本草纲目》）

药物组成： 大蒜 2 枚，甘遂 10 克，艾叶 1 把。

使用方法： 前二味药同捣贴脐部，以艾灸二七壮。

方义解释： 大蒜气通各经，味达各络，甘遂峻逐水湿，加之艾之温通走窜，为治癃淋之另一好法。据云：若百药无效时用此治之本症极效。

31. 田螺香（《本草纲目》）

药物组成： 田螺 10 枚，麝香少许。

使用方法： 上药二味，捣烂贴脐。

方义解释： 田螺清泄以行水，麝香走窜以通小窍，二药相合，通下窍以行气，癃淋自除。

32. 矾麝香（《本草纲目》）

药物组成： 白矾 10 克，麝香少许。

使用方法： 上药二味同研为散，敷脐孔。

方义解释：白矾化湿泄浊，麝香理气通窍，二药相合，通下窍以化湿浊，癃淋也愈。

33. 牡蛎大蒜饼（《理瀹骈文》）

药物组成：童便制牡蛎 15 克，大蒜头 1 枚。

使用方法：上药二味，共捣研做饼，贴于脐眼。

方义解释：方中用童便补肾养阴，煅牡蛎收涩止浊，大蒜通阳助气化。故本方适用于体虚、小便混浊者。

34. 甘遂薏米膏（《贵州民间方药集》）

药物组成：甘遂 31 克，薏苡仁 16 克。

使用方法：上药二味烘干，研末，水调成膏，敷脐眼，数小时后可排尿。

方义解释：方中甘遂药性峻利、利水开闭，为主药；辅以薏苡仁健脾利水。二药合用利水而不伤正，故可治尿闭病证。

35. 麝竭散（《民间敷灸》）

药物组成；麝香 0.3 克，血竭 1 克；或麝香 0.3 克，肉桂粉 1 克。

使用方法：上两组药分别共研细末，实证取前者粉末，虚证取后者粉末，填入脐中，橡皮膏固定。

方义解释：方用麝香通利关窍、散结开闭，为主药；辅以血竭祛瘀散结。二药合用则祛瘀通闭力强，故可治瘀阻尿道所致的小便不通之症。或用麝香通利关窍、散开闭，为主药；辅以肉桂温阳开闭。二药合用共奏祛瘀开闭、温阳利尿之功，故可治小便不通。

36. 鹅冰糊（《常见病民间传统外治法》）

药物组成：鹅不食草（鲜全草）适量，冰片少许。

使用方法：鹅不食草洗净，捣烂如泥，入冰片拌匀。外敷脐部，每日换药 1~2 次，连敷数日，以愈为度。

方义解释：方中冰片、鹅不食草均有通窍之功，合用则力强效捷，故可治尿闭症。

37. 小蓟贴法（《理瀹骈文》）

药物组成： 小蓟 30 克。

使用方法： 上药一味，煎汤抹小腹，并以渣贴脐部。

方义解释： 小蓟有清热利尿止血之功，鲜者其效尤佳。

38. 益母草贴法（《理瀹骈文》）

药物组成： 益母草 30 克。

使用方法： 上药一味，煎汤抹小腹，并用药渣贴脐部。

方义解释： 益母草性滑而利，消水行血，有较强的利水消肿作用，单味应用即有效，用治血淋，无留瘀之弊。本法用之脐，亦为一良法，若与内服同用，则效更佳。本方还可用治急、慢性肾炎水肿。

39. 土牛膝贴法（《理瀹骈文》）

药物组成： 土牛膝 30 克。

使用方法： 上药一味，煎汤抹小腹，并用药渣贴脐部。

方义解释： 土牛膝苦酸性平，功能为利水消肿，取鲜者打汁煎膏名牛膝膏，为治血淋的名方，因又能活血，故无留瘀之弊。今用此煎汤抹小腹、贴脐，效用相近。

40. 车前子贴法（《理瀹骈文》）

药物组成： 车前子 30 克。

使用方法： 上药一味，煎汤抹小腹，并用药渣贴脐部。

方义解释： 本法车前子一味，取其清热利水通淋之作用，如用鲜者贴脐，其效尤佳。

41. 发灰（《理瀹骈文》）

药物组成： 头发 10 克，炙灰存性。

使用方法： 上药一味，煎汤抹小腹，并用药渣贴脐部。

方义解释： 发为血之余，发灰又名血余灰，味苦平，药性收敛，止血力强，据文献报道又有补阴利尿作用，止血而不留瘀，利水而不伤阴，为治血淋之良品。

42. 水道通汤（《中医外治法简编》）

药物组成： 黄芩、木通各 30 克，山栀、车前子各 15 克。

使用方法： 上药四味，加水 300 毫升，煎汤洗腹部，再用麝香膏贴脐部。

方义解释： 湿热下注膀胱，水道受阻，尿涩不行。方用黄芩清热燥湿；山栀清热利湿，使湿热之邪曲曲下行，从小便而解，木通、车前子利水通淋。诸药同用，共奏泄热燥湿、利水通淋之功。

43. 尿结石膏（《脐疗》）

药物组成： 小茴香 3 克，金钱草 6 克，葱白 5 支，蓖麻子 7 粒，食盐 6.5 克。

使用方法： 以上诸药共捣烂如泥，每次取枣大一块放在脐中，外用纱布、胶布贴固，每日换药 1 次。如果同时加贴膀胱俞穴，效果更好。

方义解释： 方中金钱草清热利水，通淋排石，为治石淋的要药；食盐清热渗湿，通利小便；蓖麻子通关窍，下水气，消滞痛；葱白通利小便；小茴香行气止痛。诸药综合应用具有通淋排石、行气止痛之功，故可治尿路结石、腰腹疼痛之症。

44. 石淋膏（《穴位贴药疗法》）

药物组成： 虎杖根 100 克，乳香 15 克，琥珀 10 克，葱白适量。

使用方法： 以鲜虎杖根和诸药混合，捣烂如膏（如无鲜虎杖根，也可用于品研末，用葱白和诸药捣烂如膏）。取药膏如枣大一块，放于脐中穴和肾俞穴各用 1 丸药膏，每日换药 1 次。

方义解释： 方中虎杖、琥珀活血利水通淋；乳香化瘀散结。诸药合用有化瘀通淋之功，瘀结消除，结石融化，则尿路畅通，故可治尿路结石、小便不利或血淋之症。

45. 安尿通（《江西中医药》）

药物组成： 麝香 0.15 克，白胡椒 7 粒。

使用方法： 上药为 1 次用量。按此比例配制，白胡椒研细末瓶装密封备用。用药前先洗净脐部，倒入麝香粉，再撒上胡椒粉，最后盖 1 张圆纸片，外用胶布固定，须贴紧勿令药粉漏出，每 7~10 日换药 1 次，10 次为 1

个疗程，疗程间隔 5 天。

方义解释： 方中麝香散结止痛，通利诸窍；白胡椒祛寒温里。二药合用具有活血散结、通络止痛之功，故可用于寒凝瘀阻尿道所致的小便不畅、少腹胀痛、舌紫暗、脉细涩之症。

46. 通尿膏（《韩明本医案》）

药物组成： 葱白 200 克，硫黄 20 克。

使用方法： 上药共合捣烂成糊状，敷脐部，上用热水袋熨之，熨 1 小时后，再将药糊熨膀胱区。

方义解释： 方中硫黄补火温阳助气化；葱白宣阳通络利小便。二药合用共奏温阳利尿之功，故可治命门火衰、气化不畅所致的小便不利，点滴不爽，面色㿠白，腰酸无力，舌淡，脉沉细。

47. 虎杖消石饼（《中医外治法集要》）

药物组成： 鲜虎杖根 100 克，乳香 15 克，琥珀 10 克，麝香 1 克。

使用方法： 虎杖根捣极烂；乳香、琥珀研为细末；再把虎杖膏和此药调均匀，制成药饼，麝香放于药饼中央；敷神阙穴，并敷双侧肾俞穴、膀胱俞穴。

方义解释： 方中虎杖苦寒清热，利湿通淋；乳香、麝香活血散结；琥珀活血利尿。诸药合而用之有清利湿热、活血利尿之功，故可治尿路结石、小便涩痛之症。

48. 地龙蜗牛糊（《湖南中医单方验方》）

药物组成： 地龙 1 条，蜗牛 1 个。

使用方法： 上药共捣烂，敷脐上。

方义解释： 方用地龙清热利尿，蜗牛消坚散结，合用有利尿通淋之功，故可治热淋涩之症。

49. 通尿消石膏（《中医脐疗大全》）

药物组成： 滑石、硝石、生乳香、琥珀、小茴香各 30 克，冰片 15 克。

使用方法： 上药共研细末，贮瓶备用。每用 8 克，温开水调成糊状，外敷脐部，用麝香虎骨膏固定，上加艾条悬灸 30 分钟，每日 1 次，2 日换药 1 次。

方义解释： 方用乳香、琥珀化瘀散结，利尿通淋；滑石、冰片、硝石热利窍通淋；小茴香理气止痛。诸药合用具有利尿通淋、散结止痛之功，故可治泌尿系结石、小便不利、少腹疼痛之症。

50. 葱矾散（《医药卫生》）

药物组成： 大葱白5个，白矾9克。

使用方法： 将白矾研为细末，再混入葱白，捣成糊状，再用1块约40平方厘米的塑料薄膜，将药全部撒在膜上，敷于肚脐。

方义解释： 方用大葱白通阳利尿；白矾通利小便。二药合用，则通利小便作用更加显著，故可治前列腺肥大引起的小便淋沥不畅之症。

第二十四节　尿频、尿失禁

1. 肉桂丁香散（《陕西中医验方选编》）

药物组成： 肉桂6克，丁香6克。

使用方法： 上药共研末备用。用时将上药末用黄酒调为糊状，贴脐部，每日换药1次。

方义解释： 方中肉挂、丁香均为温肾助阳、散寒止痛之品，配伍同用，则功专力宏，故可治肾阳不足、固摄不力所致的小便频数，少腹冷痛。

2. 龙诃倍散（民间验方）

药物组成： 五倍子10克，诃子8克，龙骨12克。

使用方法： 上药共研末备用。用时每次取药粉1克填脐内，外用胶布贴固，每日换药1次。

方义解释： 龙骨、诃子、五倍子均为酸涩之品，有固精缩尿之功，配伍同用，则效更捷，故可治小便频数之症。

3. 姜附赤脂散（《理瀹骈文》）

药物组成： 附子、干姜、赤石脂各等份。

使用方法： 将上药共研为末，水调为糊，每次用如枣大一块，敷脐部，外用纱布固定。

方义解释： 方中附子、干姜辛热暖肾，固涩小便；赤石脂酸涩固脱。诸药合用具有温肾摄精之功，故可治小便失禁或尿频、腰酸肢冷、苔薄舌淡、脉沉细之症。

4. 固脬膏（《中医脐疗大全》）

药物组成： 山萸肉 10 克，龙骨 15 克，小茴香 6 克，肉桂 9 克。

使用方法： 上药烘干共研末备用。每次取药粉 1 克，蜂蜜调为膏，外用纱布胶布包扎，每日换药 1 次，10~15 天为 1 个疗程。

方义解释： 方中山萸肉补肾精，固滑脱；龙骨固涩止遗；肉桂、小茴香温肾助阳，散寒止痛。诸药合用具有补肾精、止滑脱之功，故可治肾虚小便失禁、腰膝酸软、畏寒肢冷、舌淡、脉细之症。

5. 固尿饼（《中医脐疗大全》）

药物组成： 益智仁、炮姜、炙甘草、肉桂各 30 克。

使用方法： 上药共研细末，贮瓶内备用。每用 5 克，加葱白（带根须）1 段，共捣成饼状，敷脐部，上用暖水袋热敷 30~60 分钟，24 小时换药 1 次。

方义解释： 方用益智仁温肾缩尿为主；辅以肉桂温肾助阳；炮姜温里祛寒；炙甘草缓和药性，以防温热太过。诸药配伍同用具有温肾缩尿之功，故可治下元虚寒、小便频数之症。

第二十五节　遗　精、阳　痿

1. 壮阳膏（《验方新编》）

药物组成： 乌附子 1 个（重 45 克），罂粟壳 1.5 克，穿山甲 3 克，硫黄 6 克，麝香 0.3 克。

使用方法： 先将乌附子挖去内部，成为空壳，将挖出的附子末和其他三味药混合，粉碎为末，填入附子壳内，用白酒 250 毫升，放锅内将附子煎，煎熬至酒干，将附子取出，和麝香混合，捣为膏备用。每次取药膏（如黄豆大 1 块）填入脐中，外用胶布固定。8 日换药 1 次。如能用此药膏（如黄豆大 1 块）再贴曲骨穴，效果更好。

方义解释： 方中乌附子、硫黄峻补元阳，益火之源；罂粟壳温肾固精；穿山甲、麝香通脉透窍。诸药合用具有补火助阳、温肾固精之功，适用于阳痿不举、腰膝酸软、神疲畏寒、脉细弱之症。

2. 阳痿丸（《验方新编》）

药物组成： 急性子 10 克，罂粟壳 3 克，蟾酥 2.4 克，麝香 0.6 克，葱白适量。

使用方法： 先将前三味药研为细末，加入麝香，再研极细末，滴水和成丸药 1 粒，用葱白捣烂包住，外用湿纸再包一层，放炭火中煨 3~5 分钟，取出换纸，再包再煨，如此反复 7 次，去掉纸和葱将药制成丸（如绿豆大小）备用。睡前取药丸 3 粒，用白酒化开，1 丸填脐内，1 丸敷曲骨穴，1 丸涂阴茎头上，每晚 1 次。

方义解释： 方用罂粟壳温肾涩精作为主药，蟾酥、麝香、急性子活血通窍。诸药综合具有活血通脉、温肾固精之功，故可治阳痿遗精。

3. 五倍固精散（《河南省秘验单方集锦》）

药物组成： 五倍子 20 克。

使用方法： 上药煨后研细末备用。每次取五倍子末 0.5~1 克，撒膏药上贴脐部。

方义解释： 五倍子味酸收敛，有较强的涩精止遗作用，故可治遗精病证。

4. 梦泄方（《串雅内编》）

药物组成： 紫花地丁（鲜品）80 克。

使用方法： 上药捣烂如泥，贴脐上，立止。

方义解释：《明医杂著》曰："梦遗滑精……痰火湿热之人多有之。"本方用紫花地丁清利湿热，热清则精室宁，故可治梦遗频作，甚则排尿时精液外流，小便短。

5. 木鳖起阳散（《阳痿遗精早泄特效方》）

药物组成： 木鳖子 5 个，桂枝、狗骨各 9 克，干姜、花椒各 3 克。

使用方法： 上药共研末，用蜂蜜调和。敷于肚脐，外加胶布固定，3 日更换 1 次，7 次为 1 个疗程。

方义解释： 方用干姜、花椒温肾祛寒；桂枝、木鳖子、狗骨甘温络。诸药合而用之有温肾起痿之功，故可治阳痿、腰背冷之症。

6. 复方雄阳膏（《张氏医通》）

药物组成： 天雄、附子、川乌各 6 克，桂心、官桂、桂枝、细辛、干姜、川椒各 60 克。

使用方法： 上药共切片，麻油浸（春天 5 天，夏天 3 天，秋天 7 天，冬天 10 天），煎熬去渣。滤净再熬，徐徐下黄丹，不住手搅，滴水不散为度，摊膏贴敷。再加罂粟壳少许于膏上，贴脐中及丹田处。

方义解释： 本方用附子、川乌、天雄温肾助阳强阳为主；辅以干姜、川椒、细辛暖脏祛寒；桂枝、桂心、官桂温里通络。辛热之品集于一体，共奏温肾壮阳之功，故可治肾阳虚衰所致的阳痿病证。

7. 茴香炮姜散（《新中医》）

药物组成： 小茴香、炮姜各 5 克。

使用方法： 上药共研末，加食盐少许，用少许人乳汁（或用蜂蜜或鸡血代替）调和，敷肚脐，外用胶布贴紧，5~7 日换药 1 次。

方义解释： 方以小茴香温肾暖脏为主，辅以炮姜祛寒生阳。二药合用共奏温肾强阳之功，故可治命门火衰、精气虚寒所致的阳痿。

8. 蜂白散（《浙江中医杂志》）

药物组成： 露蜂房、白芷各 10 克。

使用方法： 上药烘干发脆，共研细末，加醋调成面团状。临睡前敷肚脐上，外用纱布盖上，用橡皮膏固定，1~2 日 1 次，连续 3~5 次。用于早泄。

方义解释： 方用露蜂房祛风起痿；白芷温化寒湿。二药合用具有祛寒湿、强阳道之功，故可治下元寒湿内淫、阳事不坚引起的早泄。

9. 双茸丸（《理瀹骈文》）

药物组成： 鹿茸、麋茸各 60 克(浸捣)，肉苁蓉、五味子、茯苓、山药、龙骨、沉香各 60 克，熟地黄 60 克，麝香少许。

使用方法： 上药十味，共研末为丸如弹子大，每用 1 丸研，掺麝香膏贴脐。

方义解释： 此方用二茸配肉苁蓉、熟地黄补肾益精血，壮元阳；山药、茯苓、五味子、龙骨固精气；沉香降气；麝香通窍。本方适用于精血不足、阳气衰竭、遗精、腹疼痛者。

10. 壮蒜敷法（《理瀹骈文》）

药物组成： 牡蛎 30 克（童便制），大蒜 1 枚。

使用方法： 上药同捣烂，敷脐孔上。

方义解释： 煅牡蛎有固涩作用，大蒜温壮助阳气，童便滋阴降火。诸药合用为温壮收涩之法。凡遗精、白浊、带下等症，俱可治之。

11. 温肾糊（《民间敷灸》）

药物组成： 小茴香 5 克，炮姜 5 克，食盐少许，蜂蜜少许。

使用方法： 先将小茴香和炮姜研末，加食盐少许，用少许蜂蜜（鸡血可代之）调和，敷于脐中，外盖塑料纸、胶布固定，每 6 日更换 1 次。

方义解释： 方用小茴香温肾散寒；炮姜温里散寒：食盐入肾暖脏以勖其温肾之力。诸药合用具有温肾助阳之功，故可治阳痿、畏寒肢冷、腰膝酸软、舌淡、脉细弱之症。

12. 大附膏（《贵州民间方药集》）

药物组成： 大附子 1 个，五味子、炙黄芪、硫黄各 6 克，穿山甲 2 片，麝香 0.3 克。

使用方法： 将附子挖空，余药（除麝香外）共研细末，纳于附子壳中，加白酒 250 毫升，用微火煮大附子至酒干，取出附子如膏。先用麝香 0.3 克填入脐眼，再将附子膏盖在麝香上，包好固定，3 日后取下，10 日 1 次。

方义解释： 方用附子、硫黄温肾壮阳；五味子补肾摄精；炙黄芪益气升阳；麝香、穿山甲活血通络。诸药综合具有温肾阳、固肾精、通脉络之功，故可治阳痿。

13. 涩精丸（《浙江中医药》）

药物组成： 五倍子、海螵蛸、龙骨各等份。

使用方法： 上药共研末，水泛为丸如枣核大，塞脐内，用敷料包扎，每夜 1 次。用于遗精效优。

方义解释： 方中五倍子、龙骨、海螵蛸均有涩肠止遗之功，合而用之则固精力更强，故可治遗精。

14. 遂草丸（《理瀹骈文》）

药物组成： 甘遂、甘草、猪脊髓各等份。

使用方法： 上药三味，共捣为丸，如弹子大，填入脐中，外用一般膏药贴之，7日1换。

方义解释： 方中甘遂苦寒泻肾火，作为主药；甘草调和药性为佐药。二药相配，相反相成。猪脊髓取其补精髓之意。诸药合用可治相火旺所致的梦遗、舌红、脉细数之症。

15. 秘精丹（民间验方）

药物组成： 五倍子15克，龙骨15克，朱砂3克。

使用方法： 上药共研末备用。每次取药粉8克，用温开水调为糊状，填敷脐中，外用纱布、胶布固定，每日换药1次，连用3~5日。

方义解释： 方中五倍子、龙骨涩精止遗为主药；辅以朱砂安神定志，心神定则精室宁，故可治梦中遗精、夜眠不安、心悸之症。

16. 乾坤丹（《脐疗》）

药物组成： 黄连6克，肉桂3克，黄怕6克，制附子3克，五倍子15克。

使用方法： 上药共研末备用。每次取药粉1~2克，用温开水调糊，填敷脐部，外用纱布、胶布固定，每日换药1次，连用7~10次。

方义解释： 本方为心肾不交所致的遗精而设。方中黄连清心火；黄柏泻相火；附子、肉桂温补命门；五子固涩精液。综观全方，温清相合，泄涩相配，相反相辅，使心神交，水火济而遗泄止。

17. 刺猬皮散（民间验方）

药物组成： 刺猬皮20克。

使用方法： 上药研末备用。每次取药粉1克，白酒调糊，填敷脐中，每2日换药1次。

方义解释： 刺猬皮性平入肾，煅用有涩精之功，故可治遗精、滑精。

18. 韭茴倍散（民间验方）

药物组成： 韭菜子10克，小茴香8克，五倍子3克。

使用方法： 上药三味，共研为散，敷脐部。

方义解释： 韭菜子能补肾止遗，小茴香芳香理气，五倍子收涩止遗。本方不但可治遗尿，而且可治遗精、腰痛、疝痛等证。

19. 姜附脂法（《理瀹骈文》）

药物组成： 附子 3 克，干姜 8 克，赤石脂 10 克。

使用方法： 上药三味同研粉，敷脐部。或掺膏贴脐。

方义解释： 方中附子、干姜强肾助阳，赤石脂收敛固涩止遗。本方对体虚而寒者尤宜。

20. 二子饼（民间验方）

药物组成： 五倍子、女贞子各 30 克，醋适量。

使用方法： 上二药共研细末，醋调成饼，敷脐。每日 1 次，7 次为 1 个疗程。

方义解释： 方中五倍子涩精止遗；女贞子滋补肾阴。二药综合具有补肾固精之功，故可治遗精、腰酸头晕、舌质稍红、脉细之症。

21. 硫丁丸（《理瀹骈文》）

药物组成： 倭硫磺 6 克，母丁香 5 克，麝香 0.5 克，独头蒜数枚。

使用方法： 上药四味同捣为丸，如绿豆大，朱砂为衣，每用 1 丸，纳脐孔中，贴红煅膏。

方义解释： 硫磺、丁香、大蒜均有壮元阳的功用；麝香配合丁香，又能芳香通窍，强壮之功尤良。本方适用于肾虚阳弱之虚寒证遗精患者。脾肾虚寒之久泻患者亦适用之。一方去大蒜加胡椒温之，既可治遗也可止带，更可止寒泻，乃其加减之妙用。

22. 菟苓韭龙散（《中医验方》）

药物组成： 菟丝子、云苓、韭子、龙骨各 30 克。

使用方法： 上药四味混合共研为细末，贮瓶备用。用时取药末 12 克，以温开水调如糊状，敷于患者肚脐上，盖以纱布，用胶布固定。每日换药 1 次，10 次为 1 个疗程。

方义解释： 方中菟丝子、韭子温肾壮阳；龙骨收敛固精；云苓健脾利湿。诸药同用，具有益肾固精之功，适用于肾虚不固，遗精频作，甚者滑精，腰膝酸软，头晕目眩，面色苍白，舌质淡，脉沉弱。

23. 蛇床木鳖艾熨法（《中医验方》）

药物组成： 陈艾叶、蛇床子各 31 克，木鳖子 2 个（带壳生用）。

使用方法： 以上三味药研为细末和匀。将药末用棉布包囊，放在脐上，以纸圈围住，用熨斗热熨于其上。

方义解释： 蛇床子、木鳖子助肾壮阳，艾叶温经散寒，三药配伍同用，适用于命门火衰，阳痿不起。本方性温，故因湿热致痿者不宜。治疗期间忌房事。

第二十六节 消 渴

1. 复方消渴膏（《敷脐妙法治百病》）

药物组成： 党参、苦参、黄芪、生地黄、熟地黄、天冬、麦冬、五味子、枳壳、天花粉、黄连、知母、云苓、泽泻、山药、牡蛎、乌梅、葛根、浮萍草各 30 克，雄猪肚 1 个，麻油、黄丹各适量。

使用方法： 除黄丹外，其余药物装入猪肚内，浸入麻油中半天，移入锅中，用文武火煎熬，至枯黄色后，过滤去渣。再熬油至滴水成珠时离火，徐徐加入黄丹和益元散（滑石 36 克，炙甘草 6 克），用力搅拌至白烟冒尽，收膏。倒入冷水中浸泡 3~5 天去火毒，每天换水 1 次，然后取出膏药内置阴凉处贮存。用时将膏药肉置水浴上溶化，摊涂布上，每贴重 20~30 克。上消贴脐部和第 6、7 胸椎处；中消贴脐部和胃脘处；下消贴脐部。每 3 天更换 1 次。

方义解释： 方中熟地黄、生地黄、天冬、麦冬、天花粉滋阴生津润燥；黄连、苦参、知母清热降火；共成本方主要部分。辅以五味子、乌梅、葛根生津止渴；党参、黄芪、山药、茯苓益气健脾，以助生津。再佐以泽泻、浮萍利湿泄热；枳壳顺气；牡蛎潜阳。诸药合用，使阴液生、火热清而诸症悉除，故能适用于上、中、下三消之症。

2. 消渴粉（《辽宁中医杂志》）

药物组成： 石膏 5 克，知母 2 克，生地黄、党参各 0.6 克，炙甘草、玄参各 1 克，天花粉 0.2 克，黄连 0.3 克，粳米少许。

使用方法：上述诸药经提炼制成粉剂，放阴凉处保存备用。每次取药粉 250 毫克，加盐酸二甲双胍 40 毫克混匀，敷脐，盖以药棉，用胶布固定，每 5~7 天换药 1 次，每 6 次为 1 个疗程。

方义解释：方用石膏、知母、黄连清胃生津；生地黄、玄参、花粉清热养阴，生津止渴；党参益气生津；粳米、甘草缓和药性，调和诸药。合而用之，共奏清胃养阴、生津止渴之功，故可治糖尿病，口渴思饮、大便干结之症。

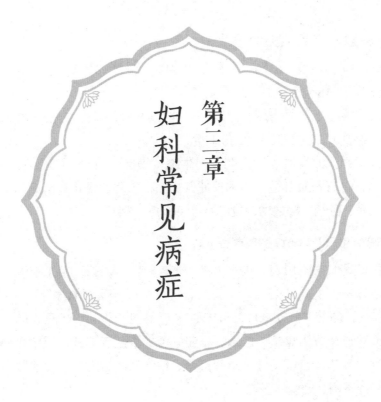

第二章

妇科常见病症

第一节 月 经 不 调

1. 调经散（《穴位贴药疗法》）

药物组成：乳香、没药、白芍、川牛膝、丹参、山楂、广木香、红花各15克，冰片18克。

使用方法：上药共研细末，以姜汁或黄酒适量调糊。分贴神阙穴、子宫穴，外用纱布、胶布固定，2日1换。

方义解释：方用乳香、没药、川牛膝、丹参、山楂、红花活血通经，化瘀止痛；白芍养血调经；广木香理气止痛；冰片通经止痛。诸药综合具有活血化瘀、行气止痛之功，故可治月经不调、少腹疼痛之症。

2. 调经散（《穴位贴药疗法》）

药物组成：党参10克，白术7克，干姜5克，炙甘草3克，硫黄25克。

使用方法：上药共研细末，备用。将肚脐用温毛巾擦净，取药粉200毫克填脐内，覆盖1张软纸片，再加棉花，用白胶布固定，5日换药1次。

方义解释：方用党参、白术、干姜、炙甘草益气健脾，温中止痛；硫黄温肾助阳。诸药合而用之有温脾暖肾、益气调经之功，故可治脾肾阳虚所致的月经不调、经量过多之症。

3. 养血调经膏（《中国膏药学》）

药物组成：当归、川附片、小茴香、良姜、川芎、木香各310克，青毛鹿茸250克，肉桂310克，沉香250克。

使用方法：上药前六味用香油7500克炸枯去渣，熬至滴水成珠，入丹3125克，搅匀，收膏。余药混合研细末为细料。每500克膏药兑细料10克，搅匀摊贴。大张药重21克，小张药重14克。微火化开，贴脐上。

方义解释：方用当归养血调经；鹿茸补肾益精，固崩止带；附片、肉桂、沉香温肾助阳；小茴香、良姜温里散寒；川芎活血止痛；木香理气止痛。诸药合用共奏养血益精、固崩止带之功，故可治精血虚损、冲任虚寒所致的月经不调、腹痛带下之症。

4. 归芎调经散（《理瀹骈文》）

药物组成： 当归 30 克，川芎 15 克，白芍、肉苁蓉、炒五灵脂、炒延胡索、白芷、苍术、白术、乌药、茴香、陈皮、半夏各 9 克，柴胡 6 克，黄连同吴茱萸炒各 8 克。药物加减：先期者加黄芩、丹皮、地骨皮各 6 克；后期者加桂皮、干姜、艾叶各 6 克；干血痨加桃仁、红花、大黄、生姜、红枣各 6 克；血瘕再加马鞭草 9 克。

使用方法： 先将上药，各研为粗末，或醋或酒炒熨心腹脐下，并敷脐部。如冷再炒，每日用之，以调为度。

方义解释： 本方以归芎散为基础，加柴胡、芍药养血疏肝；肉苁蓉补肾强壮；二术健脾燥湿；乌药、茴香疏肝理气；配合延胡索、五灵脂活血止痛；陈皮、半夏和胃化痰，黄连炒吴茱萸即左金丸降逆止酸；白芷祛风止痛。原书云："或痛或不痛，均可应用。"

5. 加减四物汤（《理瀹骈文》）

药物组成： 生地黄 10 克，当归 10 克，赤芍 5 克，桃仁 5 克，五灵脂 5 克，大黄 5 克，丹皮 5 克，茜草 10 克，木通 10 克。

使用方法： 上药九味，煎汤洗脐下，再用麝香膏贴于脐部。

方义解释： 赤芍、丹皮、茜草凉血活血，为治热结血闭的主要部分；配伍桃仁、五灵脂助活血祛瘀之功，生地黄、当归养血扶正；再以大黄祛瘀通经，木通利经络通血脉而疗经闭。诸药合用，共奏凉血活血、通经开闭之功。

6. 四物凉膈散（《理瀹骈文》）

药物组成： 四物汤，凉膈散。

使用方法： 上二方煎汤抹胸口及脐下，外贴清阳膏于脐。

方义解释： 四物汤为调经主方，凉膈散能清胸膈烦热。二者合用，能泄热结而调月经，适用于瘀热内结、胸膈烦热、便不通、经闭不来者。

7. 桂附调经散（《理瀹骈文》）

药物组成： 附子、肉桂、当归、延胡索、五灵脂、莪术、青皮、威灵仙、川芎、酒白芍、红花、乌药、香附、苍术、厚朴、郁金、半夏、丁香、木通、醋炒大黄、炒蚕沙、吴茱萸、黄连各 3 克，巴豆霜 1.5 克。

使用方法：上药二十四味，共研为散，每次约 0.015 克，掺通经膏中，上贴心口，中贴脐眼，下贴脐下关元穴。

方义解释：方用附子、肉桂散寒温肾助阳，配当归、川芎、白芍、香附、郁金养血活血调经，为本方的主要部分。再配乌药、苍术、厚朴、半夏、丁香、吴茱萸、威灵仙、蚕沙、巴豆以助温散寒湿之力；伍延胡索、五灵脂、莪术、青皮、木通、红花增其活血行气通经之功；少佐苦寒之大黄、黄连，监制他药温燥之性。综观全方，诸药合用具有散寒暖宫、活血调经之功。本方适用于下元虚寒湿冷、月经不调、闭经、痛经诸症。

8. 芷香散（民间验方）

药物组成：香白芷、小茴香、红花各 4 克，当归 5 克，细辛、肉桂各 3 克，延胡索 35 克，益母草 6 克，乳香、没药各 10 克，樟脑末 10 克。

使用方法：上药前八味，共水煎二次，煎液浓缩成稠状，混入溶于适量的 95% 乙醇的乳香、没药液，烘干后研细末，加樟脑备用。每次取 9 克一包，用黄酒数滴拌成糍糊状，外敷神阙穴或关元穴，用护伤膏固定，药干则调换 1 次。一般连续 3~6 次，即可病愈。

方义解释：白芷辛散温通，活血通络；茴香、当归、细辛、肉桂、红花、延胡索、益母草、没药、乳香温经散寒，活血化瘀；酌加少许樟脑，以代麝香作为引药渗透。全方具有温通脏腑、温经散寒、活血化瘀之功效。

9. 调经外敷法（民间验方）

药物组成：益母草 60 克，夏枯草 30 克。

使用方法：上药捣烂炒热，贴敷关元穴、神阙穴。

方义解释：益母草活血化瘀，善调妇人胎前诸症，故为主药；辅以夏枯草疏肝清热。二药合用具有活血调经、清肝解郁之功，可用于肝郁血热、瘀阻冲任所致月经不调、痛经、闭经等症。

10. 硫黄理中丸（《民间敷灸》）

药物组成：理中丸 1 份，硫黄 1 份。

使用方法：将理中丸捣碎研末取适量，加入等量硫黄，填入神阙穴，用纱布覆盖，胶布固定，每 8 日更换 1 次。

方义解释：方用理中丸温里祛寒，健脾援血为主，辅以硫黄温补命门，故可治脾肾虚寒、冲任不固所致的经量过多、面色苍白、小腹冷痛之症。

11.活血调经散（《中级医刊》）

药物组成：桃仁、红花、当归、香附、肉桂、白芍、吴茱萸、小茴香、郁金、枳壳、乌药、五灵脂、蚕沙、蒲黄、熟地黄各等份。

使用方法：上药研细末，酒调成膏状。敷脐，外盖纱布、胶布固定，2日1换。

方义解释：方用当归、白芍养血调经；熟地黄益精补血；桃仁、红花、五灵脂、蚕沙、蒲黄、郁金活血通经；香附疏肝调经；肉桂、吴茱萸、乌药、小茴香温里祛寒；枳壳疏利气机。诸药合用共奏养血调经、活血祛寒之功，故可治血脉空虚、阴寒内盛所致的月经量少之症。

第二节 痛 经

1.白芥子粉（《内病外治》）

药物组成：白芥子15克，面粉150克。

使用方法：白芥子捣为细末，加入面粉，用沸水调匀，制成饼状。趁热贴脐上，3~4小时痛即止，若无效可再敷1次。

方义解释：白芥子性味辛温，有温里散寒止痛之功，故可治阴寒内盛所致的痛经、畏寒喜温之症。

2.吴萸茴桂散（《生活百事通》）

药物组成：肉桂10克，吴茱萸20克，茴香20克。

使用方法：上药共研细末，用白酒适量，炒热，趁热（以不烫皮肤为度）敷于脐部，然后用胶布固定，每月行经前敷8日即效。

方义解释：方用肉桂、吴茱萸、茴香温肾暖肝，散寒止痛，故可治寒湿痛经。

3.乳没散（《穴位贴药与熨洗浸疗法》）

药物组成：乳香、没药各等份。

使用方法：上二药研细末，水调为药饼贴脐，用胶布固定。

方义解释： 方用乳香、没药活血调经止痛，故可治瘀阻痛经。

4. 痛经方（《上海中医药杂志》）

药物组成： 全当归、大川芎、制香附、赤芍、桃仁各9克，延胡索、上肉桂各12克，生蒲黄9克，琥珀末1.5克。

使用方法： 上药共研为细末备用。在经前1~2天或行经时取8克，用30%乙醇调和，湿敷于脐部，外衬护创胶或用纱布、橡皮膏固定，每日换1次（也可换2次），连敷3~4日为1个疗程。

方义解释： 方中当归、川芎、赤芍、桃仁、蒲黄、琥珀活血通经；香附、延胡索疏肝理气，调经止痛；肉桂温通经脉，散寒止痛。诸药合而用之有活血行气、调经止痛之功，故可治气滞血瘀所致的痛经。

5. 调经止痛散（《脐疗》）

药物组成： 炮姜10克，山楂20克，元胡6克。

使用方法： 上药共研末备用。每次取药末6克，用黄酒调为糊状，敷脐部，外用纱布固定，每日换药1次。

方义解释： 方中山楂、元胡活血化瘀，行气止痛；炮姜温经止痛。诸药合用有温经活血、理气止痛之功，寒散瘀消，经脉畅通，则诸症皆愈，故可治妇人宫寒、月经不调、痛经、腰酸怕冷之症。

6. 痛经灵（《浙江中医学院学报》）

药物组成： 当归、吴茱萸、乳香、没药、肉桂、细辛各50克，樟脑3克。

使用方法： 先将当归、吴茱萸、肉桂、细辛水煎2次，煎液浓缩为糊状，混入适量的乳香、没药液（溶于95%乙醇），烘干后研细末，加樟脑备用。月经前8天取药粉5克，用黄酒调为糊状，外敷脐部，用胶布固定，药干则调换1次药，月经3天后取下，每月1次，连续使用，治愈为止。

方义解释： 方中当归、乳香、没药活血调经，化瘀止痛；肉桂、细辛温阳散寒；吴茱萸疏肝止痛；樟脑通窍行滞。诸药综合具有活血调经、散寒止痛之功，故可治寒凝气滞所致的痛经、经行不畅、经色紫暗或夹有血块。

7. 痛经脐敷剂（《浙江中医杂志》）

药物组成： 山楂、葛根、乳香、没药、穿山甲、川朴各 100 克，白芍 150 克，甘草、桂枝各 30 克，细辛挥发油、鸡矢藤挥发油各适量。

使用方法： 上药（除挥发油外）九味，共研细末，加入细辛挥发油、鸡矢藤挥发油各 8 克，冰片 6 克，混匀密贮备用。于月经前 3~5 天，取药剂 0.2~0.25 克，用醋或姜汁或酒调糊，敷于脐部，经后第三天去药。

方义解释： 方中山楂、乳香、没药、穿山甲、鸡血藤为活血通经止痛之品；川朴温通行气止痛；葛根散郁火；芍药、甘草缓急止痛；桂枝、甘草温通经脉。诸药合用具有通经止痛之功；血脉畅通，通则不痛矣。故可治胞宫瘀滞所致的经期腹痛，月经中夹有瘀块，排出后痛可减轻，舌质紫暗、脉沉涩等症。

8. 三七酒（民间验方）

药物组成： 三七、黄酒各适量。

使用方法： 三七粉（或三七研末），黄酒调匀，稍温热外敷脐腹。

方义解释： 三七苦甘而温，入血分而有活血祛瘀、止血作用，尤其长于止痛，凡瘀血阻滞、痛经、崩漏等症，均可应用，加以黄酒，则酒行药势，更助活血之功。

9. 芎归散（《敷脐疗法》）

药物组成： 当归、川芎各等份。

使用方法： 上药二味，共研为散，每用少许，炒热熨脐部。热气透入，血下痛止。

方义解释： 归芎散又名佛手散，功能为活血调经止痛，为妇科病常用基础方。本方不但治痛经，而且胎前、产后诸病，俱可用之。

10. 痛经膏（《民间敷灸》）

药物组成： 山楂 100 克，葛根 100 克，乳香 100 克，没药 100 克，穿山甲 100 克，川朴 100 克，白芍 150 克，甘草 30 克，桂枝 30 克。

使用方法： 先将山楂、葛根、白芍、甘草共煎 2 次，煎液浓缩成稠膏，混入溶于适量 95% 乙醇的乳香、没药，烘干后与穿山甲、川朴、桂枝共研细末，再加适量的细辛挥发油、鸡血藤挥发油和冰片充分混合，过 100 目筛，贮瓶。于经前4天取上药0.5克，用食醋或姜汁或酒调糊，分别敷于神阙和关元穴，外敷纱布，用胶布固定，待经痛止或经期第8天去药。

方义解释：方用山楂、乳香、没药、穿山甲活血化瘀通经止痛为主；辅以白芍、甘草缓和拘急；桂枝、川朴温经理气，加强止痛之效；葛根散郁。诸药合用具有活血通经止痛之功，故可治胞宫瘀阻所致的经期小腹冷痛，得热稍减，经少色暗，苔白、脉沉紧之症。

11. 乌砂二香散（《中医验方》）

药物组成：乌药10克，砂仁5克，木香10克，香附10克，甘草5克。

使用方法：上药研末，药酒调敷脐中，治疗寒性痛经。

方义解释：方用香附疏肝理气、活血调经为主；辅以砂仁、木香行气止痛；乌药祛寒止痛；甘草缓急止痛。诸药合用共奏疏肝调经、活血止痛之效，故可治妇人经期腹痛，遇寒则甚，经行不畅，乳房胸胁胀痛，脉弦。

12. 葱姜熨（《脐疗》）

药物组成：食盐、葱白各250克，生姜125克。

使用方法：上药共炒热，装布袋中温烫脐部及下腹部，凉后再炒再熨。每次熨20~30分钟，每日1~2次。

方义解释：葱白、生姜辛温通阳，散寒止痛；食盐暖脏止痛。三药合用共奏祛寒通脉止痛之功，故可治寒凝痛经、喜温畏寒者。

13. 益桂膏（《中国膏药学》）

药物组成：益母草9克，桂枝6克，茯苓9克，白术、当归、泽泻、香附各6克，川芎、元胡各4.5克，香油150毫升，黄丹120克。

使用方法：上药用香油炸枯去渣，加入黄丹收膏，摊于牛皮纸上备用。每次取1帖膏药，贴脐部或关元穴上。

方义解释：方中以益母草活血调经，配桂枝温经散寒为主要部分；配以当归、川芎增强其活血调经之力；更以香附、元胡、活血理气止痛，故本方具有较强的调经止痛作用。再加白术、茯苓健脾益气血；泽泻泄热。诸药合用具有治血调经之功，故可治月经期腹痛、经后小腹隐痛、舌淡、脉细之症。

14. 痛经散（《脐疗》）

药物组成： 白芷、五灵脂、青盐各6克。

使用方法： 上药共研末，每次取药末3克，填于脐中，上盖姜片，用艾炷灸之，以自觉脐腹内有温暖感为度，隔日1次。

方义解释： 方中五灵脂化瘀止痛；白芷、青盐散寒止痛。三药合用有化瘀通经、散寒止痛之功，故可治胞宫寒凝瘀滞所致的经期腹痛，拒按、喜温、肢冷。

15. 炮姜甘草散（《敷脐疗法》）

药物组成： 炮姜、炙甘草各适量。

使用方法： 上药共研为散，炒热敷脐部。

方义解释： 此方用炮姜温经祛寒，甘草缓急止痛，实由干姜甘草汤改变而成，具有良好的温经止痛功效，可经常服用。如加艾叶、当归，收效更佳。

16. 失笑散（《敷脐疗法》）

药物组成： 失笑散（蒲黄、五灵脂研粉）。

使用方法： 将上药敷于脐腹部，外用热水袋温熨之。

方义解释： 本方由蒲黄、五灵脂研粉合成。二药俱有活血行瘀止痛之功，凡经闭腹痛或经行腹痛，用之每多痛止。本方有破涕而笑之力，故以失笑散名之。

17. 细辛末（《中级医刊》）

药物组成： 细辛适量。

使用方法： 上药研细末，敷脐部。

方义解释： 方用细辛温里通脉，散寒止痛，故可治痛经喜温热之症。

18. 茴香外敷散（《云南中医杂志》）

药物组成： 香白芷4克，小茴香40克，当归50克，肉桂30克，细辛30克，红花40克，延胡索35克，益母草60克。

使用方法： 先将白芷、小茴香、当归、细辛、肉桂、红花、延胡索、益母草共水煎两次，煎液浓缩成稠膏状、混入溶于适量95%乙醇的乳香、没药液，烘干后研细末加樟脑备用。每次取 9 克 1 包，用黄酒数滴，拌成糊状，外敷脐中。用护伤膏固定，药干则调换 1 次，一般连敷 3~6 次即可病愈。

方义解释： 方中当归、红花、益母草、延胡索活血调经；小茴香、肉桂、细辛、白芷散寒止痛。诸药合用共奏活血调经、散寒止痛之功，故可治寒凝血瘀所致的痛经。

19. 灵脂痛经散（《中医外治法集要》）

药物组成： 白芷 8 克，五灵脂 15 克，炒蒲黄 10 克，盐 5 克。

使用方法： 上药共研为细末，于经前 5~7 天，取药末 3 克，纳脐内，上置生姜片，用艾炷灸 2~8 壮，以脐内有热感为度。然后，药末用胶布固定，月经过去停止。

方义解释： 方中五灵脂、蒲黄活血祛瘀；白芷、盐温里止痛。诸药合用具有活血祛瘀、散寒止痛之功，故可治寒凝瘀阻所致的痛经。

20. 寒痛膏（《上海中医药杂志》）

药物组成： 乌药、砂仁、木香、元胡、香附、甘草各适量。

使用方法： 上药研细末，酒调成膏状，敷脐。

方义解释： 方中乌药温肾散寒；木香、元胡、香附疏肝理气，调经止痛；砂仁疏利气机；甘草缓急止痛。诸药综合具有温肾止痛、疏肝调经之功，故可治寒凝气滞所致的痛经。

21. 温经行气散（《福建中医药》）

药物组成： 肉桂 8 克，吴茱萸 6 克，当归 9 克，干姜 6 克，艾叶 6 克，元胡 9 克，沉香 8 克，香附 6 克，小茴香 6 克，偏于血瘀者加蒲黄 9 克，五灵脂 9 克。

使用方法： 上药共研细末，装入双层纱布袋中，敷脐，用绷带固定，另用热水袋置药上温之，1 日 3 次，每次 30 分钟。

方义解释： 方中肉桂、吴茱萸、沉香、干姜、小茴香、艾叶温里祛寒，通脉止痛；当归、香附、延胡索活血调经，疏肝理气；蒲黄、五灵脂活血散瘀。诸药合用具有活血行气、祛寒调经之功，故可治胞宫寒冷、脉络瘀阻所致的痛经。

第三节 经行吐衄

栀柏丹郁饼（《穴敷疗法聚方镜》）

药物组成：黄柏、丹皮、山栀子、广郁金各 15 克，大蒜适量。

使用方法：上药共捣烂作饼状，贴敷肚脐部及脚心涌泉穴。

方义解释：方中黄柏、丹皮、山栀、广郁金清热泻火，凉血止血；大蒜既能治血，又能制约其他药物寒凉太过。诸药合用具有凉血止血之功，故可治血热妄行所致的经行吐衄病。

第四节 崩 漏

1. 益脾止漏散（《敷脐妙法治百病》）

药物组成：党参、白术、黑炮姜、乌贼骨各 15 克，甘草 6 克。

使用方法：上药共为细末，醋调如泥，敷于肚脐部，用纱布覆盖，以胶布固定，每日换药 1 次。

方义解释：方中党参、白术、甘草益气健脾；炮姜温经止痛；乌贼骨收敛止血。诸药配伍同用具有益气健脾止血之功，适用于脾虚崩漏，症见阴道出血淋漓不断、色淡质稀、面色苍白、气短乏力、纳呆便溏、舌淡边有齿印、脉细。

2. 益智沙苑散（《敷脐妙法治百病》）

药物组成：益智仁、沙苑子各 30 克，艾叶 6 克。

使用方法：上药共研为细末，醋调如泥，敷于肚脐部，用纱布覆盖，以胶布固定，每日换药 4 次。

方义解释：方中益智仁补肾阳而固下，沙苑子补肾涩精；配艾叶温经止血。三药同用具有补肾助阳、固崩止漏之功，适用于肾阳不足、肾气不固所致的崩漏，症见阴道出血、淋漓不断、色淡质稀、腰膝酸软、畏寒肢冷、舌淡苔白、脉沉细者。

3. 热崩糊（《敷脐妙法治百病》）

药物组成： 生地黄、地骨皮各 15 克，黄芩、黑栀子、炙龟板、煅牡蛎各 12 克，丹皮 10 克。

使用方法： 上药共研细末，醋调如泥，敷于肚脐部，用纱布覆盖，以胶布固定，每日换药 4 次。

方义解释： 方中丹皮、栀子、地骨皮、黄芩清热泻火；配生地黄凉血；龟板养阴止血；煅牡蛎收敛止血。诸药合用具有清热凉血止血之功，适用于崩漏症属血热，见出血量多、色深红、面赤口干、舌红少苔或苔黄、脉数等症。

4. 化瘀止消散（《敷脐妙法治百病》）

药物组成： 当归、川芎、肉桂、炙甘草各 15 克，蒲黄、乳香、没药、五灵脂各 7.5 克，赤芍 3 克，益母草 10 克，血竭 15 克（另研）。

使用方法： 上药（除血竭外）共研为细末，贮瓶备用。血竭另研备用。临用时取药末适量（20~30 克），与血竭 0.5 克混合拌匀，加入热酒调和成厚膏，将药膏贴在患者脐孔上，外以纱布覆盖，用胶布固定，每日换药 1 次，至出血干净方可停药。

方义解释： 方中五灵脂、蒲黄、血竭祛瘀止血，为主药；配乳香、没药活血止痛，当归、赤芍、川芎、益母草活血调经，肉桂温经通脉，炙甘草调中。诸药配合同用，具有祛瘀止血、活血调经作用，适用于崩漏症属血瘀，淋漓不断夹有瘀块、小腹疼痛拒按、腹中或有包块者。

第五节 闭 经

1. 蜣螂威灵丸（《中医外治法》）

药物组成： 蜣螂 1 条，威灵仙 10 克。

使用方法： 上药烘干，共研细末，或用酒调为丸。纳脐，以膏药盖贴，约 1 小时后去药。

方义解释： 方用蛴螬活血破瘀为主，辅以威灵仙通经活络。二药合用共奏祛瘀通经之功，故可治瘀阻型闭经。

2. 经闭饼（《脐疗》）

药物组成： 白胡椒、黄丹、火硝各 9 克。

使用方法： 上药共研细末，水调做成 8 个药饼备用。将脐部洗净，取 1 个药饼贴脐部，再用热水壶置药饼上熨之，连用 2~3 次。

方义解释： 方中火硝、黄丹推陈致新，破瘀通经；白胡椒温里祛寒。诸药合用具有祛瘀通经之功，故可治瘀滞闭经，见数月不行、小腹胀痛、舌有瘀斑、脉沉涩者。

3. 绿矾散（《脐疗》）

药物组成： 绿矾 15 克。

使用方法： 将绿矾炒热，待温贴脐。

方义解释： 绿矾破血逐瘀，其效神速，故单味即可治瘀阻闭经、舌暗脉涩者。

4. 通经山楂膏（《脐疗》）

药物组成： 山楂（鲜品）10 枚，赤芍 3 克，生姜 15 克。

使用方法： 上药共捣烂如泥，放锅中炒热熨脐部。每次熨 30 分钟，每日 1 次，连用 3~5 次。

方义解释： 方中山楂、赤芍活血散瘀；生姜散寒止痛。诸药合用有温经通脉之功，故可治寒凝瘀阻所致的闭经、少腹冷痛之症。

5. 通经散（《中医脐疗大全》）

药物组成： 五灵脂、生蒲黄各 30 克，桃仁、大黄、生乳香、生没药各 15 克，麝香少许。

使用方法： 除麝香外，余药共研细末，贮装备用。麝香先放脐内，用面粉水调饼围脐 1 周，填满药物，上置生姜或槐树白皮 1 块，用艾炷灸之，1 岁 1 壮，1~3 日 1 次。

方义解释： 方中五灵脂、蒲黄、桃仁、乳香、没药、大黄、麝香均有活血祛瘀之功，麝香走窜力甚强而通行十二经脉，开闭通窍，故本方力捷效佳，可治胞脉瘀阻所致的闭经。

第六节 带 下

1. 补益止带熨（《敷脐妙法治百病》）

药物组成： 党参 10 克，白术 10 克，甘草 8 克，炮姜 9 克，炮附子 9 克，补骨脂 10 克。

使用方法： 上药共研为细末，用米醋适量炒热，装布袋内敷于肚脐，冷后再炒，再敷，每日 1~2 次，每次 30 分钟，7 日为 1 个疗程。

方义解释： 方中党参、白术、甘草益气补脾；补骨脂补肾涩精止带；炮姜、附子散寒温阳。诸药配伍同用，具有补脾肾、固冲任而止带之功，适用于脾肾阳虚、带下量多、绵绵不绝、如涕如唾、色白无臭、腰腹冷痛、纳少便溏、神疲倦怠、面色萎黄或苍白、舌淡苔白、脉缓弱等症。

2. 益脾止带饼（《敷脐妙法治百病》）

药物组成： 醋炙白鸡冠花 8 克，酒炒红花 8 克，荷叶 3 克，白术 3 克，茯苓 3 克，净黄土（用灶心土）30 克，车前子 15 克，白酒适量。

使用方法： 先将净黄土入锅内炒至黑褐色，继之将诸药研碎成粉末并倒入黄土中同炒片刻，旋以白酒适量注入烹之，待半干时取出，做成 1 个药饼敷脐。

方义解释： 方中白术、茯苓健脾燥湿而止带；配荷叶升脾阳止带下；车前子利湿浊止带下；鸡冠花、灶心土、炒红花收敛固涩而止带。诸药配合，有较好的利湿止带作用。本方适用于脾虚湿盛，见带下量多、色白质黏、神疲乏力、胸脘痞闷、纳少便溏，或见形体肥胖、苔白腻、脉弦滑等症。

3. 盐艾熨（《理瀹骈文》）

药物组成： 盐 100 克，艾绒 30 克。

使用方法： 上二药同炒热，熨脐部，每次熨 30 分钟。

方义解释： 盐暖脏祛寒；艾通经脉，运气血。二药合用有暖宫止带之功，故可治带下清稀如水、少腹冷痛。

4. 鸡冠散（《理瀹骈文》）

药物组成：醋炙鸡冠花、酒炒红花、荷叶灰、白术、茯苓、陈壁土、车前子各 8 克。

使用方法：上药七味，共研为散，用黄酒或米汤调糊，敷于脐部。

方义解释：方中鸡冠花、茯苓、车前子清利湿热；白术、荷叶健脾升清阳；红花活血行瘀；陈壁土收湿止带。本方适用于脾胃虚弱而有湿热下注、白带多者。

5. 赤白浊丹（《理瀹骈文》）

药物组成：椿根白皮 100 克，干姜、白芍药、黄柏各 30 克。

使用方法：上药四味，油熬去渣，以黄丹收膏，摊贴脐部。

方义解释：方中椿根白皮清湿热，并能收涩止带浊；黄柏苦寒泻火；芍药和里缓急；干姜温中为反佐。本方适用于湿热下注、小腹急痛、赤白带浊之症。

6. 带下外敷法（《民间敷灸》）

药物组成：丁香 8 克，广香 3 克，吴茱萸 4.5 克，肉桂 5 克。

使用方法：上药研末敷脐，两日换 1 次。

方义解释：方中吴茱萸、肉桂、丁香温化寒湿，制止带下；配以广香温里，以助其祛除寒凝，故可治带下色白，见量多清稀、便溏薄、舌淡苔薄、脉沉迟。

7. 芡实螵蛸散（《生活百事通》）

药物组成：芡实 30 克，桑螵蛸 30 克，白芷 20 克。

使用方法：上药共研细末，用米醋调成糊状，取适量敷于脐部，用胶布固定，每日更换 1 次，连用 5~7 日。

方义解释：方中芡实、桑螵蛸益肾固精，祛湿止带为主，辅以白芷燥湿止带。三药合用具有较强的补肾固精、燥湿止带之功，故可治肾气不固所致的带下稀薄之症。

8. 益气止带散（《国医论坛》）

药物组成：党参 12 克，白术 12 克，炙甘草 10 克，干姜 6 克。

使用方法： 上药共研细末，敷脐中，用胶布固定，3 日换药 1 次。

方义解释： 方中党参、炙甘草补中益气；白术、干姜温中健脾。四药合用有益气健脾、温中化湿之功，故可治脾虚带下之症。

9. 化湿止带饼（《敷脐妙法治百病》）

药物组成： 醋炒白鸡冠花 8 克，土炒白术 3 克，茯苓 8 克，红花 3 克，荷叶炭 3 克，陈壁土 30 克，黄柏 3 克，虎杖 8 克，白酒适量。

使用方法： 首先将陈壁土放入锅内炒成褐色，然后将余药七味共研成细末，再把药末放入炒过的陈壁土中同炒片刻，旋以白酒适量倒入烹之，待半干时取出，捏成 1 个药饼敷脐。

方义解释： 方中黄柏苦寒清热，除下焦湿热，为主药；配虎杖助其清热利湿之功；再配鸡冠花、荷叶炭、陈壁土等加强收涩止带之力；又伍白术、茯苓健脾而运化水湿。本方适用于脾虚湿热，见带下量多、色黄稠、有臭味、神疲倦怠、纳少便溏、腹胀足肿、阴痒灼热、尿短色黄、舌红、苔黄厚腻、脉滑数等症。

10. 芡实螵蛸糊（《敷脐妙法治百病》）

药物组成： 芡实 30 克，桑螵蛸 30 克，白芷 20 克。

使用方法： 上药共研为细末，用米醋调成糊状，取适量敷于脐部，用胶布固定，每日更换 1 次，连用 5~7 日为 1 个疗程。

方义解释： 方用芡实健脾益肾、固精止带，为君，配以桑螵蛸益肾收敛止带，白芷苦温燥湿止带。诸药配合同用，有补肾止带之功。本方适用于肾虚带下，见带下量多、色白质清稀如水、有冷感、腰膝酸软、小腹不温，或畏寒、大便溏、尿频清长，或夜尿增多、苔白、脉沉迟。

11. 加味益气止带散（《河南中医》）

药物组成： 党参 12 克，炒白术 15 克，干姜 10 克，炙甘草 3 克，炮附子片 10 克，补骨脂 12 克。

使用方法： 上药共研细末，贮备。用时取适量敷脐，用胶布固定，5 日换药 1 次。

方义解释： 方中补骨脂、炮附子温暖脾肾，固精止带；党参、炙甘草、炒白术益气健脾；干姜温化寒湿。诸药合用具有温补脾肾、祛湿止带之功，故可治脾肾两亏所致的寒湿带下。

12. 二香散（《湖南中医杂志》）

药物组成：丁香 8 克，木香 8 克，吴茱萸 4.5 克，肉桂 1.5 克．

使用方法：上药共研细末，敷脐部。

方义解释：方中吴茱萸、肉桂温脾肾，逐寒湿，止带下，为主药；辅以丁香温肾阳；木香温脾土。诸药合而用之有温脾肾、止带下之功，故可治脾肾虚寒、带下清稀之症。

第七节　妊　娠　呕　吐

1. 姜夏止呕散（《敷脐妙法治百病》）

药物组成：丁香 15 克，半夏 20 克，白术 15 克，党参 15 克，生姜 30 克。

使用方法：将上药前四味共研为细末，生姜 30 克煎浓汁，调药末为糊状，取适量涂于脐部，用胶布固定，连敷 1~3 日。

方义解释：方中党参、白术益气健脾；半夏、生姜、丁香降逆止呕。诸药配合，具有健脾止呕之功。妊娠恶阻，症属脾胃虚寒，见呕恶厌食或食后即吐、神疲思睡、四肢倦怠、畏寒怕冷、舌淡苔白、脉细者。

2. 半夏砂蔻糊（《敷脐妙法治百病》）

药物组成：半夏 15 克，砂仁 8 克，白蔻仁 3 克，生姜汁 1 小杯。

使用方法：将上药前三味碾成细末，以姜汁调和药末如稠糊状备用。先用生姜片擦患者脐孔，使其发热，再取药糊涂敷于脐孔上，外以纱布覆盖，用胶布固定。每日涂药 3~5 次，干后再涂，频换频涂药，疗效颇佳。

方义解释：方中砂仁、白蔻仁化湿行气，安胎止呕；半夏、生姜汁和胃降逆，化痰止呕。诸药配合，适用于妊娠恶阻，症属痰湿气滞，呕吐痰涎、胸闷纳呆、四肢疲乏、舌胖苔白或白腻、脉滑者。

3. 恶阻膏（《敷脐妙法治百病》）

药物组成：刀豆子 5 个，白豆蔻 3 克，生姜汁、生紫苏叶汁、生萝卜汁各 1 杯。

使用方法： 先将刀豆子、白豆蔻共碾碎成细末，再取姜汁、紫苏叶汁、萝卜汁与药末拌和调匀，捣成厚膏状，敷脐。

方义解释： 方中刀豆子、姜汁、紫苏降逆和中止呕；白豆蔻化湿行气止呕；萝卜汁行气宽中。诸药合用，止呕力强，适用于妊娠恶阻、气滞气逆、呕吐不休、恶心厌食、甚则进食难下者。

4. 连萸止呕膏（《敷脐妙法治百病》）

药物组成： 黄连 12 克，吴茱萸 6 克，紫苏叶汁 1 小杯，刀豆子 5 个。

使用方法： 将黄连、吴茱萸、刀豆子共研细末，再取紫苏叶汁与药末拌和调匀，调成厚膏状，备用。用时取药膏适量，将患者脐部洗净，贴敷膏药于脐孔上，外以纱布覆盖，用胶布固定。每日换药 2~3 次，直至病愈为止。

方义解释： 方中黄连清胃降逆止呕，吴茱萸疏肝下气止呕，为主药；配以刀豆子、紫苏增强其降逆止呕之功。本方适用于妊娠恶阻，症属肝火犯胃，见呕吐酸水或苦水、食入即吐、胸胁胀痛、烦渴口苦、便干尿黄、舌红苔黄、脉数者。

5. 生姜刀豆骨（民间验方）

药物组成： 鲜生姜汁 1 小杯，刀豆壳（烧灰存性）10 克，米醋适量。

使用方法： 将刀豆壳烧灰研为细末，将姜汁加入刀豆壳灰中调和，掺入适量米醋制成膏备用。用时取药膏如红枣大 1 块，贴于患者脐孔上，盖以纱布、胶布固定。每日贴膏 1~3 次。

方义解释： 本方具有和胃降逆、行气止呕之功，适用于妊娠呕吐，症情不甚严重、兼症不甚明显者。

第八节　妊娠期小便不利

1. 通尿膏（《产鉴》）

药物组成： 冬葵子、滑石、栀子各 8 克。

使用方法： 上药共研末，和田螺肉 9 克共捣烂如膏，或用生葱汁将药粉调膏，贴脐中立通。

方义解释：冬葵子、滑石药性滑利，能清热利尿通淋；栀子清利湿热。诸药合用具有清利湿热、利尿通淋之功，故可治妊娠期小便不通之症。

2. 子淋膏（《穴位贴药疗法》）

药物组成：滑石 120 克。

使用方法：上药研为细末备用。每次取滑石粉 30 克，水调为糊，敷于脐部，上盖纱布、胶布固定，干后再换。

方义解释：方中滑石性寒滑利，有清利膀胱、利尿通淋之功，故可治妊娠期小便频数而短、排尿时艰涩不利、尿色黄赤、且有心烦口渴者。

3. 升麻参术膏（《敷脐妙法治百病》）

药物组成：党参、白术各 15 克，升麻 20 克，葱白适量。

使用方法：将前三味药研为细末备用。用时取适量与葱白共捣为厚膏状，贴敷于患者脐孔上，外以纱布覆盖，用胶布固定。隔 12 小时换药 1 次，通常敷药 2~3 次小便便通下。

方义解释：方用党参、白术益气健脾，配升麻以补气升阳，葱白通阳利水。诸药配用具有益气通阳利水之功。本方适用于妊娠气虚，症见小便不通、面色苍白、眩晕气短、神疲纳呆、舌淡脉弱等。

4. 滑石葵栀膏（《中医验方》）

药物组成：冬葵子、滑石、栀子各等份，葱汁 1 小杯。

使用方法：将前三味药共研为细末，用时取适量葱汁调成厚膏状，贴脐中穴，用纱布覆盖，以胶布固定。每日换药 2 次，小便立通。

方义解释：方中冬葵子、滑石性寒滑利，利水通淋，用为要药；栀子苦寒通泄，清湿热之邪曲曲下行，从小便而除；葱汁通阳助利小便之功。本方适用于妊娠湿热内蕴、小便不通、小腹胀痛、坐卧不宁、胸闷口苦、舌质红、苔黄腻、脉滑数等症。

5. 子淋方（《中医交流验方汇集》）

药物组成：花椒（炒）15 克，食盐（炒）15 克，葱白（炒）8 根。

使用方法：上药研末，贴敷脐中，至小便利后取去。

方义解释：花椒辛香性温，葱白通阳化气而能利水，食盐引入肾经。

三药合用，有散寒通阳利水之功，故可用治孕妇小便不利、腹胀者。但本方性温，候小便利后当即停用，以免损伤胎气。

6. 甘遂散（《理瀹骈文》）

药物组成： 甘遂 10 克，甘草 15 克。

使用方法： 先将甘遂研末，敷于脐部，再将甘草含于口中。

方义解释： 甘遂为逐水药，甘草甘缓益气，二药相反，处方应用，却有相成之功。此方专治孕妇转胞小便不利者。

7. 清心止淋膏（《敷脐妙法治百病》）

药物组成： 栀子 10 克，鲜生地黄 15 克，鲜麦冬 15 克，玄参 15 克，大蒜适量，盐少许。

使用方法： 上药捣烂如膏状，用时取适量贴脐，外用纱布覆盖，用胶布固定。每日换药 2 次，贴至病愈为止。

方义解释： 孕后阴血下聚以养胎而失于上承，心火失济则阳亢，心火偏亢移热于小肠。方用生地黄、玄参、麦冬滋阴生津，栀子清泄心火。合而用之使邪热去，阴液复而淋症除。本方适用于妊娠淋证属心火偏亢，见小便频数、艰涩色黄、小腹拘急、面赤心烦、口舌生疮、舌尖红、苔黄而干、脉细数者。

第九节　妊　娠　水　肿

1. 益脾消肿膏（《敷脐妙法治百病》）

药物组成： 白术、茯苓各 30 克，砂仁、陈皮各 15 克，葱白、鲜生姜各适量。

使用方法： 将前四味药共研为细末，每次取药末 5 克，生姜 5 片，葱白 8 根，共捣成膏状备用。用时膏药加凉开水适量，调如糊状，将药糊敷在孕妇肚脐上，外以纱布覆盖，用胶布固定。每日换药 2~3 次，直至病愈为止。

方义解释： 方中白术、茯苓健脾利水；配以砂仁、陈皮行气健脾，使气行而水行；再佐葱白、生姜，取其温散通阳之功。本方适用于妊娠脾虚水肿，症见面色㿠白、神疲懒言、食少便溏、小便短少、舌胖、苔白腻、脉缓滑无力。

第十节　胎萎不长

1. 补胎散（《敷脐妙法治百病》）

药物组成：党参、白术、当归、枸杞子、白芍、黄芪各 30 克，甘草 10 克。

使用方法：上药共为细末，水调涂敷于脐上，每日换药 1 次，直至病愈。

方义解释：方中党参、黄芪、白术、甘草益气健脾；配当归、白芍、枸杞子补血益精。诸药配伍合用，气血双补。本方适用于气血不足，胎萎不长，症见妊娠 5~6 个月，胎儿虽存活，但腹形明显小于正常月份、面色萎黄或苍白、头晕气短、疲倦懒言、舌淡、苔少、脉细弱无力。

2. 益肾补胎散（《敷脐妙法治百病》）

药物组成：杜仲、补骨脂各 30 克，菟丝子 15 克，枸杞子 20 克。

使用方法：上药共研为细末，水调涂敷于脐上，每日换药 1 次，直至病愈。

方义解释：方用杜仲、补骨脂补肾助阳；菟丝子、枸杞子平补肝肾，固补冲任。诸药共用成为补肾养胎之剂，适用于肾虚胎萎不长，症见妊娠 4~6 个月，胎儿不长，腹形明显小于正常月份、头晕耳鸣、腰膝酸软、舌淡苔白、脉沉细者。

第十一节　流　产

1. 苎麻根糊（《常见病验方研究参考资料》）

药物组成：白苎麻根内皮适量。

012。。。。。。。。。。。。。

。。。。。

使用方法：上药捣烂，敷脐部，胎安后即去药。

方义解释：白苎麻根有清热安胎、凉血止血之功，故可治妇女胎动不安、阴道流血之症。

2. 千金保胎膏（《中医外治法集要》）

药物组成：当归300克，白芍150克，熟地黄240克，甘草90克，黄芪150克，白术180克，续断180克，肉苁蓉150克，木香30克，黄芩300克，益母草300克，龙骨90克。

使用方法：除龙骨研为细粉单放外，其余各药浸入植物油内3~5天，再炸枯去渣，过滤沉淀，然后入锅内熬至滴水成珠时，下黄丹、龙骨收膏。用时摊在布上，敷神阙穴。

方义解释：方用白术、黄芩、续断益气养血，清热安胎，为主药；辅以当归、白芍补血；熟地黄、肉苁蓉益精；黄芪、甘草补中益气；益母草活血调经；龙骨收敛宁神。诸药合而用之具有益气养血、补肾固胎之功，故可治妊娠虚弱、气血不足引起的胎元不固、屡经小产者。

3. 罩胎饮（《理瀹骈文》）

药物组成：人参15克，当归8克，白术6克，川芎8克，黄芩6克，防风3克，陈皮1.5克，荆芥6克，生甘草8克，紫草茸6克，赤芍、柴胡、白芷、葛根、砂仁各15克，糯米1撮，阿胶6克。

使用方法：上药十七味煎汤敷于脐部。

方义解释：方中人参、白术、砂仁、糯米补气健脾，养胃安胎；当归、阿胶养血安胎，这是扶正部分。赤芍、紫草凉血解毒；黄芩清热安胎；荆芥、防风、白芷去风邪；柴胡、葛根升清透邪外达，这是祛邪部分。川芎配白芷能加强止痛作用，配当归即芎归散。原书又云："大热加郁金一钱，荷蒂一钱，野麻根三钱，甜瓜蒂一枚。"这样可加强清热安胎力量。

4. 伏龙肝散（《本草纲目》引《伤寒类要》方）

药物组成：伏龙肝如鸡子许。

使用方法：上药研为散，水调服之；再用一份，以水调成糊状涂于脐部，干后再调上。

方义解释：本方用伏龙肝即灶心黄土一味，取其安胎降逆作用。一方加井底泥以清热安胎，治妊娠热病既防流胎。一方加适量之青黛，也以清热保胎立义。另外，灶心土加酒既可以安胎降逆治恶阻，又能治难产；灶心土加醋治疗胞衣不下等，也可参考.

第十二节　难　产

1. 难产仙方（《串雅外编》）

药物组成：蓖麻子仁 70 个，麝香 1 克。

使用方法：上药共捣烂如泥，用绢帛包之敷于脐部，再用布包扎紧，即时产下，如倒生者，让接生者把胎儿送进，片时即顺下。

　　方义解释：蓖麻仁开通诸窍关格以下胞胎；麝香走窜通络以催产下胎。二药合用则有较强的下胎利窍作用，故可治难产或胞衣不下。

2. 如神丹（《串雅外编》）

药物组成：巴豆 8 粒（去壳），蓖麻子仁 30 粒，麝香 0.03 克。

使用方法：上药共捣烂做成 1 个药饼，将药饼贴脐上即产。胎儿产下去药饼。

　　方义解释：方中巴豆峻急通滞攻下，蓖麻仁通窍下胎，麝香催产下胎。三药合用有祛瘀通络、催产下胎之功，故可治难产。

3. 灶土熨脐法（民间验方）

药物组成：灶心土（伏龙肝）1 碗，白酒适量，食盐 1 撮，开水适量。

使用方法：将灶心土 1 碗研为细末，入锅内炒热，加白酒适量烹之，取出用厚毛巾包裹制成 1 个熨袋敷脐部，再将食盐用温开水熔化调制成溶液，贮备候用。

　　方义解释：灶心土性温而能暖宫助产，配白酒、食盐则其力更宏，故适用于横生逆产，胎儿手或足先出者。

4. 麝香龟麻膏（《中医外治法集要》）

药物组成：醋炙龟板 8 克，麝香 0.3 克，火麻仁 8 克.

使用方法：上药共研末，麻油调成糊状，敷肚脐及丹田，外用敷料及胶布固定。

方义解释： 方中麝香活血通窍，催产下胎；龟板滋肾阴，通任脉，善治难产；火麻仁润燥通窍。诸药合而用之，具有滋阴润燥、催产下胎作用。本方适用于足月顺产、产道正常、宫缩无力之症。

5. 龟壳散（《理瀹骈文》）

药物组成： 龟板 60 克，川芎 30 克，当归 30 克，头发灰 15 克，蝉蜕 7 个，蛇蜕 1 条（烧灰）。

使用方法： 以上诸药共研为末，以葱汁、麻油各半调为糊状，外敷脐部，闭目静卧 1 小时即生。

方义解释： 古代文献中有用龟板治难产之记载，本方用为主药，配头发灰逐瘀通络；川芎、当归活血散滞；蛇蜕、蝉蜕散热定惊。诸药合用具有下胎、定惊之功，故可治难产，或胎死不下、惊悸抽搐之症。

6. 催产散（《产鉴》）

药物组成： 蓖麻子 100 粒，雄黄、朱砂各 45 克，蛇蜕 1 尺长（烧成灰）。

使用方法： 上药共研为末，和为丸，如弹子大，临产时先用川椒汤淋脐下，拭干，取一丸药填脐内，外用纱布包扎，头产出时即去药。

方义解释： 方中蓖麻子通窍下胎；雄黄、朱砂解毒定惊；蛇蜕定惊止痉。诸药合用有下胎、定惊之功，故可治难产，见四肢抽搐者。

7. 催产膏（《敷脐妙法治百病》）

药物组成： 人参、川芎、当归各 15 克，龟板 30 克，头发灰 10 克，蝉蜕 7 个（烧灰），蛇蜕 1 条（烧灰），车前子末 15 克，葱汁、芝麻油各适量。

使用方法： 将前四味药研为细末，加入芝麻油煎熬数滚；再将三种灰药和车前子末加入同煎熬 15~20 分钟，取出冷却；最后加入葱汁拌匀收膏，即可制成膏药备用。用时取药膏 30 克摊于纱布中央，贴敷于患者脐孔上，外以绷布束紧固定。嘱孕妇闭目静卧 1 小时左右，胎儿即可娩出。

方义解释： 方用人参大补元气而助产；当归、川芎、龟板养血滋阴而治难产；蝉蜕、蛇蜕通络助产；头发灰祛瘀助产；车前子性滑利窍而助产。诸药合用，有益气补血、祛瘀助产之功。本方适用于气虚血滞型难产，产时阵痛微弱、宫缩时间短而间隙时间长、久产不下，或下血量多、面色苍白、神疲乏力、舌质淡黯或有瘀斑、脉细涩。

第十三节　死　胎

1. 加味平胃散（《理瀹骈文》）

药物组成： 苍术 6 克，厚朴 6 克，陈皮 4 克，甘草 4 克，朴硝 15 克，桂心 9 克，麝香 0.3 克。

使用方法： 以上诸药共研为末，水调敷脐部。

方义解释： 平胃散有燥湿健脾、行气散满之功，古代方中有治死胎不下之记载。本方再加朴硝味咸入血，能消瘀血通积而治妇人胞胎不下；麝香活血祛瘀，催产下胎；桂心通脉。诸药合用有祛瘀下胎、行气除胀之功，故可治死胎不下、少腹疼痛难忍者。

2. 立圣丹（《理瀹骈文》）

药物组成： 寒水石 120 克（60 克生用，60 克煅赤），朱砂 15 克。

使用方法： 上药共研末备用。每次取药粉 1 克，以水调为糊状，敷脐部。

方义解释： 寒水石性寒走血，软坚消积，通窍除热，故可治难产或死胎不下、身热心烦之症。配朱砂清心火而重镇安神，能使产妇镇静，易于自然分娩。

3. 下死胎糊（《民间敷灸》）

药物组成： 乌药、砂仁、木香、元胡、香附、甘草各 3 克。

使用方法： 将上药共研成末，加适量黄酒调成糊状，贴敷于神阙穴，用纱布覆盖，以胶布固定，每 2 日更换 1 次。

方义解释： 方中乌药、元胡、香附辛温香窜，理气散结，破血通脉，为主要部分；辅以木香、砂仁行气止痛；甘草缓急止痛，调和诸药。本方具有破血积、行气滞之功，故可治妇人胎死腹中，少腹冷痛，舌暗，脉沉涩。

第十四节 胎盘滞留

1. 黑豆熨（《理瀹骈文》）

药物组成： 黑豆 1500 克，醋 2000 克。

使用方法： 将上药放锅中煎数沸，布蘸药汁温熨脐腹。

方义解释： 黑豆活血通经；醋破血除积。二药合用有破血逐瘀之功，故可治胞衣不下。

2. 下胞散（民间验方）

药物组成： 伏龙肝 50 克，甘草 15 克。

使用方法： 先将伏龙肝研末，以醋调如糊状，敷于脐部。再将甘草煎汤服下，10 余分钟胞衣即下。若同时敷关元穴上，疗效更好。

方义解释： 方中伏龙肝主治妇人下血腹痛，甘草调和药性，故本方可治妇人产后胞衣不下，腹痛，出血不止。

3. 伏龙肝散（《产宝》）

药物组成： 伏龙肝 100 克。

使用方法： 上药研末，醋调为糊状，敷脐部。

方义解释： 伏龙肝药性温和，有温经止血之功，故善治妇人产后下血不止者。

第十五节 产后诸病

1. 加减四物汤（《理瀹骈文》）

药物组成： 当归 30 克，川芎 15 克，白术 9 克，酒炒生地黄、肉桂各 6 克，炒芥穗、醋炒香附、醋炒延胡索各 4.5 克。如冒风加天麻、防风；血晕加黑五灵脂、黑芥穗；发热加党参、黄芪、炮姜；心闷加陈皮、枳壳、砂仁；血崩加地榆炭、炒蒲黄、醋炒五灵脂；咳嗽加杏仁、炙桑皮、桔梗；

死血不行加枳实、红花、桃仁；瘀结再加莪术、醋炒三棱；败血不净，往来寒热加柴胡、半夏；食积加山楂、麦芽；脾胃作胀加苍术、厚朴、陈皮、砂仁、枳壳；心神恍惚加麦冬、远志、朱砂；胸中膈塞加吴茱萸；大便秘结加肉苁蓉、熟地黄；小便不通加车前子、木通；虚泻欲脱加五味子、党参、黄芪、枯矾。

使用方法： 以上主药八味，随各见症加味，共研为末，掺麝香膏中，贴气海穴；或醋炒熨，并缚脐。

方义解释： 此方重用当归养血活血为君药；配以川芎为臣药，即芎归汤（一名佛手散），为胎产之基础方。酒炒生地黄凉血养阴；白术健脾；肉桂温经；荆芥止血；香附、延胡索理气血，止疼痛。诸药合用而成产后诸症调治之主方。

2. 百草霜散（《常见病验方研究参考资料》）

药物组成： 百草霜适量。

使用方法： 以热烧酒调匀，涂脐上。

方义解释： 百草霜有较强的止血之功，故可治产后阴道流血不止之症。

3. 参归血竭糊（《敷脐妙法治百病》）

药物组成： 人参、当归各9克，血竭0.5克，黄酒适量。

使用方法： 将前两味药研为细末，以黄酒调成糊状备用。血竭研为极细末，填入脐孔。将药糊覆盖于血竭上，外盖纱布、胶布固定之，2~4小时换药1次。

方义解释： 方中人参大补元气，益气而摄血；当归养血活血，祛瘀以生新；血竭祛瘀止血而标本兼治；少佐黄酒以行药势。综观全方，诸药合用有益气养血、祛瘀止血之功。本方适用于产后瘀血内阻之血晕，见阴道出血量少，小腹阵痛拒按，胸闷喘促，进而不省人事，两手握拳，牙关紧闭，面色及唇、舌紫黯，脉涩等症。

4. 参茸散（《敷脐妙法治百病》）

药物组成： 人参9克，鹿茸0.5克，百草霜9克，童便适量。

使用方法： 将人参、鹿茸分别研为细末，百草霜备用。用时先将鹿茸纳入脐中穴，再将人参、百草霜掺匀，加入童便调成糊状，贴敷于鹿茸上，以纱布覆盖，用胶布固定之。

方义解释： 方中人参大补元气，益气而摄血；鹿茸温肾阳，暖胞官，使上冒之孤阳下潜；百草霜收敛止血；童便引浮阳归元。诸药配伍同用，具有益气回阳、止血敛阴之功。本方适用于产后血虚气脱之血晕，症见头晕目眩，面色苍白，心悸，甚则不省人事，四肢厥冷、冷汗淋漓，舌淡无苔，脉微欲绝者。

5. 化瘀祛露散（《敷脐妙法治百病》）

药物组成： 附子、肉桂、母丁香各 10 克，五灵脂、蒲黄、萱草根各 15 克，黄酒适量。

使用方法： 将上药物混合研为细末，过筛后，装入瓶中密封备用。用时取药末 15~30 克，以黄酒适量煮热，加入药末调和成厚膏，以此膏贴患妇脐孔（神阙穴）和子宫穴，以纱布覆盖，胶布固定之。每 3 日换药 1 次。

方义解释： 方用附子、肉桂、丁香温肾暖宫散寒；配五灵脂、蒲黄、萱草根活血散瘀，止血止痛。诸药配伍同用，适用于产后寒凝血瘀，症见恶露不绝，少腹冷痛，喜热熨，四肢厥冷，舌质紫黯或有瘀点，脉沉紧或沉涩。

6. 益脾祛露散（《敷脐妙法治百病》）

药物组成： 黄芪、党参、白术各 15 克，升麻 10 克，龙骨（飞）10 克，甘草 6 克，米醋适量。

使用方法： 将上药共研为细末，装入瓶中备用。临用时取药末 15~30 克，用米醋调成糊状，贴敷于患妇的脐孔上，外以纱布覆盖、胶布固定。每日换药 1 次，直至病愈为止。

方义解释： 方中黄芪、党参、白术、甘草益气健脾而摄血；配升麻助升清阳；龙骨、米醋收敛固涩。诸药配伍同用具有益气摄血作用，适用于脾不统血，见产后恶露不绝，量多色淡，面色苍白，神疲乏力，小腹空坠，食少便溏，舌淡苔白，脉细弱。

7. 破血通经灸法（《理瀹骈文》）

药物组成： 刘寄奴 60 克，马鞭草 60 克。

使用方法： 上二药任选一种，煎汤熏洗腹部。另一药和艾条灸水分穴、中脘穴、神阙穴，隔盐灸之。忌刺，刺之水尽则死。

方义解释：方中刘寄奴善于消癥下积，马鞭草能破血通经，煎汤熏洗，又加盐灸，有行血散水之功，治产后恶露不下、腹胀水肿者。

8. 艾叶散（《中药大辞典》）

药物组成：陈蕲艾 1000 克，焙干。

使用方法：将艾研末铺脐上，以纱布覆盖，再用热水袋热熨，待口中艾气出，则痛自止。

方义解释：艾叶性温，有暖胞宫、通血脉、止疼痛之功，故可治妇人产后、胞脉受寒所致的少腹冷痛，得热则减，四肢不温，苔白滑，脉沉迟。

9. 失笑散熨脐法（《脐疗》）

药物组成：生蒲黄 10 克，五灵脂 10 克。

使用方法：上药共研粗末，洒酒少许于药上，放锅上炒之令热，装布袋内，趁热熨脐部，每次熨 20 分钟，每日熨 1~2 次。

方义解释：方中五灵脂活血祛瘀而止痛；蒲黄化瘀止血逐寒湿。两药相合，有很强的散瘀止痛作用，故可治产后瘀阻腹痛、恶露不尽、舌有瘀斑、脉涩之症。

10. 补血止痛散（《中医验方》）

药物组成：党参、当归、川芎各 10 克，甘草 6 克，黄酒适量。

使用方法：上药共研为细末，每次 10 克，用适量黄酒调成糊状，贴敷于患者脐部，以纱布覆盖，胶布固定之，每日换药 1 次，直至病愈为止。

方义解释：方用当归养血为主药；配川芎活血通络止痛；再伍党参、甘草益气健脾以助生血；少佐黄酒以行药势。诸药合用，具有养血益气、活血止痛之功。本方适用于产后血虚腹痛，见小腹隐痛、喜温宫按、小腹柔软无块、恶露量少色淡、头晕目眩、舌淡苔薄白、脉细弱等症。

11. 息风止痉糊（《敷脐妙法治百病》）

药物组成：全蝎、僵蚕、蜈蚣各 12 克，胆南星 10 克，鲜竹沥适量。

使用方法：将前四味药共研成细末，备用。用时取药末 10 克，加入鲜竹沥适量调成糊状，贴敷在患者脐孔上，每日 2 次，直至病愈停药。

方义解释：方用全蝎、蜈蚣、僵蚕息风止痉；胆南星行沥化痰清热止痉。诸药配伍同用，有较强的息风止痉作用，适用于感染邪毒型产后痉病，见头项强痛、发热恶寒、牙关紧闭、口角撬动，甚则项背强直、角弓反张、苔薄白、脉浮而弦者。

12. 磁商麝香散（《中医验方》）

药物组成： 磁石、商陆各 5 克，麝香 0.1 克。

使用方法： 先将磁石、商陆研极细末，再加麝香研匀，分为两份，分别摊放脐眼、关元穴，覆盖胶布（比药粉范围大些）固定。一般数小时即见效，能自行排尿即取去，若无效，次日更换敷。

方义解释： 方中商陆苦寒沉降，通利水道，作为主药，麝香通利诸窍以加强商陆的利水之功；磁石入肾益精以助气化。诸药合而用之共奏利水通闭之功，故可治产后尿闭不通之症。

13. 姜葱豉盐敷脐法（民间验方）

药物组成： 生姜 30 克，豆豉 9 克，盐 6 克，连须葱 1 颗。

使用方法： 上药共捣烂如泥填于肚脐中。

方义解释： 方中生姜、连须葱、盐及豆豉合用，有通阳利尿开闭之功，故可治产后急性尿少、尿闭之症。

14. 葱白熨（《玉林医药》）

药物组成： 葱白 250 克。

使用方法： 将葱白切碎炒热，用纱布包好，在脐部热熨至患者自觉有热气入腹内即可，药凉则可重新炒热再熨之。

方义解释： 葱白辛温通阳而通利小便，故可治产后虚寒、膀胱失约所致的小便不利、排尿艰涩之症。一方加盐填脐灸之，治产后尿潴留也验。

15. 益气膏（《敷脐妙法治百病》）

药物组成： 党参 30 克，白术 30 克，当归 15 克，川芎 10 克，柴胡 10 克，升麻 10 克。

使用方法： 将以上药物加水煎熬，去渣浓缩成稠厚药膏备用。临用时取药膏适量摊于蜡纸或纱布中间，贴在患者脐孔及脐下 1.5 寸气海穴上，外以胶布固定之，2 天换药 1 次，连续贴药到病情痊愈为止。

方义解释： 方中党参、白术益气健脾；当归、川芎养血活血；柴胡、升麻升举清阳。诸药配伍同用具有益气、升阳、养血之功。本方适用于产后气虚，小便频数清长，甚则失禁，面色无华，倦怠乏力，小腹坠胀，舌质淡，苔薄白，脉缓弱。

16. 吴萸缩尿散（《敷脐妙法治百病》）

药物组成： 吴茱萸 15 克，益智仁 15 克，小茴香 15 克，官桂 10 克，面粉 10 克，白酒适量。

使用方法： 将前四味药共碾成粉末，再加面粉拌匀，用热酒调和，做成药饼 1 个备用。用时将药饼敷于患者脐孔上，外加纱布覆盖，用胶布固定，待该处发痒则去掉。通常用 1 剂即可正常。

方义解释： 方中益智仁温补肾阳，收敛固涩；配吴茱萸、小茴香温肾散寒；肉桂温肾而助膀胱气化。本方适用于产后肾阳虚衰，见小便频数或失禁，腰酸畏寒，舌质淡，苔薄白而润，脉沉迟无力。

17. 缩尿饼（《穴位贴药疗法》）

药物组成： 肉桂 30 克，丁香 10 克，黄酒适量。

使用方法： 前两味混合研为细末，以黄酒调匀，制成圆形小饼，如五分硬币大小稍厚，贴神阙穴，盖以纱布，用胶布固定，2 日 1 换。

方义解释： 方用肉桂、丁香温肾阳，助气化，故可治妇人产后小便自遗之症。

18. 萸附螵蛸糊（《敷脐妙法治百病》）

药物组成： 吴茱萸、附子、桑螵蛸（烧炭存性）、肉桂、茴香各 10~15 克，黄酒适量。

使用方法： 诸药共研为细末，过筛，加黄酒调和如糊状，备用。临用时取药糊 30 克涂满产妇脐窝，外以纱布盖上，再以胶布固定。待脐部发痒，即可去掉敷药，通常敷 3~4 次可愈。

方义解释： 方中附子、肉桂、茴香、吴茱萸温肾助阳，温经散寒；桑螵蛸补肾助阳，收敛固涩。诸药合用，适用于肾阳虚衰型产后小便频数。

19. 生地麦螺膏（《敷脐妙法治百病》）

药物组成： 鲜生地黄 30 克，鲜麦冬 15 克，活田螺 5~7 个。

使用方法： 先将活田螺去壳，取田螺肉和生地黄、麦冬共捣成厚膏状，备用。用时取药膏贴敷于产妇脐孔上，外用纱布覆盖、胶布固定。每日换药 1 次或 2 次，连贴 3~4 日为 1 个疗程。

方义解释： 方用生地黄、麦冬滋阴润燥，而增水行舟；配田螺则增其润燥通便之功。本方适用于产后津亏，大便干燥，或数日不解，无腹痛，伴面色萎黄，皮肤不润，心悸失眠，舌质淡，苔薄白，脉细。

20. 补气通便饼（《敷脐妙法治百病》）

药物组成： 黄芪、党参各 15 克，升麻 9 克，葱白 5 根，生姜汁 1 小杯，淡豆豉 15 粒。

使用方法： 先将党参、黄芪、升麻共研为末，用时取 10 克，和葱白、生姜汁、淡豆豉共捣成厚泥状，软硬适中，捏成药饼备用。用时取药饼蒸热，趁热贴敷于产妇脐孔上，外以纱布覆盖，用胶布固定。每日换药 1~2 次。

方义解释： 方中黄芪、党参补气健脾，配升麻助升清阳，葱、姜散寒通阳以助药力。本方适用于产后气虚，大便数日不解，时有便意，临厕则乏力，大便不坚，汗出短气，舌质淡，苔薄白，脉虚缓。

21. 天麻芎归散（《理瀹骈文》）

药物组成： 川芎、当归、天麻、羌活、熟地黄各 10 克。

使用方法： 上药共研末备用。每次取药末 10 克，醋调敷脐部，外用纱布、胶布固定，每日换药 1 次。

方义解释： 方中当归、川芎补血活血；熟地黄补血益精；天麻、羌活祛散风邪。诸药合用具有补精血、散风寒之功，故可治产后百脉空虚、营卫不和、外感风邪所致的感冒发热，头痛头胀。

22. 养血宣肺散（《脐疗》）

药物组成： 荆芥穗、薄荷叶、苏叶各 10 克，板蓝根、当归各 15 克。

使用方法： 上药共研末，备用。每次取药末 5 克，填脐中，外用纱布包扎，每日换药 1 次。

方义解释： 方中当归补血活血；荆芥、苏叶、薄荷叶解表退热；板蓝根清热解毒。诸药合用具有补血、解表之功，故可治产后营血不足，感冒发热，咽喉肿痛，苔薄脉浮。

23. 荆防芎归膏（《理瀹骈文》）

药物组成： 当归 25 克，荆芥穗 15 克，防风 9 克，川芎 12 克，头发灰 8 克，炮姜 1.5 克，黑豆 1 撮，葱白 3 个。

使用方法： 上药八味，煎汤熏口鼻；再用麻油熬，黄丹收膏，加牛胶搅，贴心口、背脊、脐腹。

方义解释： 此方以芎归汤为基础，加荆芥、防风去风邪，炮姜、头发灰温经止血，黑豆补肾，葱白通阳气，熬膏贴脐，乃又一方也。

第十六节　不　孕　症

1. 温脐种子方（《东医宝鉴》）

药物组成： 五灵脂、白芷、青盐各 6 克，麝香 0.3 克。

使用方法： 上药共研末，填脐部，再用艾炷灸之，至脐温暖为度，5 日后再灸 1 次。

方义解释： 方中五灵脂、麝香活血通经，祛瘀生新；青盐暖肾祛寒。诸药合用有温肾暖宫、活血通经之功，故可治妇人胞宫虚寒、经脉瘀阻所致的不孕症。

2. 药兜肚方（《理瀹骈文》）

药物组成： 大附子、大茴香、小茴香、公丁香、母丁香、木香、刀麻、五味子、甘遂各 8 克，沉香、麝香 0.5 克，艾叶 5 克。

使用方法： 上药十二味，共研细末，揉艾铺帛、缝兜肚缚于脐腹部。

方义解释： 方用附子、艾叶温经散寒；大茴香、小茴香、公丁香、母丁香、木香、沉香、麝香等气味辛香、性善走窜之品散阴寒，通经脉；再配甘遂消痞散积；升麻解毒；五味子敛精。诸药合用，共奏温经暖宫、通脉消痞之功。因本方药性温热，故主要适用于宫寒之症。

3. 通塞方（《敷脐妙法治百病》）

药物组成： 虎杖、石菖蒲、王不留行各 10 克，当归、山慈菇、穿山甲、肉苁蓉各 30 克，生半夏、细辛、生附子各 15 克，生马钱子 10 克。

使用方法：将上药煎 3 次，熬液成浓缩状，再把下列药物（方：没药、乳香、琥珀各 30 克，肉桂、蟾酥各 15 克）为末加入拌匀，烘干后研末。用时取上药末 5 克加白酒、蜂蜜适量，麝香少许，再加入风油精 3~4 滴调匀成膏备用。用肥皂水洗净脐眼，再用 75% 乙醇消毒后，将药膏放入脐眼推开，再用消毒纱布外敷，胶布固定。然后用红外线灯（250A）照射 20 分钟（灯距 30~40cm）。每日患者用热水袋外敷脐部 1~2 小时，以增加药物的吸收能力。

方义解释：方中穿山甲、王不留行、麝香、当归、虎杖、乳香、没药、琥珀活血祛瘀，活络通脉，用为君药；配蟾酥、山慈菇、马钱子、生半夏、生附子、细辛攻毒散结；再配肉苁蓉、肉桂顾护肾阳。诸药配合同用有较强的祛瘀通脉作用，适用于输卵管阻塞，属血瘀寒凝，症见痛经或闭经，月经不调，或不孕，下腹冷痛，喜暖，时感下腹有条状物，舌质紫黯或有瘀点，脉沉紧或沉涩者。一方加大黄之通力，效同。

第十七节　子宫脱垂

1. 升宫膏（《敷脐妙法治百病》）

药物组成：升麻 10 克，枳壳 15 克，黄芪 10 克，柴胡 10 克，党参 10 克，麝香 0.3 克，陈醋适量。

使用方法：除麝香另研外，诸药混合研成细末，以醋调和为膏状，备用。患者平卧床上，配麝香 0.15 克纳入脐孔中央，再将药膏敷在脐窝上，外以纱布覆盖，用胶布固定。3 日换药 1 次，10 次为 1 个疗程。

方义解释：方中黄芪、党参、升麻、柴胡补中益气，升阳举陷；配枳壳行气血，增强子宫平滑肌之收缩；麝香、陈醋以助药力。诸药配伍同用，适用于中气下陷，子宫脱垂，劳则坠出更甚，小腹坠胀，神疲气短，心悸乏力，舌质淡，苔薄白，脉细弱等症。

2. 补肾提宫糊（《敷脐妙法治百病》）

药物组成：党参、桑寄生、杜仲各 30 克，枳壳 30 克，蓖麻子 30 克。

使用方法：上药共研细末，醋调糊状，取适量敷脐部，外用胶布固定，每日 1 换，连用 5~7 日。

方义解释： 方中党参补中益气；桑寄生、杜仲补肾而固冲任；枳壳、蓖麻子助子宫收缩。诸药配伍同用，适用于肾虚子宫脱垂，见小腹下坠，尿频数，或头晕耳鸣，或腰膝酸软，舌淡，脉沉等症。

3. 首乌雄鸡敷脐法（《常见病验方研究参考资料》）

药物组成： 何首乌（研末）30 克，雄鸡（重 500 克以下）1 只。

使用方法： 将雄鸡宰后去毛及肠杂，以白布裹何首乌末，纳鸡腹内，放于锅内蒸至鸡肉离骨，取出何首乌末，加盐、油、姜、酒调味，将汤及鸡肉分一次或两次食完，留存整个鸡骨，和何首乌末捣至鸡骨不刺肉为度。敷肚脐上，用布包裹，敷药后臀部肌肉有牵引感，子宫自能收缩。

方义解释： 方中何首乌、雄鸡均为补精气强筋骨之品，故可治脏腑虚损、精气不足所致的子宫脱垂。

4. 蓖麻雄黄膏（《常见病验方研究参考资料》）

药物组成： 蓖麻仁 45 克，雄黄 4.5 克。

使用方法： 上药共捣烂成膏。一半贴百会穴上，另一半贴神阙穴上，以纱布包裹，连用 2~8 日。

方义解释： 方中蓖麻仁药性吸收，善治阴挺；雄黄解毒消肿。两药合用有收宫消肿之功，故可治子宫脱垂、局部糜烂红肿之症。

5. 蓖麻膏（民间验方）

药物组成： 蓖麻仁 30 粒。

使用方法： 上药捣烂敷脐部，外盖纱布、胶布固定。每日换药 1 次，连用 3~7 日。

方义解释： 蓖麻仁其性善收，又有解毒消肿之功，故可治妇人子宫脱垂、局部糜烂渗液。一方加升麻以升阳举陷，其效也好。

6. 升陷膏（《脐疗》）

药物组成： 蓖麻子 30 克，升麻 3 克。

使用方法： 上药共捣烂如膏，敷脐部，外用纱布、胶布固定，1 日换药 1 次，5 天为 1 个疗程。

方义解释： 方用升麻升阳举陷为主药；配蓖麻子助其收敛之功。诸药合用则效力更捷，可治子宫脱垂。

7. 五倍提宫散（民间验方）

药物组成： 五倍子 12 克，雄黄 8 克，麝香 0.1 克，蓖麻仁 12 克，胡椒 3 克。

使用方法： 将上药研细末，调拌面粉或鸡蛋清、姜汁，外敷肚脐，用纱布包扎固定。

方义解释： 方用五倍子酸涩收敛固脱为主药；蓖麻仁助子宫收缩；雄黄、麝香、胡椒散寒活血以助药力。诸药配伍同用具有收敛固脱作用，故适用于子宫脱垂。

第十八节 癥　瘕

1. 复方消瘀膏（《敷脐妙法治百病》）

药物组成： 活甲鱼 500 克，鲜苋菜 500 克，莪术 50 克，三棱 50 克，乳香 155 克，肉桂 275 克，没药 155 克，沉香 25 克，麝香 12.5 克。

使用方法：（1）配制：按处方上药炮制合格，称量配齐。乳香、没药、芦荟、血竭、阿魏、樟脑、雄黄、肉桂等 8 味单包。（2）炸料：先将莪术、三棱捣碎块，另取麻油 12000 克，置铁锅内加热，将活甲鱼同苋菜共入锅内，炸至将焦时，将甲鱼取出切碎，再置入锅中，同时将莪术、三棱入锅内共炸，至全部炸枯，捞出残渣，取油过滤，即为药油。（3）炼油：根据下丹方式不同要求，依法炼油。（4）下丹：分火上下丹、离火下丹两种。（5）去火毒：将上述药膏搅匀放入冷水中搅成 500~1500 升，将水控净，再放入冷水中浸泡 10~15 日，每日换水 1 次。（6）研兑细料：将乳香、没药、沉香、肉桂四味药共轧为细粉，和匀过 80~100 目细罗。再将麝香置钵内研细，与乳香等细粉陆续配研和匀过罗即成细料。再取膏油用微火熔化，待暴音止，水汽去净，晾温，兑入细料，搅匀。上药 1 料，配制膏药油 1300 克（公差率 ±20%）。（7）贴膏：将膏药油分摊于布褙上，微晾，然后向内折，加盖戳记。用时温热化开，贴于肚脐及患处。

方义解释： 方中甲鱼活血通经，养阴消癥，用为主药；配莪术、三棱、乳香、没药活血行气，破血消；麝香、沉香辛香走窜，活血降气通经；肉桂温运气血而通经脉。诸药配伍，有较强的活血行气、破瘀消癥作用，故适用于消瘦、积聚痞块等证属气滞血瘀所致者。

2. 莪术消痞饼（《穴敷疗法聚方镜》）

药物组成： 莪术 30 克，木香 15 克，大黄 30 克，鳖甲 15 克。

使用方法： 上药共研末，调如饼，贴脐眼，24 小时后有效。

方义解释： 方用鳖甲软坚消结，莪术、大黄破血逐瘀，木香理气行滞。诸药合用具有破血行气、软坚消结之功，故可治妇人血痞之症。

3. 血竭散（《药治通义》）

药物组成： 生姜 8 片，大葱 1 根，麝香 0.5 克，血竭 3 克。

使用方法： 上药共为末，敷熨脐。

方义解释： 方用麝香活血通脉，散结止痛；血竭破血逐瘀，行滞止痛；生姜、大葱温里散寒，通阳止痛。诸药合用共奏破血散结、温里止痛之功，故可治瘀阻寒凝所致的妇人血痞、腹痛欲死者。

第十九节 乳 缩

麝香鸡覆脐法（《增广验方新编》）

药物组成： 公鸡 1 只，麝香 3 克。

使用方法： 将鸡内外连毛破开，去肠杂，加麝香于鸡肚内。覆盖在肚脐上即愈。

方义解释： 方中公鸡益气补精，安脏通乳；麝香活血通经，散结止痛。二药合而用之有补精气、通经脉之功，故可治妇人脏腑虚衰、精气不足所致的乳缩症。

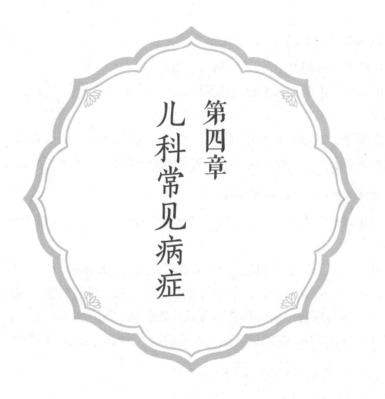

第四章

儿科常见病症

第一节 发 热

1. 雄鸡石膏泥（《湖南中医杂志》）

药物组成：雄鸡血 10 滴，生石膏 5 克。

使用方法：上药二味，共捣成泥状，敷于脐部，外用胶布固定，一般 1 小时见效。

方义解释：方用雄鸡血祛风定惊；生石膏清热泻火，清泄肺胃。二者合用具有清热泻火、祛风定惊之功，故可治热病高热、四肢抽搐之症。

2. 硝石粉（《中医急症通讯》）

药物组成：大蒜 30 克，芒硝 60 克，生石膏 15 克，寒水石 15 克，滑石 15 克。

使用方法：上药共捣成糊状，以鸡蛋清调成糊，敷脐部，4 小时取去。

方义解释：方中生石膏、寒水石均为大寒之品，具有较强的清热泻火作用，故为本方主药；辅以芒硝、滑石清热通利二便；大蒜解毒。诸药合用具有清热泻火之功，故可治高热、口干思饮、大便干结、小便黄赤之症。

3. 葱白石膏泥（《浙江中医杂志》）

药物组成：葱白 200 克，石膏粉 30 克。

使用方法：葱白去根，洗净捣烂成泥，加入石膏和匀，外敷神阙穴，上盖消毒纱布，每日 2 次；后再以清热解毒药内服。

方义解释：方用石膏清热泻火为主；葱白发散祛邪为辅。二者合用则可治外感发热之症。

4. 消热泻火泥（《常见病民间传统外治法》）

药物组成：生石膏 12 克，银花 9 克，板蓝根 9 克，鲜西瓜皮 15 克。

使用方法：将上药共捣烂如泥拌匀填于患者肚脐上，每日换药 2~3 次，连续填脐 2~3 日。

方义解释：方中生石膏清热泻火；银花、板蓝根清热解毒；西瓜皮利咽消肿，综合具有清热解毒、利咽消肿之功，故可治外感发热、咽喉肿痛之症。

5. 葱姜桑菊饼（民间验方）

药物组成： 葱白、生姜、桑菊饮各适量。

使用方法： 风寒则以葱白、生姜为主。风热则以桑菊饮为主，制成药饼敷脐。

方义解释： 方中葱白、生姜辛温发散风寒，故可治小儿风寒感冒、恶寒发热、鼻流清涕、苔薄白、脉浮紧之症；桑菊饮辛凉解表，清热解毒，故可治小儿风热感冒、发热咽痛、苔薄黄、脉浮数之症。一方单用生姜切片烧焦后，趁热敷脐，亦治小儿感冒和因寒腹痛腹泻之症。

6. 滋阴退热糊（《敷脐妙法治百病》）

药物组成： 生地黄、百合、麦冬各 10 克，青蒿 30 克，地骨皮、胡黄连、知母、丹皮各 9 克。

使用方法： 上药共为细末，用温水调成糊状，装瓶备用。用时取适量，贴敷于患儿肚脐上，外以纱布覆盖，用胶布固定。每日换药 1 次。至病愈方可停药。

方义解释： 方中地骨皮、胡黄连、知母、丹皮、青蒿清退虚热；生地黄、百合、麦冬滋阴清热。诸药配伍同用，适用于阴虚发热、五心烦热、溢汗咽干、舌红少苔、口唇干燥、脉细数。

第二节　小儿夜啼症

1. 夜啼方（《中国中医独特疗法大全》）

药物组成： 朱砂、琥珀各 20 克，吴茱萸 10 克。

使用方法： 分别将上药研末，装瓶备用。心经积热或暴受惊恐，致夜啼不已者，用朱砂、琥珀粉各 2 份，吴茱萸粉 1 份；脏虚寒而夜啼者，取吴茱萸粉 2 份，朱砂、琥珀粉各 1 份。先将药粉和匀，取 12 克，用温开水或蜂蜜调成饼状，纳入脐中，外用胶布固定，24 小时或 48 小时 1 换，7 次为 1 个疗程。

方义解释： 本方以朱砂、琥珀重镇宁神，定惊止痉，为主药；辅以吴茱萸疏肝降逆，开郁安神。诸药合而用之共奏安神定惊之功，故可治小儿夜啼。一方去吴茱萸也验。

2. 地龙糊（《中国中医独特疗法大全》）

药物组成：鲜地龙 2 条。

使用方法：将新鲜地龙洗净，捣成糊状，敷于脐中。

方义解释：新鲜地龙药性寒凉，入肝经，有较强的清热息风、定惊止痉之功，故可治小儿夜啼、舌红、脉滑数者。

3. 镇惊丹（《四川中医》）

药物组成：朱砂 0.5 克，五倍子 15 克，陈细茶 1 克。

使用方法：前二味药研末，陈细茶嚼烂，混合后加水少许，捏成小饼状敷于脐中，外用纱布、胶布固定。每晚换药 1 次。

方义解释：方中朱砂清心安神定惊；五倍子泄热降火；陈细茶清心除烦。诸药合用具有清心定惊之功，故可治小儿夜啼，见灯火则啼哭愈甚，小便短赤，舌红脉数。

4. 牵牛子散（《中医杂志》）

药物组成：牵牛子 7 粒。

使用方法：上药研末，水调为糊，临睡前敷于肚脐上，用胶布固定。

方义解释：牵牛子苦寒清热，通利二便而疏三焦壅结，故可治邪热壅结所致的小儿夜间烦躁哭闹。

5. 朱砂定啼法（《理瀹骈文》）

药物组成：朱砂 1 克。

使用方法：将朱砂研末，水调为糊，敷脐部，外贴胶布固定。

方义解释：朱砂性寒质重，有重镇宁神定惊之功，且能清心，故可治小儿受惊恐后所致的夜半时惊惕。

6. 镇静丹（《脐疗》）

药物组成：丁香 8 粒，钩藤 3 克，蝉蜕 2 克。

使用方法：上药共研末，水调为糊，敷脐部，纱布包扎固定。

方义解释：方中钩藤、蝉蜕息风定惊；丁香舒郁开窍。诸药合用具有息风定惊止痉之功，故可治小儿夜啼、惊惕不安之症。

7. 鸡粪涂法（《理瀹骈文》）

药物组成：雌、雄鸡粪少许。

使用方法：男用雄鸡粪，女用雌鸡粪，涂脐。

方义解释：鸡粪有祛风清热、破血消肿之功，善治小儿夜啼、两腮肿硬，用以涂脐，乃一良法也。

8. 牛蹄甲散（民间验方）

药物组成：牛蹄甲适量。

使用方法：上药研末贴脐中。

方义解释：牛蹄甲有定惊之功，故可治小儿夜啼、烦躁不安者。

9. 牛蒡砂珠散（《江苏中医杂志》）

药物组成：牛蒡子 50 克，珍珠粉 2 克，朱砂 8 克。

使用方法：上药共研为细末。每用 1 克填脐，包扎固定。

方义解释：方中珍珠粉、朱砂清心定惊；牛蒡子清热解毒。诸药合而用之具有清热定惊之功，故可治小儿夜啼、时作惊惕之症。

10. 连地砂倍饼（《中医验方》）

药物组成：朱砂 0.5 克，五倍子 15 克，黄连 8 克，生地黄 10 克，陈茶水适量。

使用方法：将上药前四味共研为细末，加陈茶水适量，捏成小饼状，外敷于脐中，用胶布固定，每晚更换 1 次。一般敷 2~6 次症状消失。

方义解释：方中朱砂清心重镇安神，黄连清心火，生地黄滋阴生津，五倍子酸收敛汗，诸药配伍同用，具有清心安神、滋阴润燥作用，适用于阴血亏虚，夜啼不止，五心烦热，躁动少眠，大便干，舌尖红，脉细数。

11. 黑丑米汤糊（民间验方）

药物组成：黑丑 50 克，米汤适量。

使用方法：将黑丑研为细末，以米汤和药末拌之成糊状，贮存备用。用时取药糊适量涂满于患儿脐部，外以纱布覆盖，用胶布固定。每晚于睡前 1 小时涂药，连续涂药至病愈为度。

方义解释：中医认为"胃不和则卧不安"，方用黑丑消积除胀为主，使小儿食积消，脾运健，胃气和而夜啼止。故本方适用于夜啼症属食积不化，见小儿入夜啼哭不休，或定时夜间啼哭，腹胀，吮乳，大便带不消化之物，舌质淡红，苔白腻。

12. 朱砂蚕钩膏（民间验方）

药物组成：朱砂 9 克，灯心草 4 克，僵蚕 9 克，钩藤 9 克，黑丑 3 克。

使用方法：诸药混合研末，加米汤与药末调和如膏状，备用。取药膏适量敷于患儿脐心和掌心（劳宫）穴位上，每日下午 2~3 点钟敷膏药 1 次，至睡前再敷 1 次。连数 3~5 日疗效显著。

方义解释：方用朱砂、灯心草清心安神；僵蚕、钩藤平肝息风；黑丑消积除胀。诸药配伍同用，具有清心镇惊、消积安神作用，适用于小儿心经积热，夜啼不安，以见灯火及上半夜啼哭尤甚，啼时有汗，啼声响亮，面赤唇红，尿黄便秘，舌尖红，舌苔黄，指纹青紫。

第三节　小儿肺炎

肺炎泥（《中国中医独特疗法大全》）

药物组成；新鲜白毛夏枯草、新鲜青蒿各 30 克。

使用方法：将上药洗净后捣烂如泥，敷脐。如无鲜品，用干品粉碎后醋调和，敷脐。

方义解释：方中白毛夏枯草苦寒专入肺经，有很强的清肺解毒、止咳化痰作用；青蒿消解血分而退热。两药合用共奏清肺凉血、止咳化痰之功，故可治小儿肺炎，见高热，气急，鼻煽，咳吐脓血痰，苔黄，舌红，脉数。

第四节　小儿虚脱

1. 吴茱萸饼（《理瀹骈文》）

药物组成：吴茱萸 1.5 克。

使用方法：上药研细末，用酒调和做饼，敷脐上。

方义解释：吴茱萸辛热暖脏祛寒，以酒调敷脐，有回阳救逆之功，故可治阴寒内盛、阳气暴脱所致的四肢厥逆。

2. 葱附回阳丹（《脐疗》）

药物组成：制附子 10 克（研末），葱白 50 克。

使用方法：上药共合捣烂敷脐部，上面用暖水袋热敷之。

方义解释：制附子辛热刚燥，通达全身，具有回阳救逆之功；葱白辛温通阳。二药合用共奏回阳之功。故本方可治小儿吐泻后、阳气暴脱所致的四肢厥逆，脉微欲绝。

3. 固脱饼（《中国中医独特疗法大全》）

药物组成：吴茱萸 1.5 克，胡椒 7 粒，五倍子 8 克。

使用方法：上药共研极细末，备用。用酒与药末调和做饼，封肚脐，并以带扎缚。

方义解释：本方用吴茱萸、胡椒辛热温阳，暖脏祛寒；五倍子收敛固脱。诸药综合具有温阳固脱之功，故可治小儿虚脱、四肢不温、脉细微弱之症。

第五节　麻　　疹

1. 香菜膏（《敷脐妙法治百病》）

药物组成：鲜芫荽（香菜）、鲜紫苏叶、鲜葱白各等份。

使用方法：混合诸药捣至融烂，加入面粉少许，再捣至极融，调匀如膏状，备用。用时取膏药贴敷于肚脐和两足心（涌泉穴）上，用纱布固定，每日换药 1 次，一般敷药 2~3 次，疹子透发，热退。

方义解释：方用芫荽、紫苏、葱白辛温发散，有解表透疹作用，用鲜品则疗效更佳。本方适用于麻疹初起，恶寒发热，咳嗽，喷嚏，流涕，眼泪汪汪，麻疹隐现而出不透，烦躁不安，舌尖红，苔薄黄，指纹浮现。

2. 透疹熨脐法（《敷脐妙法治百病》）

药物组成： 鲜浮萍（红色者）、鲜芫荽、鲜紫草各 30 克，黄酒适量。

使用方法： 除黄酒外，诸药混合捣烂，然后加黄酒适量炒热，以厚布包裹，制成 1 个熨袋备用。嘱患儿卧于床上，取炒热过放温之药袋置于患儿脐窝上反复熨之。并用熨药袋再熨脊椎骨两旁，从上而下反复熨 20 分钟。连熨 1~2 次即可使疹子透发。

方义解释： 方用浮萍、芫荽解表透疹；紫草解毒透疹消斑，用鲜品则疗效更佳。本方适用于麻疹疹出不透，当出不出，或出而早没。

3. 清热透疹糊（《敷脐妙法治百病》）

药物组成： 鲜浮萍、鲜金银花、鲜紫苏叶、鲜西河柳叶各 30 克，芦根汁适量。

使用方法： 上药共捣如泥状，用时嘱患儿仰卧位，取适量贴敷于肚脐上约 1 厘米厚，以纱布覆盖，胶布固定，每日换药 2 次，直至病愈。

方义解释： 方用浮萍、西河柳、紫苏辛温发散透疹；金银花疏散发热，清热解毒；芦根清热生津。诸药配伍同用，具有清热解毒、透疹生津作用，适用于麻疹出疹期，壮热持续，鼻流黄涕，咳嗽，口渴烦躁，皮疹循序遍身，疹色红润，舌质红，舌黄，脉数等。

第六节　痘　疹

1. 燕窝鸡子清（《敷脐疗法》）

药物组成： 燕窝泥、鸡子清各等份。

使用方法： 将燕窝捣碎，与鸡子清调和敷于脐部。热退即去之，不可过分。

方义解释： 燕窝泥性寒味咸，清热解毒；鸡子清微寒，清热解毒而尤善治小儿发热。二者相伍有良好的清热退烧之功。痘疹而热盛宜用之。

2. 泄热解毒法（《理瀹骈文》）

药物组成： 生大黄 2 克，麻黄 1 克，升麻 2 克，川芎 2 克，乌药 2 克，神曲 2 克，白蚯蚓 1 条。

使用方法： 上药七味，同捣烂，敷于脐部。

方义解释： 方中大黄泻火解毒于里，麻黄宣散发汗解表，升麻辛凉升透解毒，川芎活血，乌药理气，神曲和胃，蚯蚓通络镇痉。本方适用于小儿痘疹热毒盛，或有动风之象者。

3. 大钩散（《理瀹骈文》）

药物组成： 大黄、石膏、青黛、全蝎、防风各等份。

使用方法： 上药五味，共研为散，敷于脐部。

方义解释： 方用大黄泻火通便，石膏清里热，青黛凉血解毒，全蝎、防风祛风镇痉。本方适用于痘疹热毒重，邪实于里；便秘，或动风者。

4. 黄柏苦参膏（《理瀹骈文》）

药物组成： 黄柏、苦参各等份。

使用方法： 上药二味共研为散，清油熬膏，贴于脐部。

方义解释： 黄柏、苦参性寒味苦，为清热燥湿要药，配伍同用，适用于痘后余邪未清，湿热内蕴，气机不畅而见肚腹肿胀之症。

5. 桃葱灯（《理瀹骈文》）

药物组成： 桃皮 10 克，葱子 10 克，灯心草 1 把。

使用方法： 上药三味，捣敷患儿囟门及肚脐、手足心；并于手足心、合谷处，用灯火烧一下以散风痰。

方义解释： 桃皮发散清热；灯心草清心助散风痰；葱子通阳引经。诸药合用，共奏发散清热之功。

6. 鸡酒方（《理瀹骈文》）

药物组成： 烧酒 30 克，鸡 1 只，雄黄 15 克。

使用方法： 烧酒喷鸡敷脐，如不喷烧酒，或涂雄黄、麻油于鸡内，亦妙。

方义解释： 烧酒喷鸡敷脐，可扶正补虚而透邪外出，配以雄黄，更增壮阳解毒之功，故适用于气阳不通、痘出不畅之症。

7. 艾椒膏（《理瀹骈文》）

药物组成： 艾叶1碗，胡椒30颗。

使用方法： 上药二味，同捣烂，调水取汁熬膏，敷于脐部。

方义解释： 艾叶温经散寒，胡椒温中祛寒，二者性皆属温，热膏敷脐，意在祛散寒邪、温通经脉而助痘疹透发，适用于痘疹透发之际，受寒邪者。

8. 茶叶敷法（《理瀹骈文》）

药物组成： 茶叶一撮。

使用方法： 上药一味，细嚼烂，纸包裹脐部。

方义解释： 茶叶苦凉，清热而不峻烈，利水而不伤阴，故可用治痘疹，见小便不通者。

9. 雄鸡酒（《理瀹骈文》）

药物组成： 雄鸡1只，烧酒60克。

使用方法： 先用热烧酒，细帕蘸熨之；再用烧酒喷雄鸡，敷于脐眼。一炷香再换，数换自起。

方义解释： 痘毒不出，郁火攻心也。治疗时既畏用寒凉解毒之剂，恐伤其阳，又恐骤用外剂而助火。本方用烧酒、雄鸡敷脐，解毒而不伤阳，扶正而不恋邪，甚为良法。

10. 水痘膏（《敷脐妙法治百病》）

药物组成： 大黄、生石膏、防风、全蝎、青黛各等份。

使用方法： 诸药混合共研为细末，过筛，取鸡蛋清适量掺药末，调和成膏状，备用。临用时取药膏30克，摊在塑料布中间，贴敷在患儿肚脐孔上，外盖纱布，再以胶布固定之。每日换药2次，连敷3~4日即可奏效。

方义解释： 方用石膏大寒清阳明经实热，大黄泻阳明腑实热，防风发散透邪，全蝎解毒祛风，青黛清热解毒。诸药配伍同用，具有较强的清热泻火作用，适用于水痘，见发热不恶寒、面赤唇红、口臭、尿黄便秘、水痘分布较密、根盘红晕较著、苔黄而干、脉洪数。

11. 地龙蒌杏饼（《敷脐妙法治百病》）

药物组成： 白颈蚯蚓7条（焙干），瓜蒌仁30粒（去油），杏仁15粒

（去火）。

使用方法：先将蚯蚓研为细末，再把瓜蒌仁、杏仁和蚯蚓末捣匀调成稠膏，软坚适度，捏成圆形如古铜钱稍大略厚之药饼，备用。用时取药饼敷患儿脐孔，用胶布固定之。

方义解释：方用蚯蚓清热化痰，瓜蒌仁、杏仁润肺化痰。诸药配伍同用，适用于小儿出血痘，痘出兼有大便带血、目赤红肿、丹痧满目、紫黑不退者。

第七节　小儿惊风

1. 麝龙散（《中国中医独特疗法大全》）

药物组成：地龙2条，麝香0.15克。

使用方法：上药二味研末备用。取药末置于脐中，外用纱布包扎固定。

方义解释：方中麝香辛香走窜，开窍醒神，作为主药；地龙咸寒清热，定惊止痉，辅助麝香共奏开窍醒神、定惊止痉之功。故本方可治小儿高热、神昏谵语、四肢抽搐、舌红、脉滑数。

2. 胆星丸（《理瀹骈文》）

药物组成：胆南星45克，犀角、羚羊角各30克，生龙骨20克，白芥子15克，朱砂3克。

使用方法：上药六味共研细末，米汤为丸，金箔衣，擦胸背，同时敷脐。

方义解释：方用胆南星化痰镇痉为主药，故以为方名；辅以犀角清心解毒，羚羊角平息肝风，龙骨、金箔、朱砂加强镇惊之功，白芥子助胆南星以化痰。本方为化痰镇惊息风的代表方。

3. 雄砂栀冰散（《理瀹骈文》）

药物组成：雄黄15克，朱砂2克，炒栀子5枚，麝香、冰片各0.15克。

使用方法：上药四味共研细末，鸡蛋清调敷肚脐四周，如碗口大，留出脐眼入麝香少许，用棉纸盖，帛扎，一昼夜去。

方义解释： 方中雄黄解毒，栀子泻火，朱砂镇惊，麝香、冰片通窍。本方适用于热毒引起的急惊。

4. 鱼衣掩法（《食医心镜》）

药物组成： 鱼衣2枚。

使用方法： 鱼衣2枚涂母手中，掩患儿脐，得吐下则愈。外仍以摩儿头顶及项强处。

方义解释： 鱼衣，即书中蠹虫。《本草纲目》言其"乃太阳经药，故所主中风项强，惊痫，天吊"。用治小儿惊风项强，除内服外，掩脐、摩顶、擦项也可。

5. 雄黄定惊散（《理瀹骈文》）

药物组成： 雄黄15克，砂仁2克，栀子（炒）5枚，冰片0.15克。

使用方法： 上药共研细末，鸡子清调敷肚脐之四周，如碗口大，留出脐眼，入麝香少许，棉纸盖，软帛扎，1周时洗去。

方义解释： 方用冰片、栀子清心开窍醒神；雄黄解毒辟秽；砂仁芳香化湿。四药合用共奏辟秽开窍、清心醒神之功，故可治热病惊风之症。

6. 龙蝉散（《理瀹骈文》）

药物组成： 地龙30克，蝉蜕15克。

使用方法： 上药二味同研为散，乳香汤调敷于脐部。

方义解释： 地龙清热镇痉，蝉蜕也具同功，二药相合，则镇惊定搐之力更好。

7. 龙砂绿蛋散（《穴敷疗法聚方镜》）

药物组成： 生龙骨、绿豆各5克，朱砂2克，鸡蛋1个。

使用方法： 前三味药共研细末，鸡蛋清调匀。贴敷在患儿的神阙、百会、涌泉穴，24小时取下，如果疗效不佳可再敷1次。

方义解释： 方用朱砂、龙骨重镇安神，定惊止痉，为主药，辅以绿豆、鸡蛋清热解毒。诸药合而用之，具有清热定惊之功，故可治小儿夜惊。

8. 全蝎息风散（《虫类药的应用》）

药物组成： 全蝎8条，蜈蚣2条，守宫2条，飞朱砂、樟脑各8克。

使用方法： 上药共研细末，蜜调，敷囟门及脐部，外以纱布覆盖，每日换药，一般药后 3~4 小时，可见肠鸣排便。

方义解释： 方用全蝎、蜈蚣、守宫息风止痉；朱砂、樟脑清心开窍定惊。诸药合用具有开窍定惊之功，故可治惊风病证。

9. 芙蓉鸡蛋饼（《理瀹骈文》）

药物组成： 芙蓉叶数张，鸡蛋 1 只。

使用方法： 先将鸡蛋煮熟，取芙蓉叶数张捣烂，包蛋煎成饼，贴于脐部。

方义解释： 芙蓉叶清热解毒，消肿排脓，为治热毒疮疡常用之品，配以鸡蛋贴脐，有解毒利咽、息风镇惊作用。原书云："喉症，一贴顶门，一贴肚脐，急惊贴脐，亦治马牙、重舌、蛇舌、吐舌诸症。"

10. 蚯蚓香（《理瀹骈文》）

药物组成： 老蚯蚓 1 条，麝香少许。

使用方法： 老蚯蚓当中切断，跳一段治急惊，不能跳一段治慢惊，同麝香少许，捣敷于脐部。然治急惊为效。

方义解释： 蚯蚓又名地龙，善解痉通络，老者尤佳，配麝香芳香走窜，开窍醒神，对高热神昏抽风更效之。

11. 慢脾风膏（《理瀹骈文》）

药物组成： 黄芪、炙党参、附子（炮）各 30 克，白术 60 克，肉蔻仁（煨）、白芍（酒炒）、甘草（炙）各 15 克，丁香 10 克，炮姜炭 6 克。

使用方法： 上药九味，油熬，以黄丹收膏，掺肉桂末贴于脐部。再以黄米煎汤，调灶心土敷于膏外。

方义解释： 方由附子理中汤合丁桂散加味而成。本方功能为温补脾胃，适用于脾胃虚弱、阳气不足的慢脾惊风证候。

12. 复方惊风膏（《理瀹骈文》）

药物组成： 羌活、防风、天麻、薄荷、黄连、甘草、全蝎、僵蚕、陈胆星、犀角、朱砂、牛黄、麝香、冰片各适量。

使用方法： 前十味药熬后收膏，再入余药拌匀，贴脐。

方义解释： 方用麝香、冰片芳香走窜，开窍醒神；牛黄、犀角、朱砂清心定惊；全蝎、僵蚕、天麻、陈胆星、防风祛风止痉；羌活、薄荷疏风退热；黄连、甘草泻火解毒。诸药合用共奏开窍定惊、清热止痉之功，故可治温病神昏、四肢抽搐之症。

13. 惊风外敷法（《民间敷灸》）

药物组成： 薄荷 5 克，牛黄 5 克，羚羊角 15 克，黄连 5 克，白芍 5 克，青蒿 5 克，菖蒲 20 克，地龙 20 克，防风 10 克。

使用方法： 将上述药物研细末，用凡士林或香油调拌成糊状，贴于百会、囟会、神阙、涌泉穴，以塑料布覆盖，胶布固定，每日 1 次（小儿囟门未闭者，禁用囟会穴）。

方义解释： 方中主以牛黄、羚羊角、地龙清热解毒，息风止痉；辅以菖蒲开窍醒神；黄连泻火解毒；薄荷、防风疏风散热。诸药合用共奏清热解毒、开窍定惊之功，故可治小儿急惊风，高热神昏，两目上视，四肢抽搐，颈项强直，脉数，指纹青紫。

14. 急惊糊（民间验方）

药物组成： 栀子 7 克，明雄黄 1.5 克，冰片 0.3 克，鸡蛋清 1 个，麝香 0.1 克。

使用方法： 上药共研末，用鸡蛋清调为糊状，敷于脐部，外用纱布，胶布固定。每日换药 1 次。

方义解释： 方中山栀、鸡子清泻火清心；明雄黄解毒；冰片、麝香开窍醒神，回苏神志。诸药合用具有清心解毒开窍之功，故可治小儿温病，热入心包所致高热，昏迷，惊风抽搐。

15. 慢惊膏（《穴位敷药疗法》）

药物组成： 胡椒 7 粒，生栀子 7 粒，肉桂 3 克，葱白 7 枚，白颈蚯蚓 1 条（无此药也可以）。

使用方法： 先将前 3 味药研末，再加入葱白、蚯蚓和适量的鸡蛋清，捣烂为膏，贴于脐部，外以纱布敷料固定。

方义解释： 方中生栀子解毒定惊；胡椒、肉桂、葱白通阳温中祛寒；蚯蚓息风定惊。诸药合用具有温中通阳、定惊止痉之功，故可治小儿吐泻日久、脾胃虚弱所致四肢厥逆，惊风抽搐。

16. 解痉丹（《中医验方》）

药物组成： 全蝎 5 个，蜈蚣 1 条，蝉蜕 7 个。

使用方法： 上药共研末放脐内，外盖刚煮熟的鸡蛋 1 个。

方义解释： 本方集息风止痉功能的虫类药物全蝎、蜈蚣、蝉蜕于一方，有较强的息风止痉、泄热定惊之功，可用治小儿高热、惊痫抽搐。

17. 慢脾风散（《理瀹骈文》）

药物组成： 党参、黄芪、白术、甘草、酒白芍、陈皮、半夏、天麻、川乌、全蝎、南星、丁香各 6 克，朱砂 0.5 克，姜 8 克，枣 5 枚。

使用方法： 上药十五味，研为散，炒热熨脐部。亦可掺扶阳膏中，贴于脐腹部。

方义解释： 此方用党参、黄芪、白术、甘草补气健脾；陈皮、半夏、姜、枣和胃止呕；南星加强陈皮、半夏药力，并有镇惊作用；全蝎、天麻、朱砂镇惊息风；川乌、丁香祛寒理气；芍药合甘草缓解挛急。诸药合用而成健脾胃、补气化痰、镇痉息风的方剂。本方适用于脾胃气虚、风痰内动的慢惊风证候。原书云："肢冷加炮姜，甚加附子，手足抽搦，加桂枝，参用扶阳膏。"可供参考。

18. 麝香定惊散（民间验方）

药物组成： 冰片 0.5 克，全蝎 3 个，僵蚕 6 克，麝香 1.5 克。

使用方法： 上药除麝香另研末外，其余诸药混合研为细末，过筛，瓶贮备用。用时先取麝香末填入患儿脐窝中央，再将药末撒布肚脐上，外以纱布覆盖，用胶布固定。24 小时后除去药物，并洗净肚脐皮肤。

方义解释： 方中麝香、冰片开窍醒神，全蝎、僵蚕平肝息风，诸药配伍同用适用于跌仆惊风，症见发热不高、四肢不温、不能安眠，或昏迷不醒、醒则时时啼哭，或手足抽搐、舌薄、脉细数。

19. 慢惊风熨脐法（《中医验方》）

药物组成： 党参、黄芪、白术、甘草、酒白芍、陈皮、半夏、天麻、川乌、全蝎、胆南星、丁香各 6 克，朱砂 1.5 克，生姜 8 克，大枣 5 枚。

使用方法： 将上药共研细末，调黄酒适量炒热，旋取药末装入厚毛巾袋中扎紧，即成 1 个药熨袋备用。用时嘱患儿仰卧床上，取药熨袋趁热置于患

儿脐上反复熨之。药冷后再炒热，再熨。每日熨 1~2 次。一般熨脐 2~8 日即
病愈。

方义解释：方用党参、黄芪、白术、甘草益气健脾补虚；半夏、南星、
陈皮燥湿化痰；全蝎、天麻息风解痉；朱砂镇静安神；川乌、丁香散寒祛
风；白芍柔肝护阴；生姜、大枣和营调中。诸药配伍同用，适用于慢惊风
属脾胃虚弱者，症见时时抽搐，或目睛上视，昏睡露睛，面色㿠白，不思
乳食，大便清稀，苔白质淡，脉细弱。

20. 蝎蜈蚕蝉散（民间验方）

药物组成：全蝎 5 个，蜈蚣 1 条，僵蚕 5 条，蝉蜕 7 个。

使用方法：上药研末放脐中，外盖煎熟鸡蛋 1 个。

方义解释：方集息风止痉功能之全蝎、蜈蚣、僵蚕、蝉蜕于一方，有
较强的解痉作用，适用于慢惊风抽搐较甚者。

21. 慢惊风膏（《敷脐妙法治百病》）

药物组成：炙黄芪、党参、炮附子各 32 克，白术 64 克，煨肉豆蔻、
酒炒白芍、炙甘草各 15 克，丁香 10 克，炮姜炭 6 克。

使用方法：上药麻油熬，黄丹收膏。掺肉桂末贴脐上，再以黄米煎汤，
调灶心土敷膏外。

方义解释：方用黄芪、党参、白术、甘草益气健脾；附子、炮姜助阳
温中；丁香、肉豆蔻温中行气；白芍柔肝护阴。诸药配伍同用具有益气温
阳散寒之功，使寒去阳回而惊风自止，本方适用于慢惊风属脾肾阳虚，见
精神淡漠，面色㿠白，额汗不温，四肢厥冷，昏睡露睛，溲清便溏，手足
蠕动，舌质淡，苔薄白，脉沉细或微弱。

22. 二甲定惊糊（《敷脐妙法治百病》）

药物组成：生地黄、麦冬各 15 克，鳖甲、牡蛎各 10 克，鸡蛋清适量。

使用方法：先将前四味共为细末，再用鸡蛋清调成糊状，备用。用时
取药膏贴敷于肚脐上，覆盖纱布，用胶布固定，1 日换药 1 次，连续贴敷
7~10 日可愈。

方义解释：方用鳖甲、牡蛎育阴潜阳以镇痉厥；生地黄、麦冬滋阴生
津而退虚热。诸药合用，适用于慢惊风属肝肾阴虚者，症见形体憔悴，精

神委顿，虚烦低热，手足心热，震颤瘛疭，易出汗，大便干，舌色红绛少津，脉细数。

第八节 咳 喘

1. 一捻金（《理瀹骈文》）

药物组成： 白丑、黑丑各等份半生半炒，各取头末 15 克，大黄 30 克，槟榔 7 克，木香 4 克，轻粉 0.03 克。

使用方法： 上药共研末，蜜调做成 1 个药饼，贴脐部，以微见腹泻为度。

方义解释： 方中黑、白丑化痰饮，除喘满；大黄清热解毒；槟榔、木香行气除满；轻粉逐痰。诸药合用具有祛平喘之功，故可治小儿急性支气管炎、痰涎壅盛、咳喘胸闷。

2. 马脾风散（《理瀹骈文》）

药物组成： 朱砂 7.5 克，甘遂 4.5 克，轻粉 1.5 克。

使用方法： 上药共研末备用。每次取 0.03 克药粉，蜜调为糊，敷脐上。

方义解释： 方中甘遂、轻粉逐水消痰，朱砂降泄肺气，合用具有化痰平喘之功，故可治痰壅咳喘、胸闷气急。

3. 麻杏甘葱散（《陕西中医》）

药物组成： 麻黄、杏仁、甘草各等份，葱白头 3 根。

使用方法： 上药前三味碾成细末，入葱白头捣烂如泥，贴敷脐孔，上盖油纸或塑料薄膜，用胶布固定，半日取下，1 日 2 次。

方义解释： 方用麻黄、杏仁、甘草宣肺止咳平喘为主；辅以葱白发散风寒。诸药合用具有宣肺散寒、止咳平喘之功，故可治肺寒咳喘之症。

4. 清燥润肺糊（《敷脐妙法治百病》）

药物组成： 麦冬、玉竹、北沙参、杏仁、浙贝母各 10 克，栀子 9 克，白蜜适量。

使用方法： 前六味药共为细末，过筛后，备用。用时取适量，盛蜂调

成糊状，贴敷肚脐，外以纱布覆盖，用胶布固定。每日换药 1~2 次。1 周为
1 个疗程。

方义解释：方用浙贝、杏仁宣肺润肺化痰；栀子清热泻火；麦冬、玉
竹、沙参、白蜜养阴润肺。诸药配合同用，适用于肺燥咳嗽，症见干咳无
痰、咳而不爽、鼻咽干燥、唇红、苔薄黄、脉数、纹色青紫。

5. 润肺止咳糊（《敷脐妙法治百病》）

药物组成：生地黄、百合、麦冬、五味子各 10 克，人参 6 克。

使用方法：上药共研为细末，贮瓶备用。用时取适量药末，用凉开水
调成糊状，贴敷脐孔，外以纱布覆盖，用胶布固定。每日换药 1 次，直至
病愈。

方义解释：方用人参补肺气；麦冬、生地黄、百合滋阴润燥；五味子
收敛肺气。诸药配合应用有益气养阴敛肺之功，适用于气阴不足、干咳无
痰或少痰、动辄气急、舌红苔少、脉细数、指纹紫滞。

6. 天竺止咳散（《敷脐妙法治百病》）

药物组成：天竺黄 10 克，雄黄 1 克，朱砂 1 克，天南星 10 克，丁香 2 克。

使用方法：诸药共研为细末，过筛后入瓶，密封备用。临用时取药末
适量，填入患儿脐中穴，外以胶布固定。每日换药 1 次，10 日为 1 个疗程。

方义解释：方中天竺黄、天南星化痰；丁香降逆定喘；雄黄温阳解毒；
朱砂清心安神。诸药配伍同用，适用于风痰型哮证，症见咳嗽气喘、吐痰
带泡沫、喉间痰鸣、恶寒身冷、舌质淡、苔白、脉浮紧。

7. 青蒿白夏糊（《敷脐妙法治百病》）

药物组成：白毛夏枯草（鲜）30 克，青蒿（鲜）30 克。

使用方法：上药共捣如泥，敷脐。如为干咳者，粉碎后用醋调和，
敷脐。

方义解释：本方具有清热解毒、清肺透邪作用，适用于风热型咳嗽，
吐痰黏稠、口渴咽痛、舌苔薄黄、脉浮数、指纹浮而青紫之症。

第九节 小 儿 疳 积

1. 疳积膏（《中国中医独特疗法大全》）

药物组成： 党参、白术各 10 克，当归、三棱、莪术、牵牛子、山栀、龙胆草各 9 克，胡黄连、大黄、槟榔、木香各 6 克，巴豆、雄黄各 3 克，陈皮 5 克，石膏 30 克。

使用方法： 上药研末和匀，备用。用蜂蜜将药末调和成膏，贴敷脐中。

方义解释： 本方为治疳积的有效方，其中党参、白术、陈皮补中益气，健脾燥湿；当归补血养荣；三棱、莪术、牵牛子、大黄、巴豆消积导滞，通下排便；槟榔、木香行气除胀；雄黄杀虫消疳；山栀、龙胆草、石膏、胡黄连消疳除热。诸药合用共奏益气养荣、消疳杀虫之功。其效峻捷，故可治小儿疳积、肚大青筋、身热肉瘦、腹痛虫积之疳积重症。

2. 消疳散（《中国中医独特疗法大全》）

药物组成： 黄芪 15 克，白术、芜荑各 12 克，厚朴、槟榔各 9 克，胡黄连 6 克，使君子 30 克，青皮 9 克，生麦芽 15 克。

使用方法： 将上药研末备用。取适量药末与醋调和后敷脐。

方义解释： 本方专治虫积疳症。方中使君子、槟榔、芜荑杀虫消疳作为主药；辅以胡黄连消疳除热；厚朴、青皮消积除胀；生麦芽健脾消食；黄芪、白术益气健脾。诸药合用共奏杀虫疗疳、益气健脾之功，故善治虫积疳症。

3. 鸡蛋壳敷脐法（《脐疗》）

药物组成： 鸡蛋壳、苍术各 10 克。

使用方法： 上药共研末备用。每次取药末 1 克，温水调为糊状，填脐中，在红外线灯下照射 20 分钟。

方义解释： 鸡蛋壳含大量碳酸钙；苍术燥湿健脾止泻。二者合用可治小儿缺钙引起的大便稀薄、发育不良。

4. 车蒜敷脐法（《民间敷灸》）

药物组成： 车前子适量，大蒜2瓣。

使用方法： 车前子炒研，大蒜捣烂，两者调匀，贴脐24小时。

方义解释： 方中大蒜消食、行气滞，车前子别清浊、止泄泻，二者合用有消积止泄之功，故可治小儿疳积腹满、大便泄泻之症。

5. 消疳驱虫散（《理瀹骈文》）

药物组成： 芒硝10克，红枣7个，葱白7根，苦杏仁、生栀子各7个，酒糟30克，白灰面9克。

使用方法： 上药七味，共捣匀贴脐眼、命门等穴，3日后肉见青黑，即生效。

方义解释： 方用芒硝消积滞为主药；辅以栀子清疳泄热；杏仁宣化气机，并能杀虫；葱白通阳化气；大枣养营血；酒糟、白灰面作赋型剂。诸药合用具消疳驱虫之功，故名。

6. 消疳膏（《四川中医》）

药物组成： 桃仁6克，杏仁6克，大黄6克，山栀子6克，芒硝6克，鸡蛋1个，面粉适量。

使用方法： 前五味药共研细末，加入鸡蛋清、面粉调匀备用。直接敷于脐部（冬天可稍加温），可加布带固定，24小时后除去，敷后出现青紫无妨，10~15日可自行消退，每隔7日用药1次，同时点刺四缝穴，7日1次。

方义解释： 方用大黄、芒硝攻积导滞为主；辅以桃仁、杏仁润肠通便；山栀、鸡蛋清热。诸药合用具有攻积导滞、清热通便之功，故可治疳积便秘、烦热不宁之症。

7. 芒硝山楂饼（《湖南医药杂志》）

药物组成： 山楂、栀子、大枣（去核）各7粒，葱头9个，芒硝30克。

使用方法： 上药共研细末，加入面粉30克，白酒适量，调和成2个饼。冷敷于脐部及脐相应的背部（即命门穴），以纱布包扎，每隔2~8小时取下饼，加白酒适量再敷，共敷3昼夜；然后改服汤药，组方为芦荟、芜荑、山楂、麦芽、云茯苓、白术、党参各6克、大枣3枚，每日1剂，连服7日，3岁以上儿童加大剂量。

方义解释：方中山楂消化食积，健脾开胃；芒硝消积通便；山栀清热除烦；大枣调和脾胃；葱头宣通阳气。诸药合用具有健脾消积之功，故可治疳积形瘦、纳呆烦躁之症。

8. 葎草侧柏饼（《中草药外治验方选》）

药物组成：吴茱萸 8 克，生香附 8 克，鲜葎草叶 15 克，鲜侧柏叶 15 克，鸡蛋 1 个。

使用方法：先将前二味药共碾成细末，再和后二药共捣如泥状，加入鸡蛋清适量调和，做成 1 个药饼备用。将药饼敷在患儿肚脐上，外以宽布带束之，待药饼干燥或脐部发痒时去掉药饼，每日敷 1 次，连敷数次即愈。

方义解释：方用吴茱萸、香附疏肝和胃，理气止痛；鲜葎草叶消食清热；鲜侧柏叶、鸡蛋退热清心。诸药合而用之具有和胃止痛、消食清热之功，故可治疳积身热、烦躁不宁、脘腹胀痛之症。

9. 消疳祛虫散（《中医外治法》）

药物组成：甜酒曲 1 个，芒硝 6 克，杏仁 10 克，栀仁 6 克，使君子肉 7 粒。

使用方法：上药共研细末。晚上用浓茶汁调敷脐部，布带包住，次晨除去，连敷 8 晚。

方义解释：方用芒硝、杏仁消积通便；甜酒曲温中消食；使君杀虫消疳；栀仁清热解毒。诸药合而用之具有消疳杀虫之功，故可治疳积虫症。

10. 苍耳姜丹青（《浙江中医杂志》）

药物组成：苍耳全草、生姜、黄丹各适量。

使用方法：上药共熬成膏，贴脐部和囟门处。

方义解释：方中苍耳燥湿健脾；生姜温中开胃；黄丹杀虫消积。三药合而用之具有健脾开胃、杀虫消积之功，故可治小儿疳积、虫积腹痛、食欲不振之症。

11. 玄明胡椒粉（《四川中医》）

药物组成：玄明粉 8 克，胡椒粉 0.5 克。

使用方法：上药研细末拌匀，放于脐中，外盖消毒塑料纸或油纸、消毒纱布，用胶布固定，每日换药 1 次。

方义解释：方用玄明粉消积导滞；胡椒粉行气止痛。二者综合具有消积止痛之功，故可治疳积腹痛之症。

12. 消积散（《湖南医药杂志》）

药物组成：山楂、栀子、大枣（去核）各 7 粒，葱头 9 个，芒硝 30 克。

使用方法：上药共研末，加面粉 30 克、白酒适量调和做成 2 个药饼，冷敷于脐部与脐对侧（背部正中命门穴），用纱布包扎，每隔 2~8 小时将药饼取下，加白酒适量再敷，每日数次，共敷三天三夜。

方义解释：方中山楂消食；芒硝、葱头泻积导滞；栀子清热泻火；大枣和胃缓和。诸药合用具有消食导滞之功，故可治小儿疳积、食积不化、大便不通之症。

13. 芒硝敷脐（民间验方）

药物组成：芒硝 30~60 克。

使用方法：将芒硝放布袋内，敷脐上，每日换药 1 次。

方义解释：芒硝性寒软坚泻下，外敷导滞除胀，故可治小儿疳积、大便不通。

14. 二仁膏（《广西中医杂志》）

药物组成：桃仁、杏仁、大黄、山栀各 6 克，芒硝 9 克，蛋清、葱白汁、醋、白酒各少许。

使用方法：前五味药共研末，与蛋清、葱、醋、酒共调匀，敷于脐部，每日换药 1 次，一般治疗 3 次即愈。

方义解释：方中桃仁、杏仁润肠通便；大黄、芒硝攻下通便；山栀泻火解毒。故本方可治小儿疳积、大便秘结、口臭、苔腻脉实之症。

15. 艾椒糊（《新编中医学概要》）

药物组成：艾叶、胡椒各 1 克。

使用方法：上药共研末备用。药粉用黄酒调糊，敷于脐部，隔日换药 1 次，连用 3~5 次为 1 个疗程。

方义解释：方中艾叶暖气血祛寒湿，胡椒温脾胃止疼痛，二者综合应用，具有温脾祛寒之功，适用于小儿疳积，腹泻腹痛，喜温，口淡，舌白腻，脉濡。

16.消疳膏（《中医验方》）

药物组成：芜荑、阿魏、槟榔各等份，葱白 7 茎，生酒糟适量。

使用方法：诸药混合捣融如膏状，贮瓶备用。临用时取药膏分作 2 份，摊于 2 块包布中间，分别贴在患儿脐中穴、脾俞穴，以胶布固定。每日换药 1 次，一般 2~3 次即可减轻症状，贴愈为止。

方义解释：方用芜荑、阿魏、槟榔杀虫疗疳为主，配葱白、生酒糟以助药力，适用于小儿疳积初起、脘腹胀满、神疲纳呆、呕吐食物、大便干结等症。

第十节 小 儿 腹 胀

1.消积除胀散（《中国中医独特疗法大全》）

药物组成：川朴、大黄、黄芩各 6 克，玉米、山楂、麦芽、神曲各 10 克，葛根、柴胡、番泻叶各 3 克。

使用方法：将上药共研为细末。用凡士林膏调和后，取莲子大一团，放于 4.5 厘米×4.5 厘米见方的橡皮胶布上，贴至肚脐，周围固定。每日 1 次，8~10 小时后取下，洗净擦干即可。

方义解释：方用大黄、番泻叶攻下通便，消积导滞为主；辅以山楂、神曲、麦芽、玉米健脾消食；川朴消积除胀；葛根、柴胡宣散郁热。诸药合用共奏通便导滞、消积除胀之功，故可治小儿食积便秘、腹胀腹痛之症。

2.消积饼（《中国中医独特疗法大全》）

药物组成：葱白、豆豉各 5 克，风化硝、车前子各 10 克，砂仁 1.5 克，田螺 1 个，冰片 0.2 克。

使用方法：将上药捣烂如泥，制成饼状。先将冰片置于脐中，再将药饼覆盖脐部，并用纱布固定。每次贴敷 30~60 分钟即可。

方义解释：方中田螺、葱白宣窍通便；风化硝软坚通积；砂仁行气除满；豆豉、车前子、冰片清热止痛。诸药合而用之共奏清热通腑、行气除胀之功，故可治小儿腹胀、大便干结、小便黄赤、苔黄、脉滑数之症。

3. 治疳消胀糊（《民间敷灸》）

药物组成：炒神曲、炒麦芽、焦山楂各 10 克，炒莱菔子 6 克，炒鸡内金 5 克。

使用方法：上述药物共研细末，加淀粉 2 克左右，加白开水调成稠糊状，临睡前贴于脐中，用绷带固定，第 2 日早晨取下，以治疗小儿腹胀厌食。

方义解释：方中山楂、莱菔子、鸡内金消食化积，行气消胀；神曲、麦芽消食和胃。诸药综合具有消食和中、行气除胀之功，故可治小儿疳积，消化不良，脘腹胀满，食欲不振，苔腻，脉滑。

4. 玄椒散（《民间敷灸》）

药物组成：玄明粉 3 克，胡椒粉 0.5 克。

使用方法：上述药物研末调匀，置于脐中，外盖纱布，用橡皮膏固定，每日换 1 次，治疗小儿积滞。

方义解释：方中玄明粉咸寒软坚泻下而通积导滞；胡椒辛热温中消食而祛寒痰冷积。二药合而用之有攻积导滞之功，故可治小儿痰食互结、消化不良、腹胀大便不通之症。

5. 椒蔻丁桂散（《中医验方》）

药物组成：公丁香 30 个，肉桂 1 克，白胡椒 40 粒，白豆蔻 30 粒。

使用方法：上药共研细末，用 100 目筛筛过，贮瓶备用。用时取药末 1~1.5 克，填敷脐中，再外贴万应膏，3 日后除去，或换药再贴 1 次。

方义解释：方用肉桂、丁香暖脏祛寒；白胡椒、白豆蔻温中理气。诸药合用具有温中散寒、行气除胀之功，故可治中焦虚寒、气机阻滞所致的脘腹胀满疼痛。

6. 消积散（《中医杂志》）

药物组成：木香 6 克，鸡内金 3 克，陈皮 3 克。

使用方法：上药研细末，置纱布袋内。用绷带捆新生儿脐上 1 夜。

方义解释：方用木香、陈皮健脾消胀；鸡内金消化食积。诸药合用有消食除胀之功，故可治食积腹胀。

7. 火硝膏（民间验方）

药物组成：火硝 8 克。

使用方法：将火硝撒在普通膏药上，贴在脐部。或用布袋装火硝 30 克，敷脐部，热水袋热熨之，每日 1 次，每次 10 小时。

方义解释：火硝咸寒软坚，消积导滞，故可治小儿食积腹胀，大便秘结。

8. 冰片敷脐法（《湖南医药杂志》）

药物组成：冰片 0.2~0.5 克。

使用方法：上药研末填脐内，外贴胶布固定。再用松节油热敷。每日换药 1 次。

方义解释：冰片辛凉气香，既能通利关膈积气，又能清心开窍，故可治小儿因感染引起的腹胀便秘，甚至神昏之症。

9. 驱胀散（《新中医》）

药物组成：麝香 0.15 克，芒硝黄豆大。

使用方法：将上药混合置于患儿脐内，外用 10 平方厘米大小的棉垫 3~4 块，重叠敷盖在药上（即脐上），用绷带包扎，10 小时后去药。一般 1~2 次即愈。

方义解释：方中芒硝软坚通便，攻积导滞；麝香通利诸窍活血止痛。二药合用具有攻结通便、散结止痛之功，故可治新生儿腹胀腹痛。

10. 顺气消胀散（《新中医》）

药物组成：玄明粉 15 克，小茴香 3 克。

使用方法：将上药共研末，装布袋内，敷脐上，12 小时后去药，如不愈，重复敷药。

方义解释：方中玄明粉消积导滞，小茴香温中行气，二药合用具有消积除胀之功，故可治新生儿腹胀痞满。

11. 茴香消鼓散（《穴敷疗法聚方镜》）

药物组成：茴香 60 克，广木香 18 克，八角 18 克，吴茱萸 36 克。

使用方法：上药共研为细末，装瓶密封备用。取 9 克药末，加热开水调成糊状，均匀铺于纱布上，药厚度约 0.1 厘米，做成 2 厘米 ×6 厘米的药膏布，趁热敷于患儿脐部，冷后上面可加热水袋，贴敷后约 10 分钟，即可放屁或解出大小便，鼓胀症状缓解，可继续敷至症状完全消失为止。本方用于小儿消化不良鼓胀。

方义解释：方用茴香、木香、吴茱萸、八角配合一起，发挥温中理气、消结除满之功，故可治小儿胃寒食滞、脘腹胀满之症。

第十一节 厌 食

1. 千层化积膏（《河北中医》）

药物组成：生杏仁、栀子、小红枣各适量。

使用方法：药量均为女七男八，黍米 1 小撮，制成膏药。贴于脐部。

方义解释：方中杏仁消积润肠；红枣和理中焦；栀子泄热除烦。诸药合而用之共奏和中消食之功，故可治小儿食积厌食之症。

2. 健脾消食散（《常见病民间传统外治法》）

药物组成：生山楂 9 克，陈皮 6 克，白术 6 克。

使用方法：将上药共研为细末，填于患儿脐上，每日换药 2 次，连续 3~5 日。

方义解释：方用白术、陈皮健脾和中；山楂消食健脾。三药合用具有健脾消食之功，故可治小儿脾虚厌食。

3. 醒胃糊（《中国中医独特疗法大全》）

药物组成：神曲、炒麦芽、焦山楂各 15 克，炒莱菔子 12 克，炒鸡内金 9 克。

使用方法：将上药共研为细末，备用。用时取适量药末与水拌成糊状，敷脐。

方义解释：本方由消食药物组成，其中神曲、麦芽长于健脾和胃而消食；焦山楂、鸡内金善于消食滞，祛肉积；莱菔子导滞破气。诸药合用具有消食除满、健脾开胃之功，故可治小儿食积胀满、食欲不振之症。

4. 消积开胃膏（《中国中医独特疗法大全》）

药物组成： 大黄、白丑各 6 克，白豆蔻、焦山楂、炒麦芽、神曲各 4 克，高良姜、陈皮各 5 克。

使用方法： 将上药粉研碎过筛备用。用凡士林调配成稠膏，取莲子大一团药膏，置于一块 3.5 厘米 × 3.5 厘米的橡皮膏中央，对准脐心贴上，四周粘牢，每晚 1 次，每次贴 8~10 小时（夏季时间不可过长），10 日为 1 个疗程，连敷 3~5 个疗程。

方义解释： 方用大黄、白丑攻结通便；焦山楂、神曲、炒麦芽健脾消食；高良姜温中理气；白豆蔻、陈皮醒脾悦胃，增进食欲。诸药合用具有消食攻结、醒脾开胃之功，故可治小儿食积便秘、纳谷不馨之症。

第十二节　小儿食积

1. 保安丹（《广西中医药》）

药物组成： 白术（炒）、苍术（土炒）、茯苓各 15 克，陈皮、吴茱萸各 10 克，丁香、泽泻各 8 克，白胡椒 2 克，草果 5 克。

使用方法： 上药共研细末，贮瓶备用。每次取药末 2~5 克直接放入或用水调糊敷于脐中，外用胶布固定。24 小时后将药取下，每日敷药 1 次。敷药后需保持温暖，可用暖水袋热熨，或上盖棉垫。

方义解释： 方中茯苓、白术、陈皮健脾化湿；苍术、草果燥湿止泻；吴茱萸、丁香温中散寒，降逆止呕；泽泻分清别浊，制止腹泻。诸药合用具有健脾止泻、降逆止呕之功，故可治小儿脾虚、湿浊内阻、吐泻不止者。

2. 消食熨（民间验方）

药物组成： 紫苏、山楂各 60 克（研末），生姜 60 克（捣烂）。

使用方法： 将上药一起入锅炒热，以布包裹，热熨于脐部，并作顺时针摩运。

方义解释： 方用山楂消化食积；紫苏、生姜温中散寒，理气消胀止呕。三药合用共奏消食理气、散寒止痛之功，故可治小儿寒食积滞及呕吐之症。

3. 大黄散（民间验方）

药物组成：大黄粉 10 克。

使用方法：将大黄粉与适量白酒调和成糊状，敷于神阙穴，外覆纱布，以热水袋熨之，每次 10~20 分钟，每日 1~2 次。

方义解释：大黄有攻结导滞之功，且药性苦寒峻猛，故善治小儿乳食积滞、烦躁不安、大便秘结、脘腹胀满之症。

4. 消食散（《脐疗》）

药物组成：山楂、玄明粉各 10 克，肉桂、厚朴各 6 克，鸡内金 9 克，莱菔子 10 克。

使用方法：上药共研末，瓶装备用。每次取药粉 3 克，用温开水调为糊状，敷于脐部，外用纱布、胶布固定。每日换药 1 次。外敷 1~2 日即可获效，3~5 日即可痊愈。

方义解释：方中山楂、鸡内金、莱菔子消食化积；玄明粉消胀导滞；厚朴行气消胀；肉桂温中止痛。诸药合用具有消食除胀之功，故可治小儿食积停滞、腹胀便秘、嗳腐、苔厚腻、脉滑。

5. 消积散（《辽宁中医杂志》）

药物组成：玄明粉 8 克，胡椒粉 0.5 克。

使用方法：上药混匀，放入脐中，上敷消毒纱布，外用胶布固定，每日换药 1 次。

方义解释：方中玄明粉泻下散结；胡椒行气止痛。二药合用有攻积止痛之功，故可治食积便秘、腹胀腹痛之症。

6. 槟姜消食散（《脐疗》）

药物组成：槟榔 9 克，良姜 3 克。

使用方法：上药共研末，敷于脐部，外用纱布、胶布固定。

方义解释：方中槟榔破积消食；良姜温中和胃。二药合用具有消食和中作用，故可治小儿食积、腹胀腹痛、食欲不振。

7. 朴硝陈皮散（《脐疗》）

药物组成：朴硝 6 克，陈皮 8 克。

使用方法：上药共研细末，水调为稠糊，外用纱布、胶布固定，每日换药 1 次，连用 3 次为 1 个疗程。

方义解释：方中朴硝消积导滞，陈皮理气调中，二药相合具有消积滞、理脾胃之功，故可治食积停滞、恶心呕吐、腹痛便秘。

8. 消积导滞膏（《敷脐妙法治百病》）

药物组成；水红花子 30 克，槟榔、莱菔子、鸡内金、莪术、三棱、生大黄各 10 克，枳实 10 克，广木香 10 克，香油 500 毫升，黄丹 180 克。

使用方法：上药除黄丹外，其余诸药放入香油中浸泡 1 日，然后将香油和药物共投入锅中加热，待药炸枯，过滤去渣。取黄丹徐徐加入，边下边搅，再熬煎油，至滴水成珠时退火，冷却收膏，备用。用时取药膏适量，摊于 2 厘米 ×8 厘米的塑料布中央，贴敷在患儿脐孔上，再加胶布固定之。每日换药 1 次，贴至病愈为度。

方义解释：方用鸡内金、莱菔子消食导滞；莪术、三棱除胀消疳；枳实、木香行气散结；水红花子、大黄祛瘀散结。诸药同用，有较强的消积导滞作用，适用于体质较好、积滞明显者，症见脘腹胀满，青筋暴露，纳呆神疲，呕吐食物残渣，大便干结或溏泄秽臭等。

第十三节　小 儿 流 涎

1. 栀子膏（《穴位贴药疗法》）

药物组成：栀子 2 克。

使用方法：将栀子炒焦研末，用水调为糊，敷脐部，外用纱布包扎。每日换药 1 次。

方义解释：栀子清心凉脾，化湿利尿，故可治心脾积热所致的小儿口角流涎、小便短赤、舌红、脉细数之症。

2. 止涎散（《民间验方》）

药物组成：胆南星 10 克，吴茱萸 20 克。

使用方法：上药共研末。每次取药粉 1 克，蜜调为膏敷脐部，外用纱布包扎。每日换药 1 次。连用 5 次为 1 个疗程。

方义解释： 方中胆南星燥湿，吴茱萸温化寒湿。二药合用有化湿之功，故可治小儿口角流涎，见大便溏薄、小便清长者。

第十四节 小 儿 马 牙

1. 芙蓉饼 (《理瀹骈文》)

药物组成： 鸡蛋 1 个，芙蓉叶 150 克。

使用方法： 将鸡蛋煮熟，芙蓉叶捣烂，包住鸡蛋，再煎为饼，贴脐部。

方义解释： 芙蓉叶有凉血解毒、消肿止痛之功，配以鸡蛋，则效更佳。本方适用于小儿马牙、重舌、吵闹不安。

2. 黄芩散 (《脐疗》)

药物组成： 黄芩 10 克。

使用方法： 上药研末备用。每次取黄芩 0.5 克，用鸡蛋清调为稀糊状，涂脐中，外贴胶布固定。每 12 个小时换药 1 次。

方义解释： 黄芩苦寒清热，泻火解毒，故可治热毒蕴积所致马牙，哭闹不愿吮奶。

按注： 马牙是指未长牙前的哺乳婴儿，在牙龈处长出的点点白色斑块，而影响婴幼儿哺乳，本症实际上也是一种牙龈的感染症状，由于疼痛而常致小儿哭闹不安，不愿吮奶。

第十五节 小 儿 泄 泻

1. 肠炎散 (《中国中医独特疗法大全》)

药物组成： 朱砂、樟脑、松香、明矾各 6 克。

使用方法： 将上药研为细末，备用。用醋与药末调和后，敷脐。

方义解释： 方用松香、明矾燥湿止泻为主；辅以朱砂、樟脑辟秽解毒，通窍止痛。诸药合而用之共奏止泻、辟秽之功，故可治小儿肠炎腹泻之症。

2. 香参散（《中国中医独特疗法大全》）

药物组成： 苦参、木香各 10 克。

使用方法： 上药研末备用。用时取药末 2 克，用温开水或淡盐水调和后敷脐，外用脐布固定，24 小时更换 1 次。

方义解释： 方用苦参清热燥湿；木香理气止痛止泻。二药合而用之有燥湿止泻之功，故可治小儿急性肠炎、泻下赤白、腹痛、苔黄腻、脉数之症。

3. 秋季腹泻散（《中国中医独特疗法大全》）

药物组成： 肉桂 9 克，五倍子 12 克，冰片 6 克。

使用方法： 将上药研末敷于脐部。

方义解释： 方用五倍子涩肠止泻为主；肉桂温肠散寒；冰片辟秽止痛为轴。三药合用共奏温里止泻、辟秽止痛之功，故可治小儿秋季腹泻、腹痛肠鸣、苔白脉沉之症。

4. 姜附散（《中国中医独特疗法大全》）

药物组成： 炮姜 30 克，附子 15 克。

使用方法： 上药研末备用。用时取药末 2 克敷脐孔，炒葱、盐熨脐腹。

方义解释： 本方为辛热之品，炮姜、附子均具暖肠胃、逐寒温、止泄泻之功，故可治虚寒性腹泻、泻下如水样、肢冷而白、苔白脉迟之症。

5. 肉蔻散（《中原医刊》）

药物组成： 肉豆蔻、车前子、诃子、木香各等份。

使用方法： 上药共研细末备用。每次取药粉适量（6 个月以下婴儿每次用 2 克，6~12 个月婴儿每次用 25 克。1 岁以上婴儿每次用 3~5 克），先用生姜汁调为糊状，铺在 5 厘米×5 厘米的胶布上，贴在脐部。每次贴 4 小时，每日贴 2 次，间隔 2 小时即可。

方义解释： 方中肉豆蔻、诃子温中涩肠；车前子分清别浊，清热止泻；木香和胃理气。诸药综合具有温中止泻作用，故可治婴幼儿水泻，症见肠鸣、纳呆、苔白。

按注： ①暂禁食 2~4 小时，但可喂服糖盐水，腹部不能受凉。②如遇皮肤对胶布过敏者，可用绷带等物代替。

6. 二香散（《中医杂志》）

药物组成： 丁香、木香各8克，肉桂5克。

使用方法： 上药共研细末，装入纱布袋内备用。用时将药袋敷在脐部，每日换药1次，一般1~3次即可见效。

方义解释： 方中丁香、木香温中止泻；肉桂温脾散寒。诸药合用具有温脾止泻作用，故可治脾胃虚寒、腹痛泄泻、苔白润、脉沉细者。

7. 温中止泻散（《广西卫生》）

药物组成： 白胡椒2份，肉桂1份，丁香1份。

使用方法： 上药共研细末，装瓶备用。每次取1~2克药粉调敷脐部，外用胶布固定。每日换药1次，治愈为止。

方义解释： 方中白胡椒温中散寒；肉桂、丁香暖脾肾，祛寒止泻。诸药合用具有温脾肾、止泄泻之功，故可治脾肾虚寒、久泻不止、食入即泻、四肢不温、食欲不振、舌淡、脉细之症。一方用丁香肉桂二味也效。

8. 止泻膏（《中医验方》）

药物组成： 白胡椒10粒，干姜10克，生姜10克，小茴香12克，肉桂8克，葱白3根。

使用方法： 先将前五味药共研为粗末，然后和葱白共捣烂，再加酒精适量，将诸药拌湿润，放锅内炒热，装布袋热敷于脐部。每日热敷2次，每次热敷15~20分钟，一剂药可用1日，用时再炒热。

方义解释： 方中白胡椒、干姜、生姜、小茴香温里散寒；葱白通阳祛寒；肉桂暖脾温肾。诸药合用具有温脾肾、散寒凝之功，故可治寒客肠胃、阳气受遏、传化失常所致的大便稀薄有泡沫，肠鸣腹痛，苔白、脉沉。

9. 石榴皮敷法（《河南中医学院学报》）

药物组成： 鲜石榴果皮30克。

使用方法： 将石榴果皮捣为糊状，敷于脐部，外用胶布封贴，每24小时换药1次。

方义解释： 石榴皮酸涩入肠，具有涩肠止泻作用，用新鲜者，效力更佳，故可治小儿腹泻无发热者。

10. 小儿腹泻饼（《铁道医学》）

药物组成： 五倍子（炒黄）10克，干姜10克，吴茱萸5克，公丁香5克。

使用方法： 上药共研末备用。每次取药末10克，用白酒调成软面团状，做成直径5厘米的药饼，敷脐部，固定。每日换药1次，连用1~8次。一般2~5次即愈。

方义解释： 方中五倍子涩肠止泻；干姜、吴茱萸、丁香温中祛寒。诸药合用具有温中止泻作用，故可治小儿脾胃虚寒、泄泻如水样者。

11. 华佗治小儿泄泻神方（《华佗神医秘传》）

药物组成： 木鳖子1枚（煨熟去壳），丁香8粒。

使用方法： 上药共研末，米糊为丸，填入小儿脐中，外贴寻常膏药即可。

方义解释： 木鳖子止泻痢，消疳积；丁香温中止痛。二药合用具有消积止泻作用，故可治小儿食积腹泻，大便腐臭，苔厚腻，脉滑。

注：惟本方不可入口。

12. 白胡椒散（《河北中医》）

药物组成： 白胡椒适量。

使用方法： 每次用白胡椒1~2粒研成细末，填脐中，用胶布贴敷，每24小时换药1次，连用2~3次。

方义解释： 白胡椒温中散寒，故可治小儿着凉后引起的腹泻腹痛。

13. 吴萸胡椒膏（民间验方）

药物组成： 吴茱萸30克，白胡椒30个，丁香6克。

使用方法： 上药共研末备用。每次取药粉1.5克，加适量凡士林调膏，敷脐部固定。2日换药1次，一般2~3次即愈。

方义解释： 吴茱萸、白胡椒、丁香均为温里散寒之品，故可治"寒邪客于小肠，小肠不得成聚"所致的肠鸣泄泻，腹痛肢冷，苔白脉沉。

14. 葎草熨剂（民间验方）

药物组成： 鲜葎草100克。

使用方法： 将葎草捣烂如泥，炒热，敷脐部，冷则重炒复熨之。每日1

次，每次熨 20 分钟。

方义解释：葎草苦寒，清热解毒治痢，故可治小儿急性腹泻，发热口渴，肛门炽热，苔黄腻，脉滑数。

15. 止泻贴脐剂（《新医学杂志》）

药物组成：苍术 15 克，吴茱萸 15 克，丁香 3 克，胡椒 15 粒。

使用方法：上药均焙干，共研细末备用。每次取药粉 18 克，用食油调为糊状，敷于脐部，以胶布外贴固定。每日换药 1 次，有脱水者禁食 12 小时，服糖苏打盐水。一般治疗 1~2 次即愈。

方义解释：方中苍术燥湿健脾止泻；吴茱萸、胡椒、丁香温中散寒。诸药合用具有温中燥湿之功，故可治寒湿中阻、腹胀泄泻、大便清如水样、苔白腻、脉濡之症。

16. 止泻散（民间验方）

药物组成：干姜 8 克，白胡椒 10 粒，五倍子 2 克，石榴皮 10 克。

使用方法：上药共研细末，用温开水调为糊状，填敷脐部，再用纱布、胶布固定。每日换药 1 次。

方义解释：方中干姜温中祛寒；五倍子、石榴皮涩肠止泻。诸药合用具有温中涩肠之功，故可治小儿泄泻，大便稀薄，日久不愈，纳呆肢冷。

17. 健脾止泻散（《上海中医药杂志》）

药物组成：肉桂、苍术各等份。

使用方法：上药共研末备用。每次取药末 2 克，用唾液调和贴敷脐部，24 小时换药 1 次。并可同时配合艾条温灸足三里穴，每日 1 次，每次 20 分钟。

方义解释：肉桂温中散寒；苍术燥湿止泻。二药合用具有温中燥湿止泻之功，故可治寒湿阻滞引起的小儿腹泻、内夹不消化食物、纳呆、苔白腻者。

18. 消食止泄散（《上海中医药杂志》）

药物组成：朴硝、苍术粉各适量。

使用方法：先用朴硝（一般 60~120 克）罨于腹部，用绷带包扎，6~12 小时后取下。再用苍术粉 2 克，用唾液调和填脐，外盖以胶布固定。1~2 日换药 1 次，一般 2~3 次即愈。

方义解释： 方中朴硝消食积；苍术燥湿健脾。二药合用有燥湿健脾、消积止泻作用，故可治小儿食积引起的腹泻、大便腐臭、口臭纳呆、苔白腻者。一方单用朴硝亦效。

19. 车前肉桂散（民间验方）

药物组成： 车前子、肉桂各适量。

使用方法： 上药二味研末，纳脐。

方义解释： 方用车前子渗湿止泻；肉桂温里祛寒。二药合用有温中散寒、渗湿止泻之功，故可治寒湿腹泻，大便清稀如水样。

注：白芥子末或胡椒末，或姜汁调肉挂或丁香、枯矾末，或胡椒、大蒜、艾叶、吴茱萸、灶心土，纳脐均有效。

20. 三黄粉（《上海中医药杂志》）

药物组成： 黄连、黄芩、黄柏各等份。

使用方法： 上药研末，用大蒜液调成糊状（每次用 5 克），涂脐上，用蜡纸覆盖，纱布固定，每日 1~2 次，3 日为 1 个疗程。

方义解释： 方中黄连、黄芩、黄柏均为苦寒之品，具有燥湿止泻、泻火解毒之功，故可治湿热泻痢、赤白相兼、肛门灼痛之症。

21. 车前丁桂散（民间验方）

药物组成： 车前子 3 克，丁香 1 克，肉桂 2 克。

使用方法： 上药研细末和匀、备用。用时取药末 2 克，置于脐中，然后以加热之纸膏药盖贴脐上。每隔 2 日换 1 次，治疗小儿脾虚泄泻症。

方义解释： 方中车前子分清别浊，渗湿止泻；丁香、肉桂益火助阳，温中散寒。诸药合而用之共奏暖脾肾、别清浊、止泄泻之功，故可治小儿形寒、消瘦纳呆、大便稀薄如水样、苔白滑、脉细弱之症。

22. 吴萸丁椒散（民间验方）

药物组成： 吴茱萸子 30 克，丁香 6 克，胡椒 30 粒。

使用方法： 上药共研成粉，备用。每次用药粉 1.5 克，调适量凡士林，敷脐部。每日换药 1 次。

方义解释： 方用吴茱萸、胡椒温脾止泻为主；辅以丁香温中散寒止痛。

三药合而用之共奏温脾止泻、散寒止痛之功，故可治小儿脾胃虚寒、脘腹冷痛、泄泻便溏、不思饮食、唇淡苔白、脉细之症。

23. 五倍枯矾膏（民间验方）

药物组成： 五倍子1.5克，枯矾10克，黄蜡30克。

使用方法： 先将五倍子、枯矾研细末，越细越好，将黄腊置于小锅内加温熔化，再加入五倍子、枯矾末，边放边搅，搅匀后待凉备用。用时先用温水将脐眼洗净，取药膏约1克，放4平方厘米的胶布上，文火化开贴于脐眼上。每日1帖，并热敷双脚，以利药物吸收。

方义解释： 方中五倍子酸涩入肠，有显著的涩肠止泻之功；辅以枯矾止泻。诸药合用则力效更甚，故可治小儿久泻不止。

24. 川椒膏（民间验方）

药物组成： 川椒末（黑白均可），麝香膏1张。

使用方法： 将川椒药填满患儿肚脐眼，再贴麝香膏，并以宽布带固定，24小时如未好转可换贴1次。

方义解释： 川椒味辛，药性大热而入脾胃经，善于温中止痛、暖脾止泻，故可治脘腹冷痛、脾虚便溏之症。

25. 热泻散（《湖北中医杂志》）

药物组成： 黄连10克，黄芩15克，砂仁、米壳各6克，焦山楂20克，五倍子5克。

使用方法： 将上药研末，混匀装瓶备用。取药粉适量，以陈醋调成糊状，填满脐窝，外用胶布固定，24小时后去掉，一般贴2次即愈。

方义解释： 方用黄连、黄芩清热燥湿；五倍子、米壳涩肠止泻；砂仁化湿行气；焦山楂消食健脾。诸药合而用之共奏清热燥湿、涩肠止泻之功，故可治小儿腹泻、日久不愈者。

26. 温泻散（《湖北中医杂志》）

药物组成： 吴茱萸60克，苍术70克，白胡椒20克，肉桂30克，枯矾30克。

使用方法： 上药分别研成细末，混匀，过80号目筛即成，瓶装密封备用。先用淡盐水将脐部洗净擦干，取药粉5~7克，以老陈醋调成糊状，置脐部，外用麝香虎骨膏固定，每隔 24 小时更换 1 次，连用 5 次为 1 个疗程。

方义解释： 方用苍术、肉桂温脾化湿；吴茱萸、白胡椒温中止痛；枯矾涩肠止泻。诸药合用具有温中化湿止泻之功，故可治寒湿腹泻。

27. 椒藿丁桂散（《新中医》）

药物组成： 白胡椒 4 克，肉桂、丁香各 2 克，藿香 3 克。

使用方法： 上药共研成细末，混匀装瓶密封备用。每次用 18 克调敷脐部。每日 1 次，外用胶布固定。

方义解释： 方用白胡椒、肉挂、丁香温中止泻；藿香化湿醒脾。诸药合用具有温中止泻之功，故可治寒湿泄泻。

28. 葱姜茴香饼（民间验方）

药物组成： 生葱 1 根，生姜 15 克，茴香粉 15 克。

使用方法： 生葱、生姜同捣碎，加入茴香粉混匀后炒熟（以皮肤能忍受为度）成饼，用纱布包好敷于脐部。每日 1~2 次，直到治愈为止。

方义解释： 方用生葱、生姜散寒通阳；茴香温中调脾。诸药合用共奏温中散寒、通阳理脾之功，故可治小儿受寒引起的脘腹冷痛、呕吐泄泻之症。

29. 消化散（《中医验方》）

药物组成： 吴茱萸、肉桂、木香各 5 克，公丁香、地榆各 4 克，海绵布、纱布各适量。

使用方法： 上药研细末置于肚脐上，上盖海绵布、纱布。48 小时取下，一般连用 2~4 次。

方义解释： 方中吴茱萸、地榆一寒一热，燥湿止泻，为主要部分；辅以肉桂、丁香温中散寒；木香行气止痛。诸药合用共奏燥湿止泻、温中止痛之功，故可治小儿泄泻便溏、腹满冷痛、食欲不振、形寒肢冷之症。

30. 红灵丹（《浙江中医杂志》）

药物组成： 红灵丹适量。

使用方法： 病情较轻，每日泄泻 3~5 次者，用红灵丹 0.15~0.3 克，放入脐内，外用胶布或薄膏药外贴，24 小时后如泻未止，再换药 1 次。病程较久，每日泄泻 5 次以上者，用上法的同时，再用红灵丹 0.15~0.3 克、硫黄粉 0.1~0.15 克，贴于龟尾穴。

方义解释：红灵丹有辟瘟解毒、解暑止泻之功，故可治夏季腹泻及细菌性痢疾。

31. 止泻散（《江苏中医杂志》）

药物组成：吴茱萸、公丁香各 30 克，肉桂 15 克，广木香、炒车前子、胡椒粉、五倍子各 10 克。

使用方法：上药共研细末，装瓶备用。每次用 1.5~2 克，用米酒调成饼状，置于脐中，外用伤湿止痛膏固定。每 1~2 日换药 1 次（有脐炎和皮肤过敏者忌用）。

方义解释：方用吴茱萸、公丁香、肉桂、木香、胡椒粉温中止泻；车前子化湿止泻；五倍子涩肠止泻。诸药合而用之共奏温中止泻之功，故可治脾胃虚寒所致的腹泻腹痛之症。

32. 止泻膏（《上海中医药杂志》）

药物组成：炒苍白术、车前子、云苓、煅诃子、炒薏苡仁各 10 克，吴茱萸、丁香、胡椒、炒山楂各 6 克。

使用方法：上药共研细末，取适量用香油调如花生米大小，塞脐窝，用胶布固封，每日 1 换。

方义解释：方用苍白术、茯苓、薏苡仁健脾祛湿；煅诃子涩肠止泻；车前子分清别浊，化湿止泻；山楂消化食积；吴茱萸、丁香、胡椒温中止痛。诸药合而用之具有健脾消食、化湿止泻之功，故可治脾虚湿困所致的慢性腹泻。

33. 香附米酒饼（《四川中医》）

药物组成：制香附 50 克，米酒适量。

使用方法：将制香附研末，加米酒调成干糊状，做成小饼，用纱布包裹，待小儿入睡后外敷神阙，每次 4~6 小时。白天用艾条施灸神阙、天枢、足三里，每次 10 分钟，每日 3 次。轻者 1 日，重者 2~3 日即愈。

方义解释：香附辛苦甘平，入气分而调三焦气滞，尤善疏肝理气，为治肝胃不和之要药，李时珍誉之为"气病之总司"。本方以其治小儿腹泻，取其理气疏肝和胃之功，加适量米酒，一为助药力渗透，二为增温中之力。

34. 马齿苋敷脐法（《湖南中医杂志》）

药物组成： 马齿苋适量。

使用方法： 上药捣烂，敷脐。

方义解释： 马齿苋为清热解毒治痢要药，也可治小儿急性腹泻。

35. 伤湿止痛膏（民间验方）

药物组成： 伤湿止痛膏。

使用方法： 伤湿止痛膏剪成 4 厘米 ×4 厘米的方块，贴于肚脐中央，每日更换 1 次。

方义解释： 伤湿止痛膏有祛风除湿、活血止痛之功，故可治小儿寒湿泄泻、腹痛时作之症。

第十六节　小儿痢疾

1. 加味香连散（《中国中医独特疗法大全》）

药物组成： 黄连、木香各 6 克，吴茱萸 8 克。

使用方法： 上药研末备用。取药末与水调后敷脐。

方义解释： 方用黄连苦寒燥湿，清热止泻；木香、吴茱萸辛温暖脏，理气止泻。三药合而用之共奏燥湿止泻、理气止痛之功，故可治赤白痢疾、泻下腹痛之症。

2. 寒痢散（《中国中医独特疗法大全》）

药物组成： 肉桂、针砂、枯矾各 10 克。

使用方法： 上药研末备用。用时取适量药末，与凉水调和后敷脐。

方义解释： 方中枯矾涩肠止泻；针砂消积导滞；肉桂温里散寒止痛。三药合用共奏消积止泻、温里止痛之功，故可治痢疾腹痛、里急后重、四肢不温、舌苔白腻、脉沉细之症。

3. 治痢散（《串雅内编》）

药物组成： 田丁香 4 粒，木鳖子 1 个，麝香 0.3 克，肉桂 3 克。

使用方法：上药共研末备用。每次取药粉 1 克，水调为丸，纳脐中，外用寻常膏药贴之，其症重者可用热茶壶熨之。

方义解释： 方中田丁香、肉桂温里祛寒；木鳖子、麝香散瘀通滞。诸药合用有温里导滞之功，故可治里寒内盛所致的泻痢腹痛。

4. 白头翁散（《脐疗》）

药物组成： 白头翁 15 克，黄连 10 克，白胡椒 6 克。

使用方法： 上药共研细末备用。每次取药粉 2 克，水调为糊，填脐中，外用纱布固定。每日换药 1 次。

方义解释： 方中白头翁、黄连药性苦寒，能清热解毒、燥湿止痢，作为主药；白胡椒药性温热，既能反佐他药，以防苦寒太过，又可促使药效渗透，还有止痛之功。诸药合用具有解毒止痢之功，故可治小儿痢疾、红白相兼、发热、腹胀、腹痛之症。

5. 蒜泥敷脐法（民间验方）

药物组成： 大蒜数枚。

使用方法： 上药捣如泥，贴肚脐中。

方义解释： 大蒜有较强的解毒治痢之功。故本方可治痢疾腹痛之症。

6. 香霜散（《中医验方》）

药物组成： 木香、丁香、杏霜、巴豆霜、百草霜、肉豆蔻霜、炮姜霜、木鳖仁灰各等份。

使用方法： 上药共研为末，掺散阴膏贴脐上。

方义解释： 方中巴豆霜、百草霜温通寒积；木鳖仁消积止泻；肉豆蔻、炮姜温中止泻；木香、丁香散寒行气止痛；杏仁霜宽肠止痛。诸药合用共奏温中止泄、消积止痛之功，故可治痢疾腹痛、泻痢后重、苔白浊、脉沉之症。

7. 吴萸六一散（民间验方）

药物组成： 吴茱萸 6 克，六一散 9 克。

使用方法： 上药水调敷脐部。

方义解释： 方中吴茱萸温脾止泻；六一散利水渗湿，分清别浊。二药合而用之有止泻之功，故可治痢疾腹泻之症。

8. 黄瓜藤敷脐法（民间验方）

药物组成： 黄瓜藤 2 根。

使用方法： 上药烧存性，用香油调饼，贴脐眼部。

方义解释： 黄瓜藤淡渗利湿而治泻痢，故本方可治痢疾。

9. 噤痢膏（《中国中医独特疗法大全》）

药物组成： 田螺、细辛、皂角各 9 克，葱 8 根。

使用方法： 将上药捣烂调和备用。用时取适量敷脐。

方义解释： 方中皂角通关透窍，消积开噤，用为主药；辅以细辛、葱白温里通阳，田螺寒滑通利，并制约上药辛热之性。诸药综合具有通阳开噤之功，故可治寒湿痢疾、泻下过度所致的不能进食者。

10. 止痢粉（《敷脐妙法治百病》）

药物组成： 槐花 6 克，黄连、雄黄各 6 克，枳壳 15 克，黄柏 80 克，白头翁 15 克。

使用方法： 上药共研为末。用黑砂粉调 8 克，贴脐上，候半日后，大便下清水时，即去之。

方义解释： 方中黄柏、黄连、白头翁清热燥湿治痢；雄黄解治痢；槐花凉血止血；枳壳行气导滞。诸药配伍同用，具有清热燥湿、凉血解毒之功。本方适用于热毒痢疾，症见下痢赤多白少，口渴，烦躁不安，里急后重，肛门灼热，尿短赤，舌红苔黄而腻，脉洪数。

第十七节　胎　黄

1. 消胎黄糊（《敷脐妙法治百病》）

药物组成： 车前子 10 克，生栀子 9 克，大黄 8 克，黄芩 9 克，鲜茵陈汁 1 小杯。

使用方法： 将前四味药共研为细末，过筛，与茵陈汁调拌成糊状，备用。用时取药糊直接填满婴儿肚脐孔，外加纱布覆盖，并加胶布固定之。每日换药 1~3 次，勤贴换，直至黄疸尽退，方可停药。

方义解释：方用茵陈清热利湿退黄，为要药；配山栀、大黄、黄芩清肝胆湿热而增强其退黄疸作用；车前子利湿，使湿热之邪从小便而解。综观全方，诸药合用有较强的清热利湿退黄作用，适用于新生儿黄疸，属湿热内蕴型，症见皮肤色黄鲜明，伴发热，烦躁，尿黄，便秘，指纹青，脉数。

2. 解毒消黄糊（《敷脐妙法治百病》）

药物组成：水牛角 10 克，黄连、山栀、天麻各 10 克，鲜茵陈汁 1 小杯（干品也可用 10 克）。

使用方法：将栀子、黄连、天麻共研为细末，茵陈汁调成糊状，备用（用干品者清水调）。临用时取犀角粉 0.15 克填于肚脐上，再将药糊盖在上面，外以纱布覆盖，胶布固定。每日换药 1~2 次，直至病愈。

方义解释：方用茵陈、黄连、山栀清利湿热，退黄；水牛角清热凉血；天麻平肝息风。诸药配伍同用，适用于胎黄症属热毒壅盛者，症见面目皮肤发黄，多在生后较晚时间内出现，伴发热，烦躁喘促，拒食或呕吐，腹泻，皮肤有瘀斑，或抽搐，或昏迷，舌质红绛苔黄，指纹紫。

3. 茵陈利湿糊（《敷脐妙法治百病》）

药物组成：茵陈 30 克，茯苓、猪苓、泽泻、车前子各 15 克。

使用方法：上药共研为末，用时取适量用清水调成糊状，贴敷于患儿脐孔穴上。每日换药 1~3 次，至病愈方可停药。

方义解释：方用茵陈清热利湿退黄，配茯苓、猪苓、泽泻、车前子利湿以助退黄。本方适用于胎黄症属脾湿型，症见皮肤、面目发黄日久不退，黄色较黯，神疲无力，纳少腹胀，大便稀薄，舌质淡、苔白腻，指纹色淡，脉缓。

第十八节　小儿肾炎水肿

1. 野麦冬消肿法（民间验方）

药物组成：野生大麦冬（百合科）的鲜块根 50 克。

使用方法： 上药捣烂如泥，敷脐部，每日换药1次。

方义解释： 大麦冬药性苦寒，有清肺利尿之功，肺热泄，则通调水道的功能恢复，故可治小儿肾炎水肿，伴咳嗽、发热之症。

2. 地龙膏（《严氏济生方》）

药物组成： 地龙、猪苓、针砂各30克。

使用方法： 上药共研末，捣葱汁和药为膏，敷脐，外用纱布包扎。每日换药1次。

方义解释： 方以地龙药性寒滑为主药，有清热利水之功；针砂、猪苓利水消肿。三药合用有清热利水消肿作用，故可治小儿水肿，身热口于，舌红脉滑。

3. 马蹄金（民间验方）

药物组成： 鲜马蹄金适量。

使用方法： 上药捣敷脐上，每日1次，7日为1个疗程。

方义解释： 本方具有清热利水消肿之功，主要用于小儿肾炎水肿。

第十九节　小儿二便不通

1. 葱酒通便熨剂（民间验方）

药物组成： 葱白2根，酒糟1撮。

使用方法： 上药共捣烂炒热，敷脐部，外用纱布包扎。

方义解释： 方中葱白温通阳气，通利二便；酒糟温中消食。二药合用有温里通便之功，故可治里寒内积所致的大便秘结、小便不利之症。

2. 通尿灵（《中医验方》）

药物组成： 田螺8个，朴硝9克，槟榔8克，鲜车前草30克，生葱白8寸，冰片0.3克。

使用方法： 上药共捣烂，贴脐中。

方义解释： 方中田螺性寒滑利而通尿；葱白性温通阳而利尿；车前子、冰片清热通窍，利尿通淋；朴硝、槟榔消积清热。诸药合用共奏清热利尿之功，故可治小便不通。

3. 通便饼（《脐疗》）

药物组成： 葱 2 棵，生姜 6 克，豆豉、食盐各 9 克。

使用方法： 以上诸药同捣烂，做成药饼，将药饼烤热敷脐部，用布扎紧，1~2 小时后见效。

方义解释： 方中葱、生姜温里通利二便；豆豉散郁除火；食盐通腑消食。诸药综合具有通利二便之功，故可治小儿大小便不通。

第二十节 小 儿 遗 尿

1. 遗尿散（《中国中医独特疗法大全》）

药物组成： 麻黄 3 克，益智仁、肉桂各 1.5 克。

使用方法： 将上药研末备用。用时取 8 克药末，用少量食醋调成饼状，敷于脐心，外用胶布固定，3~6 小时后取下。然后间隔 6~12 小时再用上药敷脐，连敷 3 次。然后每隔 1 周填脐 1 次，连续 2 次巩固疗效。

方义解释： 方中以益智仁补肾固精、止遗缩尿为主；辅以肉桂、麻黄温肾祛寒，暖脏振阳。诸药合用共奏温肾助阳、固精止遗之功，故可治小儿遗尿、尿频、舌淡苔白、脉沉细之症。

2. 缩尿散（《中国中医独特疗法大全》）

药物组成： 五倍子 5 克，五味子 25 克，菟丝子 7.3 克。

使用方法： 将上药研为细末，备用。入夜，取适量醋将药末调和后敷脐，次晨取下。

方义解释： 方用五倍子、五味子涩精缩尿，菟丝子补肾固精，三药合而用之共奏固精缩尿之功，故可治小儿遗尿。

3. 葱白硫黄散（《中医杂志》）

药物组成： 2 寸带须葱白 8 支，硫黄 30 克。

使用方法： 上药共捣烂如泥，睡前将药泥敷于脐部，外用纱布包扎，8~10 小时后去药。

方义解释：葱白温通阳气，硫黄助阳缩尿，二药合用具有温阳缩尿之功，故可治小儿遗尿，面色㿠白，舌淡脉细。

4. 缩尿膏（《江苏中医杂志》）

药物组成：炮附子6克，补骨脂12克，生姜30克。

使用方法：前二味药共研末，生姜捣烂为泥，和药粉调为膏，敷脐部，外用纱布、胶布固定，5日换药1次。

方义解释：方中补骨脂、制附子温肾固精缩尿，生姜温里祛寒。诸药合用具有温肾缩尿之功，故可治小儿遗尿。

5. 四子缩尿方（《中医杂志》）

药物组成：覆盆子、金樱子、菟丝子、五味子、仙茅、山芋肉、补骨脂、桑螵蛸各60克，丁香、肉桂各30克。

使用方法：上药共研末，装瓶备用。每次取药粉1克，填脐内，滴1~2滴酒精后，再贴上暖脐膏（中药店有售）。每8日换药1次。

方义解释：方中山芋肉、菟丝子补肾固精；覆盆子、金樱子、桑螵蛸、五味子涩精缩尿；仙茅、补骨脂、丁香、肉挂温肾助阳。诸药合用具有温肾助阳、固精缩尿之功，故可治小儿遗尿，症见肢冷不温，形体消瘦，舌淡，脉沉细。

6. 龙骨散（《理瀹骈文》）

药物组成：龙骨15克。

使用方法：上药经火煅后研末备用。用醋将龙骨粉调为糊状，敷脐眼，外用布包住。每日换药1次，连用5~7次。

方义解释：煅龙骨味涩性敛，有涩精缩尿之功，故可治小儿遗尿。

7. 遗尿散（《四川中医》）

药物组成：丁香、肉桂、五倍子、五味子、补骨脂各30克。

使用方法：上药五味研末，加适量白酒调敷脐部，每晚1次，次晨收取，一般5次症状消失。

方义解释：方用补骨脂温补命门之火以壮肾气；五味子、五倍子收敛固涩以止遗；丁香、肉桂二味即丁桂散，与前三药相合，可加强温壮之力。小儿肾虚遗尿者，可常用之。

8. 黑胡椒散（民间验方）

药物组成：黑胡椒粉（或研末硫黄）适量。

使用方法：每晚临睡前将适量黑胡椒粉或研末的硫黄填满脐中，用伤湿止痛膏固定，每日更换 1 次。

方义解释：胡椒辛温而入足少阴经，有温肾之功；硫黄辛热温补命门。故二药均可治小儿肾阳未充、固摄无力所致的遗尿。

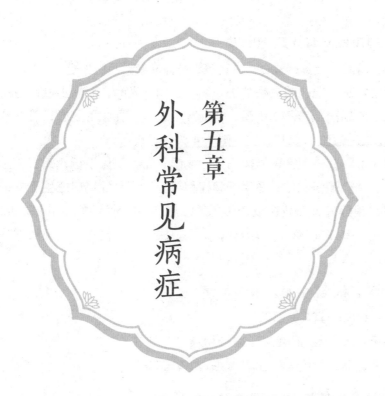

第五章

外科常见病症

第一节 口 疮

1. 硝黄白矾膏（民间验方）

药物组成： 大黄、硝石、白矾各等份，米醋、面粉少量。

使用方法： 上药前三味共研为细末，加入米醋，面粉少量，调和制成膏备用。临用时取膏药 2 小团，分别敷于患儿脐孔和两足心，盖以纱布扎牢，或加胶布固定。每日 1 次，敷 3~4 次可有效。

方义解释： 方用大黄清热泻火，化湿导滞，引火下行；硝石、白矾助其药力。诸药配伍同用，适用于脾胃积热型口疮，症见口疮生于唇、舌或颊内、齿龈等处，为黄白或灰白色的溃烂点，大小不等，有的联结成片，边缘鲜红，有疼痛感，口臭流涎，口渴，尿赤，大便干结，烦躁不安，舌红，苔黄，脉数。

2. 吴萸散（《中医外治法集要》）

药物组成： 吴茱萸适量。

使用方法： 上药研细末。敷神阙穴。

方义解释： 吴茱萸善治口疮，故为口疮要药。

3. 黄柏细辛散（《中医外治法集要》）

药物组成： 黄柏、细辛各等份。

使用方法： 上药烘干，共研为细末，用醋调成膏状，敷神阙穴，外用胶布固定。

方义解释： 方中细辛专治口疮，辅以黄柏泻火，故可治口疮溃烂、局部黏膜肿痛者。

4. 细辛散（《本草纲目》）

药物组成： 细辛适量。

使用方法： 上药研末备用。每次取 1 克细辛末，醋调敷脐，每日换药 1 次。

方义解释： 细辛善散郁火浮热，用以敷脐，能引火下行。本方可治口疮，烦热不宁，尤宜于小儿者。也治小儿鹅口疮。

5. 柏辛膏（民间验方）

药物组成： 黄柏、生石膏、细辛各 2 克。

使用方法： 上药共研末，药粉用水调糊，敷脐部，用纱布包扎，每日换药 1 次，连用 3~7 次为 1 个疗程。

方义解释： 方中石膏清泄胃火；黄柏泻火解毒；细辛散郁火，善治口疮。三药合用有清泄热毒引热下行作用，故可治胃火熏蒸所致的口疮，口腔黏膜白屑堆积较多，面赤唇红，舌红，脉滑数。

6. 朱冰滑石散（《理瀹骈文》）

药物组成： 朱砂 8 克，冰片 1 克，滑石 10 克。

使用方法： 上药三味，共研为散，敷于脐部。

方义解释： 方用朱砂解毒疗疮，冰片也有清热消肿之力，滑石清热利湿，三药合用清泄解毒之功尤显。

7. 五倍柏滑散（《理瀹骈文》）

药物组成： 五倍子 30 克，黄柏（炙）、滑石（飞）各 15 克。

使用方法： 上药三味，共研为散，敷于脐部。

方义解释： 本方以五倍子收敛，黄柏泻火解毒消肿疗疮，滑石清热渗湿于下。在治口破或口感染时，本方属上病下治之法。

8. 交泰散（《理瀹骈文》）

药物组成： 黄连、桂心各等份。

使用方法： 上药二味，共研为散，掺膏上，贴脐部。

方义解释： 此方用黄连泻心火于上，桂心引火归原于下。原治心火旺于上，不能与肾相交的失眠症。今用于贴脐，治虚火上炎之口舌生疮，如此引申，意甚可取。

9. 柏桂青黛散（《理瀹骈文》）

药物组成： 黄柏、青黛各 15 克，桂心 30 克。

使用方法： 上药三味，共研为散，掺膏中，贴脐部。

方义解释： 此方用黄柏、青黛泻火于上，并能解毒；配以肉桂引火归原于下。所治之症与上方相同。

10. 加味水火散 (《理瀹骈文》)

药物组成： 黄连 8 克，炮姜 1.5 克，青黛、儿茶各 2.5 克，鸡内金 8 克。

使用方法： 上药五味，共研为散，敷于脐部，以小膏药盖之。

方义解释： 方用黄连泻心火于上，炮姜温中去脾寒于下，方名水火散，意即如此。再加青黛、儿茶清热泻火，鸡内金用以消积。诸药配合，引上亢之心火下行，适用于心脾蕴热、口疮常发、色红而干之症。

11. 赴宴散 (《理瀹骈文》)

药物组成： 黄连、干姜、黄柏、黄芩、栀子、细辛各 3 克。

使用方法： 上药共研末，用水调糊敷脐，外用包布之。

方义解释： 方中黄连、黄柏、黄芩、栀子清泄三焦火毒，为本方主药；细辛、干姜温阳而散郁火，敷脐有引火下行作用。本方可治口腔炎，口疮疼痛、糜烂，小便短赤，苔黄，脉滑数。

12. 黄连细辛糊 (《理瀹骈文》)

药物组成： 黄连、细辛各 2 克。

使用方法： 上药共研末，水调为糊敷脐，每日换药 1 次。

方义解释： 黄连泻火解毒；细辛疗疮止痛，故可治口疮糜烂。

13. 细辛吴茱散 (《上海常用中草药》)

药物组成： 细辛 4.5 克，吴茱萸 6 克。

使用方法： 上药共研末，分为 5 份备用。每次取 1 份，米醋调糊敷脐部，外用纱布包扎。每日换药 1 次，连用 4~5 日为 1 个疗程。

方义解释： 细辛、吴茱萸均为治疗口疮要药，用以敷脐，能散郁火，治口疮而引火下行，为治口疮疼痛之良法。

第二节 牙 痛

1. 生石膏散 (《脐疗》)

药物组成： 生石膏 15 克，细辛 8 克，丹皮 4 克，黄连 5 克，升麻 3 克，大黄 8 克，生地黄 6 克。

使用方法： 上药共研末备用。每次取药粉 6 克，水调为糊，敷于脐部，每日换药 1 次。

方义解释： 方中生石膏、黄连、升麻善清胃火；大黄泻火通便；丹皮、生地黄清热凉血；细辛止痛。诸药合用具有清胃通便之功，故可治胃火牙痛，牙龈肿痛，大便干结。

2. 牙痛散（《脐疗》）

药物组成： 细辛 6 克，荜茇 8 克，生石膏 9 克，大黄 6 克。

使用方法： 上药共研末备用。用时取药末适量，用水调糊，敷脐部，用纱布包扎，每日换药 1 次。

方义解释： 细辛、荜茇善止牙痛；生石膏清泄胃热；大黄攻下通便。诸药合用具有清热通便之功，故可治热毒壅盛所致的牙痛，大便干结，口干，舌红脉滑。

第三节　皮肤瘙痒症

1. 止痒散（《脐疗》引《广西中医药》）

药物组成： 红花、桃仁、杏仁、生栀子各 15 克，冰片 5 克。

使用方法： 上药共研末，瓶装备用。每次取药粉 1 克，用凡士林（或蜂蜜）调成糊状，敷脐上，再用敷料固定。每日换药 1 次，敷 2~10 次为 1 个疗程。

方义解释： 方中红花、桃仁活血化瘀；杏仁宣肺通便；生栀子、冰片清热消肿。诸药合用具有清热、活血、通便、解毒之功。故可治荨麻疹瘙痒难忍，大便秘结。一方加荆芥、地肤子各 15 克，更加强祛风止痒之功。

2. 祛风止痒散（《脐疗》）

药物组成： 地肤子、红花、僵蚕、蝉衣各 9 克。

使用方法： 上药共研末备用。每次取药粉 1~2 克，水调为糊，敷于脐部，外用纱布包扎。

方义解释：方中僵蚕、蝉衣、地肤子祛风止痒；红花活血祛风。诸药合用共奏祛风活血止痒之功，故可治皮肤瘙痒症。

3. 银屑灵（《北京中医学院学报》）

药物组成：升麻9克，葛根30克，赤芍10克，生地黄30克，大枫子9克，丹参9克，甘草9克，水牛角粉9克，冰片6克。

使用方法：上药共研末，过120目筛，装瓶密封备用。用时将药粉填满脐眼，外贴肤疾宁贴膏固定，24小时换药1次，7次为1个疗程。

方义解释：方用生地黄、赤芍、丹参、水牛角粉清热凉血；升麻、大枫子清热解毒，祛风杀虫；冰片清热止痒；葛根清热升清；甘草既清热解毒，又调和诸药。诸药合而用之共奏凉血解毒、祛风止痒之功，故可治银屑病。

第四节 疮疖感染

1. 砒霜固脐法（《理瀹骈文》）

药物组成：乌鸡骨30克，砒霜8克。

使用方法：上药共研末备用。将药粉填脐内，外用盐泥封固。

方义解释：砒霜有强烈的去腐拔毒之功；配以乌鸡骨拔毒敛疮，药力更甚。故本方可治疮口日久不敛。

2. 五神膏（《理瀹骈文》）

药物组成：杏仁30克，玄参15克，蛇蜕、蜂房、乱发各7.5克，麻油80毫升，黄丹20克，熬成药膏备用。

使用方法：将药膏贴脐部，以泻为度。

方义解释：方中玄参、蛇蜕、蜂房清热解毒，消肿散结；乱发活血消瘀；杏仁、麻油解毒通便；黄丹拔毒去腐。诸药合用具有活血消肿、清热解毒之功，故可治内脏生痈，身热口干，大便秘结，苔黄燥，舌红脉数。

3. 二豆星蔹散（《理瀹骈文》）

药物组成：赤豆30克，淡豆豉30克，南星10克，白蔹10克。

使用方法： 上药四味，共研为散，以芭蕉根捣汁调敷脐部。或用鸡子清，或米醋调敷，尿利则愈。

方义解释： 方中白蔹味苦微寒，功能是清热解毒、消痛排脓、敛疮生肌，为治疮肿要药；配南星消肿散结；淡豆豉祛散表邪；赤小豆利水消肿。诸药同用，共奏消肿疗瘘之功。

4. 赤石脂散（《理瀹骈文》）

药物组成： 赤石脂60克。

使用方法： 上药一味，煅研为散，敷于脐部。

方义解释： 赤石脂一味专攻收敛，煅研成粉散之剂，则其收退消肿之功尤佳。

5. 收湿消肿散（《本草纲目》）

药物组成： 白石脂30克，伏龙肝60克，枯矾10克，煅龙滑15克，海螵蛸30克，陈壁土30克，杏仁10克，车脂10克，猪颊车髓10克。

使用方法： 先将前六味，共研为散；与后三味同捣，敷于脐部。

方义解释： 本方集药性收敛之白石脂、伏龙肝、枯矾、煅龙骨、海螵蛸、陈壁土于一方，取其收湿敛疮之功；合以富含油脂之杏仁、车脂、猪颊车髓渗透药性而助消肿。九味相伍，外敷可以收湿消肿，故名。

6. 归麝脐带散（《本草纲目》）

药物组成： 当归30克，麝香1.5克，脐带灰5克。

使用方法： 先将当归研末，脐带煅灰，加麝香少许，同研为散，敷于脐部。

方义解释： 方用当归补血，脐带壮元气，麝香芳香通窍。诸药合用具有补养强壮消肿功效，适用于久病体虚、脐部肿者。

7. 荆芥汤洗法（《本草纲目》）

药物组成： 荆芥60克，葱1把。

使用方法： 先取荆芥煎汤洗之，并以煨葱捣贴患处。

方义解释： 荆芥辛温不热，有散风邪、消疮肿之功；葱亦具辛散之性。二者同用具有祛邪消肿之功，可治成人脐部感染。

8. 桑螵蛸散（《外科证治全书》）

药物组成： 桑螵蛸、人中白各等份。

使用方法： 上药二味，煅研为散，先以汤熏洗患处，后以此散敷之。如果干者，以麻油或猪脂、蜜水调敷。如有肿痛者，加冰片少许尤佳。

方义解释： 方用人中白解毒疗疮，桑螵蛸收湿敛疮。二药配合，具有解毒敛疮之功。既可用于脐疮红肿，又可用于脓水渗出者。

9. 黄连平胃散（《理瀹骈文》）

药物组成： 黄连、平胃散各适量。

使用方法： 上药共研为散，敷于患处。

方义解释： 黄连泻火解毒，消炎退肿，平胃散理气祛湿。二药相配之则热毒除而邪火灭，气机利而湿以除，实为治脐部感染之良法。

10. 炉甘石散（《敷脐疗法》）

药物组成： 炉甘石30克。

使用方法： 上药一味，用醋泡一夜，焙干，研为散，敷脐。

方义解释： 炉甘石有较强的收涩风湿之功，醋泡后力更大之。治脐中出脓水效佳，另方用龙骨醋泡，其义同其功似。

第五节　乳　腺　炎

1. 消炎膏（《中医简易外治法》）

药物组成： 白菊花15克，蒲公英60克。

使用方法： 上药合捣烂，用温开水调匀，装纱布包中，敷于脐部，外用纱布、胶布固定，每日换药1次。

方义解释： 蒲公英清热解毒消痈，为治乳痈的要药，佐以白菊花清热解毒，故可治急性乳腺炎，发热不退，苔黄脉数。

2. 乳脐散（《陕西中医》）

药物组成： 蒲公英、木香、当归、白芷、薄荷、栀子各30克，地丁、瓜蒌、黄芪、郁金各 18 克，麝香 4 克。

使用方法：将上药研面，备用。每次用药前，先以 75% 乙醇将脐部清洗干净，待晾干后把乳脐散 0.4 克倾于脐部，随后用干棉球轻压散剂上按摩片刻，即用 4 厘米 ×4 厘米大小的普通医用胶布密封，紧贴脐上。每 3 日换药 1 次，3 次为 1 个疗程，一般治疗 3 个疗程。

方义解释：方用蒲公英、栀子、地丁、白芷解毒消痈散结；郁金、薄荷疏肝解郁；瓜蒌、木香宽胸散结；麝香、当归活血通经；黄芪益气通络。诸药合用共奏活血理气、解毒散结之功，故可治妇女乳腺增生病。

第六节　脐症（脐疮、脐炎、脐肿、脐出血）

1. 蛤蟆散（民间验方）

药物组成：烧蛤蟆或炙蛤蟆 1 只。

使用方法：上药捣成细末，敷于脐疮上，每日 3~4 次。

方义解释：蛤蟆性寒清热，解毒消肿，故可治小儿脐疮肿痛。

按注：本法也适用于脐风；对脐疮久不愈者，用之较好。

2. 猪髓杏仁糊（民间验方）

药物组成：猪脊髓 10 克，杏仁 15 克。

使用方法：先研杏仁成脂状，与猪脊髓调和，敷脐疮肿处。

方义解释：方用猪脊髓消肿敛疮；杏仁燥湿消肿。二药合用有燥湿敛疮、消肿止痛之功，故可治小儿脐疮、肿痛不瘥者。

3. 脐炎外敷法（《民间敷灸》）

药物组成：白石脂 8 克，黄柏 10 克，枯矾 8 克，百草霜 1 克。

使用方法：上药共研为细末，取适量药末填于脐中。

方义解释：方用白石脂、枯矾收湿敛疮为主；辅以黄柏、百草霜燥湿解毒。诸药合而用之则收湿敛疮之效更为捷速，故本方可治小儿脐湿流水，甚至糜烂流脓。

4. 白矾散（民间验方）

药物组成： 白矾适量。

使用方法： 将上药研末，敷于脐部。

方义解释： 白矾味酸收湿、性寒清热，有收湿敛疮之功，故可治小儿脐疮、糜烂流水者。一方加食盐以取其清热解毒，合用之，更可解毒敛疮，可治小儿脐湿流水，红肿热痛。

5. 白脂散（民间验方）

药物组成： 白石脂细末 10 克。

使用方法： 上药煅温，撒于脐中，每日 3 次。

方义解释： 白石脂有收湿敛疮、消肿排脓之效。本方用于小儿脐中出水不止，兼见局部红肿。

6. 黄龙乌贼散（《中医验方》）

药物组成： 黄连 2 份、煅龙骨 2 份、乌贼骨粉 1 份。

使用方法： 上药研末，撒脐中。

方义解释： 方中黄连苦寒清热，燥湿消肿，用为主药，辅以乌贼骨收湿敛疮。三药合用共奏清热解毒、收湿敛疮之功，故可治小儿脐疮，红肿糜烂，甚至溢脓，久治不愈。

7. 龙矾散（《民间敷灸》）

药物组成： 煅龙骨 60 克，枯矾 60 克。

使用方法： 上药共研细末，填于脐中，用消毒纱布覆盖，胶布固定，隔日换药 1 次。

方义解释： 煅龙骨、枯矾均有收湿敛疮之功，相须为用，则疗效更为显著。故本方可治小儿脐中湿润不干，甚则糜烂，脓水溢出。一方单用龙骨一味，也验。

8. 云南白药（《中国中成药》）

药物组成： 云南白药 1 克（或冰硼散 1 克）。

使用方法： 上药撒于脐中，隔日 1 次，治疗脐湿。

方义解释： 云南白药有化瘀止血、消肿止痛之功，故可治小儿胎毒内盛，或断脐不善所致的脐窝出血；冰硼散有解毒、消炎、止痛之功，故可治脐湿。

9. 马蜂窝散（民间验方）

药物组成： 马蜂窝 10 克，蜂蜜适量。

使用方法： 将马蜂窝烤黄研末备用。每用少许药末，用蜂蜜调匀涂脐部，每日 1~2 次。

方义解释： 方中用马蜂窝（即露蜂房）祛风攻毒，消肿止痛而治新生儿脐部微红，肿痛糜烂。

10. 松矾散（民间验方）

药物组成： 松香 6 克，白矾 1 克。

使用方法： 上药共研末，每次取少许，用猪油调，涂脐处，每日 2 次。

方义解释： 方用松香燥湿止痛，拔毒排脓，为主药；辅以白矾燥湿止痒。二药合用共奏燥湿排脓之效，故可治小儿脐炎、糜烂流脓水者。

11. 芹菜茶叶外敷法（民间验方）

药物组成： 鲜芹菜 10 克，茶叶 1 克。

使用方法： 上药共捣烂，涂脐，每日 2 次。

方义解释： 方中鲜芹菜药性寒凉，有清热之功；茶叶苦凉，清热燥湿。二者合用共奏清热燥湿之功，故可治小儿脐部湿润不干、微见红肿者。

12. 丁香花敷脐法（民间验方）

药物组成： 鲜丁香花 8 克。

使用方法： 上药捣烂涂脐，每日 2 次。

方义解释： 方用鲜丁香花解毒消肿而治新生儿脐炎、红肿疼痛。

13. 蒜草敷脐法（民间验方）

药物组成： 嫩蒜苗 5 克，甘草 1 克。

使用方法： 上药共捣烂，撒脐及周围处，每日 2 次。

方义解释： 方中以蒜苗为主，解毒燥湿而消肿；辅以甘草清热解毒，消肿止痛。二者合而用之，共奏清热燥湿、解毒消肿之功。故本方可治小儿脐周红肿糜烂。

14. 柿叶葱白敷脐法（民间验方）

药物组成： 鲜柿叶 5 克，葱白 8 克。

使用方法： 上药共捣烂，敷脐。

方义解释： 方用鲜柿叶止血祛湿，葱白解毒，二药合用有解毒消肿、止血之功，故可治小儿脐中溢血、周围湿润不干者。

15. 藕节五倍子敷脐法（《中医验方》）

药物组成： 鲜藕节 6 克，五倍子 3 克。

使用方法： 上药共捣烂，敷患处。

方义解释： 方用鲜藕节清热凉血止血；五倍子收湿敛疮。二药合而用之，共奏止血敛疮之功，故可治小儿脐炎、血水从脐中溢出者。

16. 杏仁茶叶敷脐法（民间验方）

药物组成： 杏仁 5 克，茶叶 1 克。

使用方法： 上药共捣烂，涂患处，每日 2 次。

方义解释： 方中杏仁味苦燥湿，消肿治疮；茶叶清热燥。二药合而用之，共奏清热燥湿、消肿治疮之效，可治小儿脐炎、湿润不干者。

17. 豆藤茴香敷脐法（《中医验方》）

药物组成： 黑豆藤 10 克，大茴香 2 克。

使用方法： 上药共捣烂，敷脐，每日 2 次。

方义解释： 方中黑豆藤苦寒清热，解毒消肿；大茴香收湿止痛敛疮。二药合而用之，共奏解毒敛疮之功，故可治小儿脐炎、久不瘥者。

18. 桑叶白芷敷脐法（民间验方）

药物组成： 鲜桑叶 6 克，白芷 2 克。

使用方法： 上药共捣烂，敷脐，每日 2 次。

方义解释： 方用鲜桑叶凉血燥血；白芷消肿排脓。二药合而用之共奏凉血止血、消肿排脓之功，故可治小儿脐中糜烂、溢脓血水者。

19. 野菊敷脐法（民间验方）

药物组成： 鲜野菊花 15 克。

使用方法： 上药捣烂涂脐，每日 2 次。

方义解释：方用野菊花清热消肿，解毒消痈，故可治小儿脐炎、红肿疼痛者。

20. 南瓜白糖糊（民间验方）

药物组成：南瓜瓤 10 克，白糖 5 克。

使用方法：上药共捣烂，敷脐。每日 1~2 次。

方义解释：方中南瓜瓤、白糖均有解毒敛疮之功，故可治小儿脐炎、糜烂湿润、久治不愈者。

21. 赤石脂散（《脐疗》）

药物组成：赤石脂、枯矾各 5 克。

使用方法：上药共研末备用。先用过氧化氢洗净脐部，再用药粉 1 克左右撒脐中，外用纱布包扎。每日换药 1 次。

方义解释：赤石脂、枯矾均有收湿敛疮之功，故可治脐湿、脐疮肿痛。

22. 马齿苋散（民间验方）

药物组成：马齿苋 200 克。

使用方法：上药晒干，烧存性研末备用。用时洗净脐部，将药末 1 克撒脐中。每日 1 次。

方义解释：马齿苋有解毒消肿、清热收湿之功，故可用于婴儿脐疮、脐湿、脐肿、脐炎。

23. 金黄散（《脐疗》）

药物组成：黄连、金银花、煅龙骨各 10 克。

使用方法：上药共研末，备用。脐部常规消毒后，撒适量金黄散，用纱布包扎。每日换药 1 次。

方义解释：方中黄连、金银花解毒疗疮；煅龙骨收湿敛疮。三药合用具有收湿敛疮、清热解毒之功，故可治脐疮红肿，甚至糜烂，脓水流溢。

24. 归麝散（《本草纲目》引《太平圣惠方》）

药物组成：当归 30 克，麝香少许。

使用方法：上药二味，共研为散，敷于患处。

方义解释：当归一药，能养血消肿，用治脐湿，并可止痛。《圣济总录》

云:"顷有小儿,尝病脐湿五十余日,用此一敷即可,后因尿入疮复病,又一敷即愈。"方中又用麝香少许,活血解毒消肿,其功尤胜。

25. 蛴螬散(《备急千金要方》)

药物组成: 蛴螬适量。

使用方法: 上药一味,研为散,敷于患处。

方义解释: 蛴螬能行血分,散积滞,止血止痛。

26. 龙骨散(《太平圣惠方》)

药物组成: 龙骨60克。

使用方法: 上药一味,煅研为散,敷于患处。

方义解释: 龙骨固涩收敛,煅之则收湿之功尤佳,对于脐疮、脐湿用之颇佳。另方加枯矾名龙矾散,则更加强了其收湿消炎之功力。本方也可治小儿遗尿症。

27. 苍耳散(《备急千金要方》)

药物组成: 苍耳子30克。

使用方法: 上药一味研为散,敷于患处。

方义解释: 苍耳子温和疏达,宣通脉络孔窍肌肤,具有祛风除湿止痒之功,用治脐疮,尤其善于治疗初起流滋痒痛之症。

28. 枯矾散(《卫生易简方》)

药物组成: 白矾30克。

使用方法: 上药一味,烧灰研为散,敷之。

方义解释: 白矾酸涩收敛,煅枯则涩性更强,外敷有收湿祛水生肌之功,故为治脐中湿肿之要药。

29. 柏墨散(《外台秘要》)

药物组成: 炒黄柏30克,釜底墨1.5克。

使用方法: 上药二味,捣和为散,敷于脐部。

方义解释: 小儿脐湿出水,湿邪为患,日久不愈,则需收湿。方用黄柏清热燥湿,釜底墨敛疮收湿,二药同用,相辅相成。

30. 甘草散（《外台秘要》引《古今录验》方）

药物组成： 炙甘草、炒蝼蛄各 1 克。

使用方法： 上药二味，捣研为散，敷于脐中，甚妙。

方义解释： 方中炙甘草解毒消肿，蝼蛄渗利水湿，二者同用有解毒敛疮作用。

31. 三灰散（《圣济总录》）

药物组成： 干蛤蟆（烧），白矾（烧），皂荚子（烧）。

使用方法： 上药三味，共研为散，敷脐中。

方义解释： 方用蛤蟆解毒，枯矾收湿，皂荚化疮浊。三药相协，其功颇佳。久病不止者，适合用之。本方三药烧灰更有收湿作用，治小儿脐湿专功。

32. 杏仁饼（《卫生易简方》）

药物组成： 杏仁适量。

使用方法： 上药一味，杵烂敷于患处。

方义解释： 杏仁质润多脂，味苦而不燥，微温而不热，用治小儿脐赤肿痛，有滋润散邪消肿之功。

33. 伏龙肝散（《太平圣惠方》）

药物组成： 伏龙肝 30 克。

使用方法： 上药一味，研为散，敷于患处。

方义解释： 伏龙肝，又名灶心土，外用有敛疮止血之功，故适用于脐疮肿痛，尤宜用于兼见出血者。

34. 黄柏末（《子母秘录》）

药物组成： 炒黄柏 15 克。

使用方法： 上药一味，研为末，敷于患处。

方义解释： 黄柏苦寒，有清热燥湿之功，为除下焦湿热要药，外用疗疮、清热敛疮之功尤佳，故为治小儿脐疮良品矣。

35. 蛤蟆灰（《圣济总录》）

药物组成： 蛤蟆 5 只。

使用方法：上药一味，烧灰扑脐，每日 3 次。

方义解释：蛤蟆乃蟾蜍之俗称。其辛凉有毒，性急速，能散能软，锐于攻毒。烧灰外用，有解毒疗疮之功。故适用于小儿胎毒未尽、湿热复胜之脐疮。

36. 蛤蟆矾灰散（民间验方）

药物组成：干蛤蟆 1 只，白矾 0.3 克。

使用方法：上药二味，烧灰研细，每用少许敷脐。

方义解释：方用蛤蟆（蟾蜍）解毒疗疮，白矾收湿生肌。二者煅灰应用，则收湿之性更强，故适用于脐疮日久、滋水绵绵、久不愈合者。

37. 蛤蟆牡蛎散（《本草纲目》引《外台秘要》方）

药物组成：蛤蟆 1 只，牡蛎 30 克。

使用方法：上药二味，煅研为散，敷于患处，每日 3 次。

方义解释：脐疮日久，毒未尽而不痊，湿未敛而不愈。方用蛤蟆（蟾蜍）攻其毒，牡蛎涩其湿，二者煅用，则敛疮生肌更佳，适用于脐疮日久、滋水绵绵、久不愈合者。也有单用牡蛎一味，研末煅散敷脐，也验。

38. 车前子散（经验方）

药物组成：车前子 5 克。

使用方法：上药炒焦研末。撒脐中，外用纱布包扎，每日换药 1 次。

方义解释：车前子苦寒，有清利湿热之功，故可治婴儿脐中流水。

39. 五倍子散（《韩明本医案》）

药物组成：五倍子 8 克。

使用方法：上药炒至深黄色，研末。用药末撒脐中，外用纱布包扎，每日换药 1 次。

方义解释：五倍子收敛化湿，故可治婴儿脐中流水之症。

40. 三妙散（《外科证治全书》）

药物组成：苍术、黄柏、槟榔各等份。

使用方法：上药三味，共研为散，干搓脐部。

方义解释：脐中痒而流黄水浸淫，由于湿热所致。故本方用苍术燥湿，黄柏清热，即二妙散；加上槟榔为三妙散。原书云："内服黄连平胃散，外搓三妙散即愈。忌酒、面、生冷、果菜，庶不复发。"

41. 滑芪五苓散（经验方）

药物组成：滑石粉、生黄芪、五苓散各适量。

使用方法：外用滑石粉敷脐，内服五苓散加生黄芪。

方义解释：本方用滑石粉外敷收湿敛疮，内服黄芪合五苓散益气生肌收口、通阳利水通淋，故可治小儿肚脐未合所致的尿从脐出之症。

42. 止血粉（《中医外治法》）

药物组成：三七 20 克，地榆 15 克，小蓟 20 克，茜草 30 克。

使用方法：上药制成粉剂，外敷脐部。

方义解释：方用三七活血消肿、祛瘀止血为主；辅以地榆、小蓟、茜草清热止血。四药合用共奏止血消肿之功，且药效显著，故可治脐肿出血之症。

43. 棕矾艾灰散（《常见病验方研究参考资料》）

药物组成：棕灰、枯矾、艾灰各适量。

使用方法：上药共研细末，敷脐部。

方义解释：方用棕灰、艾灰收敛止血；枯矾收湿止血。三药合用则收湿止血之功更为显著，故可治脐湿、脐出血。

第七节 脐 风

1. 脐风糊（《穴位贴药疗法》）

药物组成：枯矾 8 克，硼砂 8 克，朱砂 2 克，冰片 0.2 克，麝香 0.2 克。

使用方法：上药共研末备用。每次取药末 2 克，填于脐内，外以纱布、胶布固定，每日换药 1 次。

方义解释：方中枯矾、硼砂、朱砂清热收敛，解毒消肿；冰片清热消肿开窍；麝香活血散结开窍。诸药合用有解毒、开窍之功。故可治小儿脐风、啼哭不出、四肢抽搐。

注："脐风"即新生儿破伤风。主要由于断脐时受到感染所致。病发必有先兆，多在 4~7 日内发病，表现为精神躁扰、啼哭、不时喷嚏、吮乳口松等，见此先兆症状，方可用此药敷脐。

2. 僵蚕散（《常见病验方研究》）

药物组成： 僵蚕 10 克。

使用方法： 上药研末备用。用时以蜜调糊，敷脐部。

方义解释： 僵蚕有清热息风之功，故可治小儿脐风、发热抽搐。

3. 葱萝螺敷脐法（民间验方）

药物组成： 生葱、萝卜籽（莱菔子）、田螺肉各等份。

使用方法： 上药捣烂敷脐四周一指厚，怀抱小儿一会，放矢气即愈。

方义解释： 方用生葱宣窍通阳；田螺肉苦寒解毒，滑利通便；莱菔子顺气通便。合而用之共奏解毒通窍之功。故本方可治小儿脐风、形寒身热、口撮唇紧、大便不通者。

4. 隔蒜灸（民间验方）

药物组成： 独头蒜 1 只，艾条 1 支。

使用方法： 将独头蒜切片，置脐上，以艾条灸之，口中有蒜气即止。

方义解释： 方用独头蒜解毒消肿，《名医别录》言其能"除风邪，杀毒气"，艾条宣通气血。二药合用则力效更佳，故可治小儿脐风。此为急救之一法。

5. 脐风外敷法（《民间敷灸》）

药物组成： 生地黄 12 克，葱白 6 克，萝卜籽（莱菔子）10 克，田螺 1 个。

使用方法： 上药捣烂，贴敷于脐中。

方义解释： 方用生地黄、田螺通利二便，凉血解毒；莱菔子涌吐痰涎而开窍；葱白通阳解毒而开闭。诸药合用具有解毒开窍之功，故可治新生儿脐风。

6. 蜗牛莳萝末（《本草纲目》）

药物组成： 蜗牛 10 枚，莳萝末 1.5 克。

使用方法： 将蜗牛去壳研烂，和莳萝末研匀，涂于脐部。

方义解释： 小儿脐风口摄，其势凶险，速宜急治。方用蜗牛清热解毒，莳萝解毒辟秽，二者同用敷脐，兼息风之功，为小儿脐风急救法之一。

7. 蝎蜈瞿蚕散（《敷脐疗法》）

药物组成： 蝎梢4个，赤脚金头蜈蚣1条，僵蚕7个，瞿麦0.5克。

使用方法： 上药四味，共研为散，敷于脐部。同时用鹅毛管吹少些入鼻中，有喷嚏叫声可治，后用薄荷汁调服之。

方义解释： 全蝎、蜈蚣、僵蚕均具息风解痉之功，又有解毒作用，故为治小儿脐风要药。方中瞿麦利尿，以助毒素从小便而解。综观全方，诸药合用有较强的息风解痉作用。

8. 蜂房散（民间验方）

药物组成： 蜂房1只。

使用方法： 上药一味，烧研末，敷脐。

方义解释： 蜂房一味专攻镇痉解毒，此处用治脐风、脐湿，则效颇佳。

第八节　胆道蛔虫病

驱虫散（《中国中医独特疗法大全》）

药物组成： 细辛2克，明矾、川椒各3克，槟榔、雷丸各5克，鲜苦楝根皮、鲜菖蒲根各10克。

使用方法： 上药共研为细末备用。取鸡蛋2枚，击破后倒入碗中，将蛋清蛋黄混匀，再加入药末搅拌，匀和后用茶油煎烤成3个药蛋粑，分别贴敷于神阙穴、鸠尾穴、会阴穴，不宜过烫，以免损伤皮肤。腹痛解除后半日，即可除去敷药。

方义解释： 方用槟榔、雷丸、川椒、明矾、鲜苦楝根皮杀虫止痛为主；细辛通脉止痛；鲜菖蒲根理气止痛。诸药合用具有杀虫止痛之功，故可治胆道蛔虫病，症见腹痛剧烈、苔薄、脉弦。

第九节　小儿巨结肠

巨结肠散（《中国中医独特疗法大全》）

药物组成：当归、薏苡仁、白术、白芍各12克，桔梗、陈皮各6克，玄明粉、大腹皮、莱菔子、茯苓各9克。

使用方法：将上药研末备用。取药末加麸皮少许拌炒，炒至发黄即喷醋，趁热敷脐。

方义解释：本方用当归、白芍活血通脉；桔梗、玄明粉宣通腑气，软坚通便；莱菔子、大腹皮破气消胀；茯苓、白术、薏苡仁、陈皮健脾助运。诸药合用共奏健脾、通腑、消胀之功，故可治小儿巨结肠。

第十节　关格、梗阻

1. 升降法（《理瀹骈文》）

药物组成：黄芪6克，白术9克，升麻8克，柴胡6克，木香6克，槟榔9克。

使用方法：以上诸药共研为末，布包放脐上，热熨斗熨之。

方义解释：方中黄芪、白术甘温益气、升阳和中；升麻、柴胡升阳降浊；木香、槟榔调理气分。诸药合用具有益气升阳、理气降浊之功，能使脾气升运，浊阴降泄，故可治中气不足所致的关格病证。

注：关格者，上则吐逆，下则小便不通（一说二便不通）也。小便不通，乃下焦闭塞，关门不利也；呕吐乃上焦壅塞，胃气上逆，格拒不纳也。人的脏腑活动功能以通降为顺。病成关格，则该通不得通，该降不得降，多属危急之症，治以通降为主。

2. 关格熨治法（《理瀹骈文》）

药物组成：葱白500克，麝香1.5克。

使用方法：葱白切细，加入麝香拌匀，分二包，先以一包置脐部，热熨斗熨之，半时换一包，以冷水熨斗熨之，尿通为度。

方义解释：方中葱白宣通阳气，消散阴寒，上能散寒和中而降逆止呕，下助膀胱气化而通利小便；麝香辛散走窜，通利关窍。二者合用共奏温阳关之功，故可治阴寒内盛、阳气不振所致的呕吐不止或小便不通之关格。

3. 冰麝皂角散（《理瀹骈文》）

药物组成：皂角、冰片、麝香各1克。

使用方法：上药共研末，酒调为糊，纳脐中，通窍后，继用祛寒降火之剂即可。

方义解释：本方为辛散走窜之剂，其中冰片清热通窍；皂角祛痰通窍；麝香辛散通窍。诸药合用具有化痰逐瘀、通关透窍之功，故可治血瘀痰结所致的小便不通、少腹胀痛、呕吐不止之关格梗阻。

4. 启膈糊（《增广验方新编》）

药物组成：桑树皮、茶叶、四季葱、皂角水、黄糖水各适量。

使用方法：前三味药捣烂，炒热，贴心窝，加以皂角灰、黄糖水调贴肚脐。

方义解释：方中皂角消肿通窍；茶叶消积化滞；桑树皮下气消肿；四季葱通阳温中；黄糖水润燥和中。诸药合用有消积通窍、和中顺气之功，故可治噎膈不能进食者。

5. 通气散（《中医验方》）

药物组成：莱菔子60克，石菖蒲60克，鲜橘叶100克，葱白30克。

使用方法：将莱菔子研末，其他三味药捣烂，备用。将上述药物一起放入锅内，加适量白酒炒热，装入纱布袋，趁热熨敷脐中及脐周。反复多次，直至肛门排气为止。

方义解释：方中莱菔子破气通便；石菖蒲、鲜橘叶行气消乐；葱白振阳通脐。诸药合用共奏宣通腑气、破气消胀之功，故可治肠梗阻、腹胀疼痛、大便不通之症。

6. 参附麝香散（《中医验方》）

药物组成：人参3克，附子8克，麝香0.5克。

使用方法： 上药三味，共研为散，纳脐中，布膏盖之。

方义解释： 此方用人参大补元气，附子温壮元阴，即参附汤之意；加麝香芳香通窍。三味协力，用治阳气虚之关格，是良方。

7. 二石通葵散（《理瀹骈文》）

药物组成： 寒水石 10 克，滑石、发灰、车前子、木通、冬葵子各 30 克，葱白 15 克。

使用方法： 先将前六味药研为散，再将葱捣烂，绞取汁，调药敷脐。

方义解释： 此方用二石清热利尿为主，辅以车前子、木通、冬葵子加强利尿作用；发灰入血分，葱汁逆阳助气化。本方重在治其关，关门通利，津液得下，则呕逆亦止。急性癃淋、热闭进一步发展而出现呕吐者，用之合适。

8. 皂角散（《理瀹骈文》）

药物组成： 皂角、麝香、冰片各适量。

使用方法： 上药三味，共研为散，纳脐部，布膏盖之。

方义解释： 皂角善通窍以逐痰浊，麝香、冰片俱为芳香走窜之品。三药合用则通降之力更佳。

9. 麝香散（《陕西中医》）

药物组成： 麝香 0.15~0.25 克。

使用方法： 上药研细末，填敷于脐内，外贴胶布固定。然后点燃艾条，隔布灸至肛门矢气为止。如用本方治疗 12 小时以上无效者，则改用其他治疗方法。

方义解释： 麝香性猛走窜，具有很强的活血祛瘀、通结散结之功，故可治急性腹痛拒按、便秘不解之肠梗阻。

10. 隔姜灸（民间验方）

药物组成： 生姜适量。

使用方法： 将生姜切成 1 分厚之薄片，置于脐部，将拌有冰片的艾绒捏成宝塔糖样大小，放置于姜片上施灸。1 片姜烧三炷艾（约 20 分钟）为 1 次，每日 3 次。

方义解释： 生姜具有温通经脉、消散阴寒之功，寒散阳复，则气道畅通，故可治里寒偏盛所致的肠梗阻。

11. 烟丝敷剂（《广西卫生》）

药物组成：烟丝1份，植物油2份。

使用方法：烟丝与植物油合捣为糊状，敷于患儿脐及脐周，直径6~8厘米，厚度1~2厘米，让陪护者用手掌心适当加压固定。1小时后取开烟丝检查，如虫团松解不明显者，可适当加以按摩。方法为先用手掌心与包块呈垂直方向进行，然后改为顺时针方向按摩，按摩15分钟左右。梗阻解除或大部分解除后即投以驱虫药物。有脱水、酸中毒、感染者应适当对症治疗。

方义解释：烟叶辛温气烈，敷脐有逐寒杀虫、行气止痛之功，故可治虫积肠道造成的肠梗阻。

12. 雄黄鸡蛋清贴脐法（民间验方）

药物组成：雄黄8~10克。

使用方法：上药研细末，用鸡蛋清调为糊状，敷脐部，外用纱布包扎。若在患者腹部摸到条索样团块，可用热水袋在此处热熨之，则会收到更好的疗效。

方义解释：方中雄黄为有毒之品，能以毒攻毒，杀灭蛔虫；鸡蛋清清热解毒以缓和雄黄之毒性。二药合用有杀虫解毒之功，故可治蛔虫性肠梗阻。

13. 温中祛寒散（《辽宁中医杂志》）

药物组成：小茴香75克，吴茱萸、干姜、公丁香各60克，肉桂、生硫黄各30克，荜茇25克，山栀子20克。

使用方法：上药共研细末，敷脐。

方义解释：方中肉桂、硫黄温脾暖肾，祛寒止痛；公丁香、小茴香温中散寒，行气止痛；吴茱萸、干姜、荜茇温里祛寒；山栀清热通利，以防上药温热太过。诸药合用具有温中散寒、除胀止痛之功，故可治寒客肠胃所致的肠梗阻。

14. 通肠消胀散（《江苏中医杂志》）

药物组成：苍术、白芷、细辛、牙皂各50克，丁香、肉桂各10克，葱白泥 1 撮。

使用方法： 上药前六味共研细末，混合葱白泥，敷脐部。

方义解释： 方用苍术、白芷温燥寒湿；肉桂、细辛、葱白温里通阳；丁香温中散寒，行气除胀；牙皂走窜通窍。诸药合用共奏祛寒湿、除胀满之功，故可治寒湿阻滞所致的肠梗阻。

15. 肠通散（《腧穴敷药疗法》）

药物组成： 麝香 0.3 克，生姜、紫苏各 120 克，大葱 500 克，陈醋 250 毫升，普通膏药或胶布 1 张。

使用方法： 生姜、紫苏研为细末，和大葱共捣一起，加陈醋炒热。先将麝香（研细末）纳入神阙穴，外盖普通膏药或胶布；再把余药敷神阙穴及阿是穴。

方义解释： 方中麝香辛香走窜，活血通窍，散结止痛，为主药；辅以紫苏温中行滞；生姜、大葱温中通阳；陈醋散瘀消积。诸药合用具有活血消积、温中行滞之功，故可治瘀滞寒凝所致的肠梗阻。

16. 消胀散（《中西医结合杂志》）

药物组成： 鲜橘叶 100 克，小茴香 30 克，麸皮 30 克，食盐 50 克。

使用方法： 将橘叶、小茴香捣粗末后，加入麸皮、食盐炒热，装入纱布口袋，外敷脐部 3~4 小时。

方义解释： 方用橘叶行气除满；小茴香温里通滞；食盐、麸皮暖脏和中。诸药合而用之共奏温中理气、除满消胀之功，故可治肠麻痹、腹部胀满之症。

17. 莱枳散（《江西中医药》）

药物组成： 莱菔子、枳实、广木香、白酒各 30 克，四季葱头 50 克，食盐 500 克。

使用方法： 先将枳实、广木香、莱菔子、食盐放铁锅中炒热，趁热将上药混合，以纱布包裹敷脐，每次 30~60 分钟．

方义解释： 方中莱菔子、枳实破气消积；广木香理气除胀；白酒活血通脉；葱头、食盐温里通窍。诸药合而用之共奏破气除胀、消积通闭之功，故可治肠梗阻。

18. 麝香艾灸 (《民间敷灸》)

药物组成： 麝香 0.15~0.25 克，艾叶适量。

使用方法： 麝香研末后置于神阙穴，再用大于脐中之胶布 1 块外贴，然后点燃艾叶卷，隔布灸至肛门排出矢气为止。

方义解释： 麝香辛温走窜，活血散结，开通诸窍，通络止痛，为主药；辅以艾叶温通血脉，以加强止痛之效，故可治瘀阻不通所致的肠梗阻，症见腹硬疼痛、拒按、无矢气与排便、舌质偏暗、脉细涩等。

19. 去虫消梗法 (《民间敷灸》)

药物组成： 艾叶 10 克，花椒 10 克，酒药子 1 粒，莪术 6 克，芒硝 15 克，韭菜蔸 10 个，鲜葱蔸 10 个，鲜苦楝根皮 25 克，橘叶 30 克。

使用方法： 前五味药研细末，后四味药切碎。诸药混合，加酒炒热，外敷神阙穴，治疗蛔虫性肠梗阻。

方义解释： 方用花椒、酒药子、苦楝根皮杀虫为主；配以芒硝消积通便；莪术、橘叶行气消积；艾叶、韭菜蔸、鲜葱蔸祛寒止痛。诸药合用具有杀虫止痛之功，故可治蛔虫性肠梗阻，时作时止，疼痛难忍。

20. 桂香散 (《中国中医独特疗法大全》)

药物组成： 肉桂、公丁香、广木香各 1.5 克，麝香 0.9 克。

使用方法： 上药研末备用。取煮熟鸡蛋 1 枚，去壳，对剖去黄，纳药末于半个蛋白凹空中，覆敷脐上，外包纱布以固定之。若 2 小时后效果不显著，可再敷 1 次，即可见效。

方义解释： 本方集辛香温通之品于一体，以期消胀止痛之效。方中麝香活血散结，通窍止痛；公丁香、广木香、肉桂理气除胀，温里止痛。诸药合用，力效捷佳，故可治小儿肠麻痹症。

21. 肠麻痹外敷法 (《民间敷灸》)

药物组成： 苍术 50 克，白芷 50 克，细辛 50 克，牙皂 50 克，丁香 10 克，肉桂 10 克，葱白适量。

使用方法： 将前六味药共研细末，用葱白泥拌匀贴于神阙穴，用胶布固定，12 小时后取下，治疗小儿中毒性肠麻痹。

方义解释： 方中肉桂、丁香、苍术、白芷温中祛寒止痛；细辛、牙皂通窍止痛；葱白温通阳气，利气排便。诸药合用具有温里止痛之功，故可治小儿中毒性肠麻痹，症属寒凝阳遏，见二便不通、腹痛拒按、舌淡白、脉沉紧者。

第十一节 疝 气

1. 治疝膏（民间验方）

药物组成： 木瓜6克，橘核仁8克，小茴香6克，桃仁6克。

使用方法： 上药共研末，酒调为糊膏，敷脐部，每日换药1次。

方义解释： 方中小茴香暖肝散寒，为治疝要药；配橘核疏肝理气而治疝，是本方主要部分。再配木瓜化湿消肿，桃仁活血散瘀，以增强消散作用。诸药相配具有散寒疏肝、治疝止痛之功，适用于寒疝腹痛。

2. 川楝吴萸散（《脐疗》）

药物组成： 川楝子、吴茱萸各6克。

使用方法： 上药共研末，布包熨脐部，并用暖水袋热熨之。

方义解释： 方中吴茱萸暖肝祛寒，下气止痛；川楝子疏肝理气，散结止痛。二药合用可治肝经寒凝气滞所致的疝气疼痛，少腹不温，舌淡、脉弦。一方加小茴香，更加强暖肝理气止痛之功。

3. 盐熨疗法（民间验方）

药物组成： 食盐250克。

使用方法： 将盐炒热，趁热敷脐部。

方义解释： 食盐炒热熨脐，暖脏祛寒而止痛，故可治寒疝腹痛、少腹拘急。

4. 消疝散（《贵州民间方药集》）

药物组成： 酢浆草、天胡荽各16克。

使用方法： 上药共研末，水调敷脐，每日换药2次。

方义解释： 天胡荽、酢浆草清化湿热，消肿止痛，合用可治疗睾丸红肿疼痛。

5. 茴香熨法（民间验方）

药物组成： 小茴香、盐各适量。

使用方法： 小茴香用盐炒热熨脐，使热气下达腹部。

方义解释： 茴香辛温芳香，入肝肾二经，功专理气止痛，为治疝之常用药，敷脐则疗效更直接。

6. 萸桂散（《理瀹骈文》）

药物组成： 吴茱萸 30 克，桂皮末 10 克。

使用方法： 吴茱萸炒熨小腹，桂皮末贴脐。

方义解释： 吴茱萸、桂皮均为治寒疝的主要药物，常和小茴香配合同用，祛寒止痛之功甚佳。原书虽分开用，如果合用贴脐加熨小腹，其功相同。一方以吴茱萸酒拌熨脐，亦可。

7. 胡椒菜叶散（《理瀹骈文》）

药物组成： 胡椒粉 30 克，菜叶 30 克。

使用方法： 上二味药，搓揉脐下。

方义解释： 胡椒辛热，为纯阳之品，凡火衰寒入、脉寒血泣者，治皆有效，以其寒气既除，而病自可愈也。菜叶一以助胡椒渗透，二为防其过热之弊。

8. 疝痛方（《穴位贴药疗法》）

药物组成： 白附子 1 个，川楝子 30 克，广木香 15 克，吴茱萸 20 克，小茴香 15 克，桂枝 15 克。

使用方法： 诸药混合粉碎为末，过筛。取药末 15 克，用黄酒调匀，放于神阙穴，上盖纱布、胶布固定，1~2 日一换。

方义解释： 方中吴茱萸、小茴香、川楝子暖肝理气，散结止痛；白附子、桂枝温经散寒；广木香理气止痛。诸药合而用之共奏疏肝理气、祛寒止痛之功，故可治寒凝气滞、肝脉不利所致的疝痛。

9. 寒疝散（《中医外治法集要》）

药物组成： 小茴香（盐炒）适量、青木香、广木香、吴茱萸各 30 克，大葱 250 克。

使用方法：前四味药烘干，研为细末，和大葱共捣为泥，用纱布包裹。敷神阙穴，外加热敷，一次 30~60 分钟。

方义解释：方用小茴香、吴茱萸暖肝散寒止痛为主；辅以青木香、广木香理气止痛；大葱祛寒通阳。诸药合用具有疏肝理气、散寒止痛之功，故可治寒疝腹痛。

10. 白胡椒（《中医医论医方医案选》）

药物组成：白胡椒 3 克。

使用方法：上药研末分为 3 份，分贴于脐部及两足心，上盖棉花，以胶布固定。每半日换贴 1 次。

方义解释：白胡椒药性辛温，用之敷脐，有暖肝散寒止痛之功，故可治小儿肝经寒凝所致的寒疝腹痛，肢冷，苔白，脉弦细。

11. 脐疝方（《广西中医药》）

药物组成：猪牙皂 2 克，雄黄 15 克，细辛 1.5 克，地龙 1 条，吴茱萸 1.5 克，乳香 1.5 克，没药 1.5 克，冰片 1.5 克。

使用方法；上药共研末备用。每次取药粉 8 克，用开水调成糊状，外敷于脐疝处，再以铜钱 1 枚，压盖于药上，最后用绷带固定，每日换药 1 次，5 日为 1 个疗程。如未愈，可再治疗 1 个疗程。

方义解释：方中吴茱萸暖肝散寒，为治疝要药；配细辛温散寒凝；乳香、没药、猪牙皂活血破瘀，通经止痛；雄黄解毒；冰片止痛。诸药合用具有暖肝祛寒、活血止痛之功，故可治寒凝血滞所致的脐疝腹痛、喜温、苔白、舌边有瘀斑、脉弦紧者。

12. 安脐糊（《陕西中医》）

药物组成：赤小豆、豆豉、天南星（去皮脐）、白蔹各 3 克。

使用方法：上药共研末，用芭蕉树汁（或温开水）调药粉为糊，敷于脐四周，以纱布包扎，每日换 2 次。

方义解释：方中赤小豆、白蔹、豆豉清热利湿排脓；天南星散结消肿。诸药合用具有清热利湿、散结消肿之功，故可治脐疝突起，表面渗液，局部红肿。

13. 醋艾绒散（《辽宁中医杂志》）

药物组成： 艾绒、食醋各适量。

使用方法： 将艾绒置食醋内浸泡。将笑出的脐疝复位后，把醋艾绒置脐内，以填满为度，将硬纸垫压盖在脐孔上，再用胶布加以固定。

方义解释： 艾绒辛温通经，祛寒止痛，温暖气血；醋活血散结。二者合用具有温经散寒止痛之功，故可治脐疝疼痛、肢冷喜温之症。

14. 丁香散（民间验方）

药物组成： 丁香适量。

使用方法： 上药研成细末，过 100 目筛，装瓶密封。用时取丁香散填满脐中，用塑料覆盖、胶布固定，两日换药 1 次。

方义解释： 丁香为温中暖肾、祛寒止痛之品，故可治小儿寒疝腹痛。

15. 乌梅敷脐法（民间验方）

药物组成： 乌梅肉适量。

使用方法： 将乌梅肉外敷于神阙穴，以治疗先天性脐不闭合症。

方义解释： 乌梅所主诸病皆取其酸涩之义，入肺则收，入肠则涩，入疮则敛，故亦可治疗先天性脐不闭合症。

16. 川楝吴萸膏（《民间敷灸》）

药物组成： 川楝子 10 克，吴茱萸 10 克，小茴香 10 克。

使用方法： 上药共研为末，加入适量面粉和温开水，调成膏状，贴敷于神阙穴、气海穴、中极穴。

方义解释： 方中吴茱萸暖肝止痛；川楝子、小茴香祛寒散结，疏肝止痛。三药合用具有暖肝散寒、疏肝止痛功效，故可治肝经寒凝气滞所致的寒疝腹痛。

17. 桂附葱姜膏（《民间敷灸》）

药物组成： 肉桂 15 克，香附 15 克，葱白根 20 克，鲜生姜 20 克。

使用方法： 将前二药研成粗粉，葱白根炒热，鲜生姜捣烂，四药和匀，捣成泥膏，制成 8 厘米 ×8 厘米大小的圆饼，敷前先用温开水洗净脐部，酒精棉球消毒，然后将膏饼敷于神阙穴，以覆盖三经（任脉、肾经、肝经）

八穴（神阙、水分、中注、肓俞、阴交、气海）为宜，敷后用宽布带托提扎紧，每次 5 天。

方义解释：方中肉桂暖肝温里，散寒止痛，为主药；辅以葱白、生姜温散寒邪；香附温通经脉，理气止痛。诸药合用具有暖肝止痛之效，故可治肝经寒凝、小儿疝气之症。

第十二节　睾丸鞘膜积液

茴香大枣饼（《河北中医》）

药物组成：八角、茴香各 7 粒，大枣（去核）7 枚。

使用方法：上药共研细，与蜂蜜调成药饼敷脐，用胶布固定。再用小茴香、屋梁上老尘土各 50 克，装入布袋熨热，敷睾丸 20 分钟，每日 1 次。同时服黄芪荔枝核汤。

方义解释：八角、茴香辛温入肝，有散寒理气止痛之功，为本方主药；辅以大枣甘缓以调和药性。诸药合用可治睾丸鞘膜积液。

第十三节　术　后　腹　胀

莱菔膏（《中西医结合杂志》）

药物组成：莱菔子（去壳）1 勺，麝香回阳膏 1 张。

使用方法：将麝香回阳膏放入温开水中浸泡 1 分钟，（切忌火烤，以免炭化），然后取出捏成薄片，再将莱菔子放入膏药中心，贴敷神阙穴处。

方义解释：方中莱菔子破气消积除满；麝香回阳膏活血通窍止痛。二者合用共奏活血破气、除满消胀之功，故可治术后腹胀、大便不通之症。

第十四节　脱　肛

1. 三叶敷剂（《广西民族药简编》）

药物组成： 柑树叶、桃树叶、薄荷叶各 30 克。

使用方法： 将以上三种药的嫩叶合捣烂如泥，用布包后敷肚脐。

方义解释： 方中柑树叶解毒消肿；桃树叶清利湿热；再配薄荷叶疏风清热。诸药合用有清利湿热、解毒疏风之功，故可治湿热下注所致的脱肛、黏膜表面糜烂肿痛。

2. 蓖麻子膏（民间验方）

药物组成： 蓖麻子仁 60 克。

使用方法： 将蓖麻子仁捣烂如泥，分为 2 份，一份敷脐部，另一份敷头部百会穴处。2 日换药 1 次，连用 3 次。

方义解释： 蓖麻子仁有泻下通便、消肿拔毒之功，用以外敷，可治脱肛。

3. 蜘蛛敷脐法（《穴敷疗法聚方镜》）

药物组成： 生蜘蛛数个。

使用方法： 上药捣烂，敷脐上。

方义解释： 蜘蛛苦寒有毒，以毒攻毒而消肿，故可治脱肛、糜烂肿痛之症。

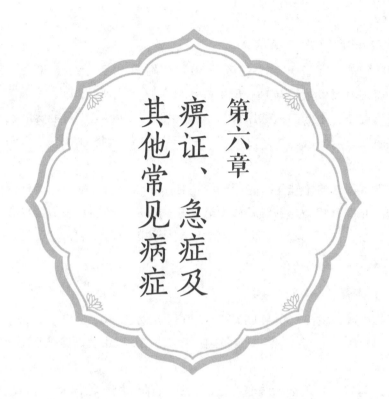

第六章
痹证、急症及
其他常见病症

第一节 痹 证

1. 韭蛇膏（《丹方精华》）

药物组成：韭子 30 克，蛇床子 30 克，附子 30 克，肉桂 30 克，独头蒜 500 克，川椒 90 克，硫黄、母丁香各 18 克，麝香 1 克。

使用方法：上药前六味用香油 1000 毫升浸 10 日，加丹熬膏。上药后三味共研末，与蒜捣为丸，如豆大，先取药丸 1 粒填脐内，外贴韭蛇膏，3 日换药 1 次。

方义解释：方中韭子、蛇床子温肾壮阳，强腰脊；附子、肉桂温肾助阳，散寒止痛；川椒、独头蒜祛寒通络止痛；加麝香更具有温肾助阳、祛寒止痛之功，故可治肾阳不足、寒湿侵袭所致的腰酸冷痛，遇劳受寒则更甚，四肢不温，舌淡、脉沉细。

2. 生姜膏（《串雅内编》）

药物组成：生姜 500 克（捣取汁 120 克），水胶 30 克。

使用方法：上药共煎制成膏备用。每次取 10 克生姜膏摊贴脐部，每日换药 1 次。

方义解释：生姜辛温散寒，通达全身，阴寒消散则络脉通顺，故可治腰疼冷痛、得热则减之症。

3. 三子膏（《丹方精华》）

药物组成：韭子 30 克，蛇床子 30 克，附子 30 克，官桂 30 克，独头蒜 500 克，川椒 90 克，硫黄 18 克，母丁香 18 克，麝香 1 克。

使用方法：前六味药用香油 1000 毫升浸 10 日，加黄丹熬成膏。后三味药共研末，加蒜捣为丸，如豆大，备用。先取药丸 1 粒填脐内，外贴上膏，3 日换药 1 次。

方义解释：方中附子、蛇床子、韭子、硫黄温肾助阳，散寒除湿，为主药，辅以官桂温通经脉；川椒、母丁香、独头蒜散寒止痛；麝香活血通络利痹。诸药合用共奏温肾散寒、通脉利痹之功，故可治腰痛酸冷、喜温喜按、四肢欠温之症。

4. 铁石糊（《本草纲目拾遗》）

药物组成： 鲜石见穿草（红者佳，连枝俱用，如秋冬根茎俱老，用鲜叶）、铁扫帚草各 0.3 克，飞面少许。

使用方法： 上药共捣烂，放脐眼内。

方义解释： 方中石见穿、铁扫帚草均为苦平之品，有燥湿消肿止痛之功，故可治膝关节疼痛不利之症。

5. 芥子末敷法（《本草纲目》）

药物组成： 白芥子 30 克。

使用方法： 上药一味，捣末敷脐部。

方义解释： 白芥子辛温化痰，消肿止痛。用于痰注肢体、关节疼痛及阴疽流注等症效佳，对于各种炎性疼痛及胸脘酸痛也验。

6. 附子汤（《理瀹骈文》引仲景方）

药物组成： 附子 10 克，人参 3 克，白术 10 克，茯苓 10 克，炒白芍 10 克，麝香虎骨膏 2 张。

使用方法： 上药五味，煎汤抹心腹及四肢，并炒熨之，麝香虎骨膏贴脐部及对脐处。

方义解释： 方中君以附子，大辛大热，温肾暖土，以助阳气；臣以人参，大补元气而助运化；佐以白术，健脾燥湿，以扶脾之运化；其用白芍者，一者取其利小便，一者取其缓急止痛。四药同用，共奏温经助阳、祛寒化湿之功。故适用于阳虚寒邪内侵之身体骨节疼痛、脉微肢冷者。内服与外熨并进尤良。

7. 当归四逆汤（《理瀹骈文》引仲景方）

药物组成： 当归 10 克，桂枝 10 克，木通 3 克，细辛 3 克，芍药 8 克，甘草 3 克，大枣 25 枚，麝香虎骨膏 2 张。

使用方法： 上药八味煎汤抹心腹及四肢，并炒熨之。麝香虎骨膏贴脐部及对脐处。

方义解释： 方中当归苦辛甘温，补血活血，与芍药合而补血虚；桂枝辛甘而温，温经散寒，与细辛合而除内外之寒；甘草、大枣之甘，益气健脾，既助当归、芍药补血，又助桂枝、细辛通阳。更加木通通经脉，使阴血充，客寒除，阳气振，经脉通，手足温而脉亦复。综观全方，诸药合用具有温经散寒、养血通脉作用。故能治阳气不足而又血虚，外受寒邪，四肢逆冷又能治经脉受寒、血涩不通而致腰、股、腿、足疼痛。如内服与外熨并进，收效更佳。

8. 腰痛方（《敷脐妙法治百病》）

药物组成： 木香、桂枝、肉桂、附子、炒吴茱萸、马兰子、蛇床子各15克，面粉、生姜汁各适量。

使用方法： 将方中前七味药共碾成细末，贮瓶备用。用时取药末适量，加入面粉拌匀。用生姜汁调和如泥状，敷于患者肚脐及腰部痛处，外以纱布覆盖，用胶布固定。每日换药1次，10次为1个疗程。

方义解释： 方中附子、肉桂、蛇床子温肾助阳，散寒止痛；马兰祛风除湿；配吴茱萸、桂枝散寒通经；再配木香行气以助气血运行，经脉通畅。本方适用于寒湿腰痛，症见腰部冷痛重着、转侧不利、阴雨天加重、苔白腻、脉沉迟。

9. 疗痹方（《敷脐妙法治百病》）

药物组成： 当归、川芎、白芷、陈皮、苍术、厚朴、半夏、麻黄、枳壳、桔梗各8克，干姜、吴茱萸各1.5克，甘草1克，羌活6克，草果5克，黄芩4.5克，薏苡仁9克。

使用方法： 上药共碾成细末，贮瓶备用。用时取药末9克，以温开水调如泥状，纳入患者脐孔内，外用散阴膏封贴，同时将另1贴膏贴于命门穴。每3日更换1次，5次为1个疗程。

方义解释： 方中苍术、厚朴、陈皮、半夏、草果温散寒湿；羌活、白芷、麻黄祛风胜湿；干姜、吴茱萸温中散寒；三方面配伍，祛风除湿散寒相得益彰。再加当归、川芎活血通络；薏苡仁祛湿利痹；桔梗、枳壳一升一降，调畅气机；反佐黄芩以防温散太过。本方适用于着痹，见肢体关节重着、酸痛肿胀、麻木不仁、苔白腻、脉濡缓者。

10. 济众糊（《理瀹骈文》）

药物组成： 川乌、乳药、没药、雄鼠屎、续断各6克，麝香0.3克。

使用方法： 以上六味药共研为散，于食饱之后，取散敷脐部，以艾灸之。勿令痛，反泄真气。每年中秋行 1 次，隔 2 日 1 灸，灸至脐内作声，大便下涎物为止。只服米汤，食白粥，以黄酒助力。

方义解释： 方中川乌祛风寒；雄鼠屎通阴阳，逐痰涎；乳香、没药、续断活血止痛；麝香走窜以助药力。诸药合用适用于气阳不足之症。惟本方散寒力强，扶正力弱，为治标之品，治痹症的同时还须配益气温阳之品。

第二节　高　热

1. 文蛤乌矾散（《贵州民间方药集》）

药物组成： 文蛤、首乌各 3 克，白矾 4 克。

使用方法： 上药共研末，水调为糊，敷于脐部。

方义解释： 方中文蛤清热凉血；首乌生用性寒，解毒通便；白矾解毒除热。三药合用共奏泻火解毒、清热凉血之功，故可治高热不退，大便干结，苔黄舌红，脉数。

2. 青蛙冰片贴（《湖南农村常用中草药手册》）

药物组成： 青蛙 1 只，冰片 0.3 克，雄黄 0.15 克。

使用方法： 将青蛙剖开，纳冰片、雄黄于内，敷脐部 1~2 小时。

方义解释： 方中青蛙、冰片均为寒凉之品，具有清热解毒之功，佐以雄黄则解毒力更强，故可治高热面赤，口渴欲饮，小便短赤，苔黄，脉实。

3. 消食退烧糊（《贵州民间方药集》）

药物组成： 土知母（鸢尾科植物鸢尾）根 31 克，鸡蛋 1 个。

使用方法： 将土知母捣烂，用鸡蛋清调糊敷脐眼，数小时后，烧退食消。

方义解释： 方中土知母性寒泄热，消积通便，作为主药；鸡蛋性凉除热。二药合用则消积退热，故可治食积内闭、大便秘结、身热面赤之症。

4. 燕窝泥敷脐方（《湖南农村常用中草药手册》）

药物组成： 燕子窝泥 30 克，田螺（去壳）9 个，井底泥 30 克（可用黄泥代替），青黛 0.6 克。

使用方法：上药合鸡蛋清调为糊状，敷脐部 1~2 小时。

方义解释：方中井底泥、燕子窝泥均为寒凉之品，有很强的泻火解毒之功；青黛凉血清热；田螺清利二便。四药合用有清热凉血、泻火解毒之功，故可治温热病，见高热不退，大便秘结，小便短赤，舌红，脉滑数。

5. 蚯蚓敷脐法（《中医验方》）

药物组成：蚯蚓 10 余条。

使用方法：将蚯蚓浸在酒中 10 余分钟，然后取出，蘸明矾末，整条盘在脐部，并以纱布覆盖，用胶布固定。

方义解释：蚯蚓性寒走窜，有泄热息风止痉之功，故可治温病发热，症见持续不退、惊悸抽搐。

6. 燕鸭饼（《常见药用食物》）

药物组成：燕窝泥 1 个，青壳鸭蛋 1 个。

使用方法：取鸭蛋白与燕窝泥调匀成饼，敷肚脐上，2 小时有效。

方义解释：方中燕窝泥、青壳鸭蛋均为寒凉之品，有清热泻火之功，故可治热病高热不退之症。

7. 连牛散（《大众中医药》）

药物组成：黄连、牛黄各适量。

使用方法：上药研细末，调湿。敷脐。

方义解释：方中黄连泻火解毒；牛黄清心定惊。二药合用共奏泻火定惊之功，故可治热病高热、惊悸抽搐之症。

第三节　流行性乙型脑炎

1. 朱雄蛤蟆敷脐法（《陕西新医药》）

药物组成：朱砂 0.6 克，雄黄 0.3 克，癞蛤蟆 1 个。

使用方法：将朱砂和雄黄共研为末，放在癞蛤蟆肚腹内。将癞蛤蟆敷于患者肚脐上（腹面贴脐）。

方义解释： 方中朱砂安神定惊；雄黄辟瘟解毒；癞蛤蟆清热解毒，凉血消斑。三药合用共奏凉血解毒、定惊止痉之功，故可治流行性乙型脑炎，高热抽筋、皮肤斑疹、舌红绛者。

2. 蚯蚓白矾散（《内病外治精要》）

药物组成： 中等大活蚯蚓10余条，白矾末少许。

使用方法： 将活蚯蚓放入75%乙醇或白酒内浸泡约3分钟，取出，撒少许研极细白矾末，再把蚯蚓卷曲成团状，直接敷肚脐上，外面覆盖塑料薄膜，绷带围腰包扎，2小时左右取下。若体温不降，可重复贴敷。

方义解释： 方以蚯蚓为主药，清热息风而止痉，辅以白矾清热解毒。二药合用则有清热解毒、息风止痉之功，故可治流行性乙型脑炎，高热、四肢抽搐之症。

3. 石膏雄矾糊（《敷脐疗法》）

药物组成： 生石膏90克，明矾15克，雄黄30克，净黄土1杯，艾叶15克。

使用方法： 将方中前四味药共研为细末，用艾叶泡水调成糊状，敷于患者脐部，盖以塑料薄膜、胶布固定。每日换药2~3次。

方义解释： 方用生石膏清热泻火为君；配以雄黄解毒，明矾止汗；佐以艾叶引热下行。本方适用于流行性乙型脑炎患者，高热汗多、谵妄躁扰者。

第四节 中 暑

1. 人丹敷脐法（《中医简易外治法》）

药物组成： 人丹（中成药）。

使用方法；每次取人丹15克研粉，用温水调糊，填脐内，外用胶布贴之固定。

方义解释： 人丹具有祛风舒气、清解暑热之功，故可用于感受高温闷热所致的头晕胸闷、恶心欲吐者。除了内服外，用以敷脐，亦为一良法。

2. 清暑敷脐方（《中医简易外治法》）

药物组成：痧药（中成药，药店有售）。

使用方法：取痧药 8 克，研粉填脐，外用胶布贴之固定。

方义解释：痧药具有祛暑、解毒、辟秽开窍之功，故可用于夏令中暑、腹痛吐泻、牙关紧闭、四肢厥冷。

3. 白虎汤（《敷脐疗法》）

药物组成：石膏 30 克，知母 10 克，甘草 3 克。

使用方法：上药三味，煎水熨，并敷脐腹部。

方义解释：白虎汤用石膏清暑热，除烦渴，配知母清养生津，甘草益气和中。张仲景用治中暍，早有记载。改为外熨敷脐，是一良法。

4. 天水散（《理瀹骈文》）

药物组成：滑石 18 克，甘草 8 克。

使用方法；上药二味，煎水熨，并敷脐腹。

方义解释：此即六一散，刘河间原定名为天水散。滑石能清暑热，利小便，配合甘草加强清利之功，为治暑常用之方。

5. 热熨法（民间验方）

药物组成：热汤适量。

使用方法：热汤熨脐中。

方义解释：盛夏炎热中暑，心烦口渴，人多喜凉；正因多饮食生冷，而腹中宜温，故用热汤熨之以复其阳。

6. 黄土水（《理瀹骈文》）

药物组成：黄土、新汲水各适量。

使用方法：掘地深尺余，取净黄土一块，以新汲水调化，敷胸口及脐上。

方义解释：黄土甘平无毒，功入脾胃，用新汲水调后，具有清热邪、解热毒作用，故可急用救治中暑发热、口渴烦躁、面赤欲死者。

7. 硫硝丹敷法（《民间敷灸》）

药物组成：硫黄 15 克，硝石 15 克，明矾 8 克，雄黄 8 克，滑石 8 克。

使用方法：上药共研为末，加白面 50 克，以水和之，调如糊状，贴敷于神阙、气海、大椎穴，用纱布盖上，胶布固定，间隔 3 小时左右换之。

方义解释：方用雄黄、硫黄、明矾解毒辟秽，通窍醒神，为主药；辅以滑石、硝石通利二便，清解暑热；诸药合用具有解暑辟秽醒神之功，故可治中暑烦躁，甚则昏厥，肌肤灼热。

8. 中暑糊（《穴位贴药疗法》）

药物组成：硫黄 15 克，硝石 15 克，明矾 8 克，滑石 8 克。

使用方法：诸药混合粉碎为末，过筛，以白面 50 克加水掺药末调如糊状。将药粉分别涂布神阙、天枢（脐旁 2 寸）、气海（脐下 1.5 寸）、关元（脐下 8 寸），干后另换，一日不间断。本方用于中暑。

方义解释：方中硫黄补火救阳而治暑厥；明矾清热解毒；滑石、硝石清热解暑，通利二便。诸药合而用之具有解暑回阳之功，故可治中暑昏厥。

第五节 血 证

1. 醋制大黄散（《理瀹骈文》）

药物组成：大黄 6 克。

使用方法：将大黄研末，醋调为糊，敷脐部，外用纱布、胶布固定。每日换药 1 次。

方义解释：大黄苦寒泄热而入血分，善于清热泻火、凉血止血，醋制则引药入肝，增强止血之功。本品凉血、止血而不留瘀，故可治血热妄行所致的吐血，色鲜红、脉数之症。

2. 二蓟膏（《内病外治》）

药物组成：大蓟、小蓟、茅根、大蒜各 10 克。

使用方法：上药合共捣烂如膏，敷脐部。

方义解释：大蓟、小蓟为苦寒之品，相须为用能清泄血分胃热而凉血止血；茅根既凉血止血，又清泄胃热；大蒜解毒。综合具有凉血止血之功，故可治胃热呕血，其色鲜红、大便干结、口干思饮、舌红脉数之症。

3. 化瘀止血散（《中医外治法集要》）

药物组成： 大黄、苏木、当归、赤芍、桃仁、红花、五灵脂各等份。

使用方法： 上药加水，连煮 3 次，去渣过滤，混合，浓缩成药浸膏，或用酒精提取有效成分。

方义解释： 方用大黄凉血止血，活血化瘀，为主药；辅以苏木、赤芍、桃仁、红花、当归活血化瘀；五灵脂化瘀止血。诸药合用具有活血止血之功，故可治瘀阻出血病证。

4. 栀黄散（民间验方）

药物组成： 大黄、栀子各 20 克，米醋适量。

使用方法： 将大黄和栀子研为细末，贮瓶备用。用时取药末适量，以米醋调成膏状，敷于患者肚脐上，盖以纱布、胶布固定。每日换药 1 次。

方义解释： 方用大黄清热泻火凉血，栀子清肝泄热凉血，二药配伍，肝胃之热得以清泄，妄行之血得以归经，故具有清热凉血之功。本方适用于吐血属肝火犯胃，症见吐血色红或紫黯、口苦胁痛、心烦易怒、寐少梦多、舌质红绛、脉弦数。

5. 百草霜止血方（《敷脐妙法治百病》）

药物组成： 百草霜 15 克，大蒜 1 个，鲜小蓟、鲜旱莲草各适量。

使用方法： 先将鲜小蓟和旱莲草共捣烂取汁，再将大蒜捣烂如泥，然后将百草霜与蒜泥调和均匀，掺入小蓟、旱莲草鲜汁制成膏状，敷于患者的脐窝及双侧涌泉穴，外以纱布覆盖，用胶布固定。每日换药 2~3 次。

方义解释： 小蓟、旱莲草有凉血止血之功；配百草霜收敛止血。三者相伍，止血力强。用大蒜捣泥调敷，可引热下行。本方适用于吐血不止，症属血热，见舌红、脉数者。

6. 清肺止衄散（《敷脐妙法治百病》）

药物组成： 黄芩、桑白皮、生地黄、玄参、侧柏叶各 15 克。

使用方法： 将上述药物共碾成细末，贮瓶备用。用时取药末适量，以凉开水调和成膏状，涂于患者脐孔内，外用普通膏封固，同时将另 1 贴普通膏贴于背部第 6、7 胸椎处。每 3 日换药 1 次。

方义解释： 方用黄芩、桑白皮清泄肺热；生地黄、玄参凉血清热；侧柏叶凉血止血。诸药合用，共奏清肺凉血止血之功，适用于鼻衄属肺热壅盛，见鼻干咽燥，或兼有身热、咳嗽少痰、舌红、脉数者。

7. 鼻血散（《敷脐妙法治百病》）

药物组成：生石膏30克，知母15克，麦冬18克，黄芩、牛膝各12克，清阳膏药肉适量。

使用方法：将前五味药共碾成极细粉末，过筛，装入瓶中备用。用时将膏药肉于水浴上熔化，加入适量药末，搅匀，摊于布上，每贴重20~25克，分别贴于患者的肚脐及胃脘处，每2~3日更换1次。

方义解释：方用生石膏、知母、黄芩清泄肺胃之热，麦冬清热生津，牛膝引血下行。诸药合用，具有清泄肺胃、止血生津之功，适用于鼻衄血色鲜红、鼻干口渴、烦躁便秘、舌红苔黄、脉数等症。

8. 龙柴止衄散（《敷脐妙法治百病》）

药物组成：龙胆草、柴胡各15克，栀子、黄芩各12克，生地黄、白茅根各18克，木通9克，清阳膏1贴。

使用方法：以上药物混合共碾成细末，贮瓶备用。用时取药末适量，以凉开水调成稠膏状，敷于患者脐孔内，外用普通膏封贴。每2~8日换药1次。

方义解释：方用龙胆草、栀子、黄芩清泄肝火；柴胡疏肝解郁；白茅根凉血止血：生地黄养阴生津；木通苦泄，除肝火从小便而解。本方适用于鼻衄属肝火上炎，症见头痛目赤、烦躁易怒、口苦舌红、脉弦数。

9. 芎归连槐膏（《敷脐妙法治百病》）

药物组成：川芎、当归各8克，黄连、槐花各6克，膏药1张。

使用方法：将川芎、当归、黄连和槐花混合均匀，取四分之三煎水，反复洗抹患者的肚脐及肛门处，剩余部分碾成细末备用。将膏药肉置水浴上熔化后，加入适量药末，搅匀，分摊于布上，每贴重20~25克，分别贴于患者的肚脐及长强穴上，每3日用药1次。

方义解释：方中以槐花凉血、止便血之良品为君，以黄连清大肠湿热为臣，佐以川芎、当归行血祛瘀，故能清热止血而无留瘀之弊，适用于便血，症属湿热蕴结大肠者。

10. 蒲黄莲车膏（《敷脐妙法治石病》）

药物组成：蒲黄、旱莲草、车前子各 20 克，膏药 2 贴。

使用方法：将蒲黄、旱莲草和车前子共碾成细末，过筛，贮瓶备用。用时取药末 12 克，以凉开水调和成糊状，敷于患者脐孔内，外用普通膏药封固，同时将另 1 贴普通膏贴于小腹部。每 2~8 日换药 1 次，血止方可停药。

方义解释：方中旱莲草凉血止血，蒲黄祛瘀止血，二药相伍，止血力强，且无留瘀之弊，再配车前子利水通淋，使邪去而水道清。本方适用于下焦湿热、尿血淋痛、小腹胀热不舒、舌红、苔黄、脉数等症。

第六节　厥　脱

1. 隔盐灸法（《本草纲目》）

药物组成：艾、盐各适量。

使用方法：以炒盐填脐中，上艾灸之。

方义解释：此方隔盐灸法，有回阳救逆固脱之功，善治伤寒阴证、吐泻并作、中风脱证等。

2. 朱蜡熏法（《理瀹骈文》）

药物组成：朱砂 6 克，黄蜡 60 克。

使用方法：上药二味，烧烟熏口鼻及脐孔，更贴手足取汗。

方义解释：此为急救之法。朱砂清心镇惊，黄蜡解毒辟秽，二者配用有回阳开窍之功。

3. 萸酒饼（《理瀹骈文》）

药物组成：吴茱萸 1.5 克。

使用方法：将上药研粉，酒和为饼，封贴脐部。

方义解释：吴茱萸辛热能散能温，苦热能燥能坚，用酒和之敷脐，能温脾胃而散寒邪，故中自温，气自下，阳自回，而虚脱可救矣。

4. 艾熨法（《理瀹骈文》）

药物组成： 艾若干。

使用方法： 烧酒、姜汁擦手足，或调川椒末、官桂末，再涂腿足，若气渐败，当铺艾于脐上，熨斗熨之，如回阳后当救阴。

方义解释： 艾有温经散寒之功，行气活血之力，祛湿逐寒之能，回阳救逆之效，适应于痧证脚抽吊。

5. 热盐敷熨法（民间验方）

药物组成： 食盐50克。

使用方法： 将食盐研末炒热，待温敷脐部，再以麦麸加醋炒热，布包，放盐上熨之，片刻即可使患者苏醒。

方义解释： 食盐味咸入肾，炒热敷脐，有暖脏回阳之功，故可治阳脱晕倒、四肢厥冷、汗出气喘之症。

6. 姜葱附子熨苏法（民间验方）

药物组成： 干姜粉10克，制附子10克，葱白100克。

使用方法： 上药共捣烂，放锅中炒热，趁温热敷脐部，至苏醒去药。

方义解释： 方中附子大辛大热，走而不守，其力迅猛，有温阳祛寒之功，为回阳要药；干姜辛热散寒，以助附子回阳之功；葱白宣通阳气，疏畅气道。三药合用回阳救逆，挽救散失的元阳，故可治突然晕倒、四肢冰冷、出冷汗、脉微欲绝之症。

7. 姜附散（民间验方）

药物组成： 炮姜、附片各15克，食盐、葱白各适量。

使用方法： 将炮姜和附片研为细末，贮瓶备用。用时将药末填满患者脐孔，再将葱白切碎，和食盐一起在锅内炒热，用布包囊，趁热熨于患者脐部，药冷则再炒再熨。

方义解释： 方以大辛大热之附子为君药，祛寒回阳以救逆；炮姜温散里寒，助附子升发阳气，为臣药；佐以葱白、食盐通阳散寒而助药力。本方药简效宏，共奏回阳救逆之功，适用于寒厥，症见突然晕倒、不省人事、面色苍白、四肢厥冷、舌淡苔润、脉微欲绝者。

8. 姜辛丁桂散（《中医验方》）

药物组成： 公丁香、干姜、细辛、肉桂各 10 克，生姜 1 片，艾炷适量。

使用方法： 将方中前四味药共碾成细末，装瓶备用。用时将药末填满患者脐孔，盖以生姜片，再将艾炷置于姜片之上，点燃灸之，不拘壮数，灸至患者苏醒为止。

方义解释： 本方集辛温散寒温中之肉桂、细辛、干姜、丁香于一方，并隔生姜用艾灸，具有散寒回阳之功，适用于不省人事，症属寒厥者。

第七节　房后气绝证

1. 回阳丹（《陕西中医验方选编》）

药物组成： 葱白 500 克。

使用方法： 将葱微炒捣烂，分作两包，轮流熨肚脐部及脐下部位，待暖气入内自愈。同时以葱白 10 厘米捣烂酒煎灌下，阳气即回。或用罐装热水在葱上熨之更妙。

方义解释： 葱白辛温散寒，宣通阳气，故可治男女交合中受寒所致的少腹冷痛、肢冷脉微，甚至男子囊缩、女子乳缩。

2. 还元膏（民间验方）

药物组成： 胡椒 1 克，干姜 2 克，细辛 1 克。

使用方法： 上药共研末备用。用时将药末放碗内，用白酒调为糊状，填脐中，外用纱布包扎，再用暖水袋熨之，至出汗则愈。

方义解释： 方中胡椒、干姜、细辛均为辛温之品，有散寒回阳之功，三药合用则效力更佳，故可治男女交合后晕厥、面白唇青、手足发冷、肚冷阴缩之症。

3. 葱姜盐熨（民间验方）

药物组成： 食盐适量，生姜 15 克，葱白 15 克。

使用方法： 将食盐炒热熨脐；生姜、葱白打碎，冲热酒灌之，再以药渣熨脐。

方义解释： 本方具有温阳固脱作用，适用于性生活无节制、恣情纵欲、精气脱泄、神昏不知人、肢冷、脉微等症，俗称"色厥"者。

4. 术附汤（《理瀹骈文》引危氏方）

药物组成： 附子、干姜、白术各等份，苏合香丸1粒。

使用方法： 上药三味煎汤并炒熨之，将苏合香丸纳脐孔中，以麝香虎骨膏盖之。

方义解释： 方用附子辛热以除寒，佐干姜以温中散寒，白术健中，苏合香辟秽开窍，理气止痛，治疗腹痛肢冷而厥者，具有急救、止痛双重作用。

第八节　晕车晕船

1. 风油精（《大众中医药》）

药物组成： 风油精适量。

使用方法： 将风油精数滴滴入肚脐，外用伤湿止痛膏或胶布封固。

方义解释： 风油精有清凉祛风醒脑之功，故可用于晕车、晕船的防治。

2. 生姜伤湿膏（《中医脐疗大全》）

药物组成： 生姜1片，伤湿止痛膏1张。

使用方法： 将生姜片放肚脐内，上用伤湿止痛膏固定，乘车船前30分钟贴。

方义解释： 生姜为止呕圣药，辅以伤湿止痛膏祛风活血止痛，则疗效更加显著，故可治晕车、晕船引起的恶心、呕吐、头痛之症。一方单用伤湿止痛膏1张敷脐也效。盖伤湿膏用丁香、肉桂、白芷、乳香等芳香药物制成，既可温下元，又能辟秽浊，从而提高适应能力，起到防治晕车、晕船的作用。

第九节　奔　豚　气

1. 消豚膏（《穴位贴药疗法》）

药物组成： 吴茱萸（米醋炒）、陈皮、黑附子各30克，肉桂10克，丁香 6 克。

使用方法： 上药烘干，共研为细末，过筛，加生姜汁调成糊状，用纱布包裹，敷神阙穴，并敷关元穴、肾俞穴。上盖铝纸、纱布、胶布固定，1日换药 1 次。

方义解释： 方用附子、肉桂温里散寒，驱逐阴寒，振奋里阳；吴茱萸、丁香、陈皮温中降逆。诸药合而用之具有温散里寒、降逆和中之功，故可治阴寒内盛、结气上冲之症。

注： 本症是指从小腹部起有一股气往上冲，坐卧不安者。大多属于肝肾虚寒所致。治宜温肝肾、降气逆之法。

2. 温降气逆法（《理瀹骈文》）

药物组成： 干姜、附子、桂心、吴茱萸、橘核、川楝子、小茴香各等份。

使用方法： 上药七味，共研细末，敷于脐部，并热熨之。

方义解释： 此方用桂心、附子温元阳；干姜温中祛寒；吴茱萸温肝降逆；橘核、茴香入肝肾，善理疝气；川楝子疏肝理气止痛；茯苓渗利下行。本方不但可外用，而且可内服。

3. 奔豚膏（《民间敷灸》）

药物组成： 吴茱萸 30 克，橘皮 30 克，乌附片 30 克，肉桂 10 克，丁香 10 克，姜汁适量。

使用方法： 上药前五味，共研为末，加入适量姜汁调成糊状，贴敷于关元、神阙、中脘、肾俞、肝俞诸穴，盖以纱布、胶布固定，每 20 小时更换 1 次。

方义解释： 方用吴茱萸疏肝下气，温里降逆；附片、肉桂、丁香、橘皮温肾祛寒，降逆顺气。诸药合用具有暖肝肾、降逆气之功，故可治肝肾虚寒，腹痛呕吐，心慌不安，形寒肢冷，苔白腻，脉弦紧。

第十节 缩 阳 证

1. 蛋熨法（《增广验方新编》）

药物组成： 鸡蛋 10 个。

使用方法：鸡蛋煮熟，留壳，切去一头，留七八分，合在患者脐上，蛋冷即换。本方用于缩阳症较轻者。

方义解释：鸡蛋甘平而入脾肾二经，有补中益气、养肾益阴之功，故可治脾肾两亏所致的缩阳症。

注：缩阳症是指男性生殖器缩入腹里。一般系下元虚寒命火衰微或受寒受惊所致。

2. 麝脑莴苣膏（《寿世保元》）

药物组成：麝香6克，樟脑9克，莴苣子1茶匙。

使用方法：上药用莴苣叶捣为膏，贴脐上。

方义解释：本方以通利关窍为主，其中麝香、樟脑为辛热之品，有活血散结、疏利滞气的作用；莴苣子苦寒通利，又可监制麝香、樟脑过于温热。三药合用则可治缩阳症。

3. 硫黄吴萸散（《中医外治法集要》）

药物组成：硫黄、吴茱萸各等份。

使用方法：上药烘干，共研为细末，过筛，加大蒜适量，共捣为膏，用纱布包裹，敷神阙穴，然后用胶布固定，再热敷。

方义解释：方用硫黄温肾助阳，吴茱萸暖肾祛寒。二药合用有温肾祛寒之功，故可治下元虚寒所致的缩阳症。

4. 加味硫黄吴萸散（《上海中医药杂志》）

药物组成：白胡椒、硫黄、吴茱萸各适量。

使用方法：上药共研细末，加大蒜汁调，敷脐。

方义解释：方用吴茱萸、白胡椒温里散寒；硫黄补火助阳。三药合用共奏祛寒补火之功，故可治命门火衰、阴寒内盛所致的缩阳症。

5. 鲜葱熨剂（《陕西中医验方选编》）

药物组成：鲜葱1000克。

使用方法：将葱用陈醋炒热，再用布包好，熨脐周围，待腹内作响，病退为止。

方义解释：鲜葱辛温，有散寒通阳、通利二便之功，故可治房事后恣食生冷所致的阴囊紧缩，小便抽痛，大便不通。

6. 萸硫蒜蛇熨法（民间验方）

药物组成： 吴茱萸 15 克，硫黄 8 克，大蒜 1 头，蛇床子 8 克。

使用方法： 将吴茱萸、硫黄二味药与大蒜捣烂调敷脐下，再以蛇床子炒热，布包熨之。

方义解释： 此法用硫黄补肾温阳为主药；配以大蒜辛温通阳，吴茱萸温肝祛寒，蛇床子温肾化湿。诸药合用为温壮之法，适用于阴缩寒症。

7. 胡椒蒜盐饼（民间验方）

药物组成： 白胡椒 3 克，大蒜 1 个（去皮），食盐 1 小撮，冷米饭 1 小团。

使用方法： 先将白胡椒研为细末，把大蒜、食盐加入药末中捣烂拌匀，再加入冷米饭共捣至极烂，捏成小圆形药饼，放入笼内蒸熟，备用。用时取药饼 1 个，贴于患儿脐孔中央，外以纱布覆盖，用胶布固定之。每日换药 1 次。贴敷至病愈，方可停药。

方义解释： 本方具有温肾散寒作用，适用于肾阳不足，阴户时时收缩抽搐，阴囊缩皱，睾丸上提，小腹冷痛，形寒肢冷，甚则青紫，面色黑，小便清长或失禁，腰膝冷重，舌淡胖，苔白，脉沉迟。

第十一节　汗　　证

1. 敛汗丹（《新医学》）

药物组成： 朱砂粉 0.3 克，五倍子 15 克。

使用方法： 上药共研末，用冷开水调为糊剂，临睡前填脐中，上盖纱布、胶布固定，次晨即可去药，连用 2~4 次。

方义解释： "汗为心之液"，心火亢盛则汗液外泄。方中朱砂苦寒，能清心火，安心神；五倍子酸涩敛汗液。二药合用具有清心敛汗之功，故可治盗汗，烦热心悸，失眠多梦。

2. 黄柏散（《理瀹骈文》）

药物组成： 黄柏 2 克。

使用方法： 将黄柏研为末，以温开水调糊，敷脐部，1 日换药 1 次。

方义解释： 黄柏苦寒入肾，泻肾火而坚阴，故可治阴虚火旺、迫液外溢所致的潮热盗汗、五心烦热之症。

3. 文蛤首乌散（《贵州民间方药集》）

药物组成： 文蛤、首乌各 3 克。

使用方法： 上药共研末，水调为糊，敷于脐部，外用纱布包扎。

方义解释： 方中文蛤入血除热，清营止汗；首乌养阴涩精。二药综合应用，标本兼治，具有清营止汗之功，故可治温病后期，余热未清，而见身热盗汗，五心烦热，舌红少苔，脉细数。

4. 龙倍糊（《民间敷灸》）

药物组成： 煅龙骨 60 克，五倍子 60 克。

使用方法： 上药共研末，取 10 克用温开水或醋调成糊状，敷于神阙穴，覆盖油纸、胶布固定，每日 1 次，每次 20~24 小时。

方义解释： 方中煅龙骨、五倍子均为酸涩之品，有敛汗止汗之功，不仅可内服，敷脐也即可奏效。

5. 止汗丹（《理瀹骈文》）

药物组成： 生五倍子、明矾各 15 克。

使用方法： 上药共研末备用。每次取药粉 2~3 克，水调为糊，填敷脐中，外贴胶布固定，每日换药 1 次，连用 3~5 日。

方义解释： 方中五倍子、明矾均有酸涩收敛之功。二药配合同用，收涩力强，外用敷脐，可治多种类型的自汗、盗汗。

6. 独圣散（《本草纲目》）

药物组成： 五倍子粉 15 克。

使用方法： 上药一味，香油调成稀糊，涂脐部，以帛扎定。

方义解释： 五倍子味酸性寒，能收能涩，为治自汗、盗汗之要药，单味应用即有效，为临床医家常用。《经验良方》与《理瀹骈文》二书均引载此方，并云，用本方治自汗、盗汗"夜即止"。另方加枯矾与五倍子相配，更加强收敛止汗之力。五倍子一味敷脐，也可治久咳不止、虚喘不宁之症，以及遗精、遗尿、泄泻、妇人白带多等症。

7. 止汗散（《四川中医》）

药物组成： 五倍子 10 克，明枯矾 8 克，煅龙骨、煅牡蛎各 6 克。

使用方法： 上药四味，共研为散，以香油调成稀糊，敷于脐部，每晚 1 次，连续 8~10 次，即愈。

方义解释： 方中五倍子味酸性涩，止汗力强；枯矾酸涩收敛；龙骨、牡蛎煅用，有敛阴潜阳、固涩止汗之功。四药合用，收涩力甚强。方名虽曰"止汗"，其实对遗精、白带、泄泻等症，也可应用。

8. 首乌散（《理瀹骈文》）

药物组成： 何首乌 30 克。

使用方法： 上药研末备用。每次取首乌散 3 克，水调为糊，填脐内，外用胶布贴盖固定，每日换药 1 次。

方义解释： 何首乌味涩性敛，有涩精止汗、补益精血之功，故可治肝肾精亏、阴血不足所致的汗出、形体消瘦、神疲肢倦、苔少、脉沉细之症。

9. 敛汗糊（民间敷灸）

药物组成： 五倍子、赤石脂、没食子、煅龙骨、煅牡蛎各 100 克。

使用方法： 上述药物共研细末，加辰砂 5 克和匀，6 个月~1 岁者每次用 10 克，1~5 岁者每次用 15 克，5 岁以上者每次用 20 克，用凉水、食醋各半，调药成稀糊状，每晚临睡前敷脐中，以纱布、绷带固定，翌晨揭去，治疗顽固性盗汗。

方义解释： 本方集酸涩敛汗之五倍子、没食子、煅龙骨、煅牡蛎、赤石脂于一方，功专力宏，故可用于虚汗、久治不愈之症。

10. 五味子散（《中医药学报》）

药物组成： 五味子 60 克。

使用方法： 五味子捣碎如泥（如五味干稍加水），敷脐部，用纱布固定。

方义解释： 五味子乃收敛强壮之佳品，并有镇静安神作用，用治汗证，不论自汗、盗汗、多汗均效。

第十二节 养生美容

1. 长生延寿丹（《东医宝鉴》）

药物组成： 人参、附子、胡椒各 21 克，夜明砂、没药、虎骨、龙骨、五灵脂、白附子、朱砂、麝香各 15 克，青盐、小茴香各 12 克，丁香、雄黄、乳香、木香各 9 克。

使用方法： 上药共研末。用面作条圈于脐上，将上药末分 3 份，先取麝香 0.15 克入脐内，再将 1 份药末入面圈内，按药令紧，中插数孔，外用槐皮 1 片盖于药上，以艾火灸之，待热气透身，患者必倦如醉，灸之 5~10 壮，即遍身大汗；若不出汗，则为病未除，可待 5~8 日后，再灸之，令遍身出大汗为度。

方义解释： 方中人参大补元气；附子峻补元阳；乳香、没药、五灵脂祛瘀生新；胡椒、小茴香、木香、丁香温中行气；虎骨强健筋骨；龙骨、朱砂安定神志；夜明砂明目；雄黄解毒；青盐和脏；麝香通达诸窍；白附子祛风痰。诸药合用具有补气温阳、和中宁神之功，正气充，气血通，心神宁则可健身益寿，故可为长寿健身方。

按注： 慎风寒，戒生冷油腻，保养 1 个月，百病皆除，延年益寿。

2. 小续命熏脐秘方（《东医宝鉴》）

药物组成： 乳香、没药、煅鼠粪、青盐、两头尖、续断各 6 克，麝香 0.3 克。

使用方法： 上药共研末备用。令食饱而卧，荞麦面用水和捏成条状，再捏成直径约 6 厘米的面圈放在脐上，将药末放脐内，用槐皮 1 片盖药末之上，以豆大的艾炷灸之，每次灸 10~20 个艾炷。总之，灸之汗出为度。无病者每日灸 1 次，有病者 3 日灸 1 次，灸至腹内作声、作痛，大便有涎沫等物出即可。若为强身防病，每年中秋日重蒸 1 次即可。

方义解释： 本方以活血通络、和理五脏为主，选用乳香、没药、煅鼠粪、续断、麝香、两头尖、青盐通利血脉，以达到强身健体、祛病延年的目的。

3. 蒸脐法（《针灸大成》）

药物组成： 五灵脂 24 克，青盐 15 克，乳香 8 克，没药 8 克，夜明砂 6 克，地鼠粪 9 克（微炒），葱头（干者）6 克，木通 9 克，麝香 0.1 克。

使用方法： 以上诸药共研细末备用。水和大麦面作成面圆圈，置脐上，将前药末 6 克放于脐内，用槐树皮剪如钱大，盖于药上，以艾炷灸，每岁一壮，药与槐树皮不时添换。

方义解释： 方中五灵脂、乳香、没药、地鼠粪、夜明砂均为活血之品；葱头、青盐通阳和脏；麝香、木通通利诸窍。诸药合用具有活血利窍、宣通阳气之功，阳气恢复，络脉通畅，则体强身健。

4. 四君子散（经验方）

药物组成： 人参、白术、茯苓、炙甘草各等份。

使用方法： 上药共研细末，取适量和水，调成糊状，敷于脐中。

方义解释： 方用人参扶脾养胃，补中益气，作为主药；白术健脾燥湿，扶助运化，茯苓健脾渗湿，炙甘草补中和胃，俱为辅药。四味合用甘温益气，健脾养胃，补而不滞，故可用于久病体虚、倦怠无力、语言轻微、食欲不振、脉细软或沉缓等症。

5. 人参散（经验方）

药物组成： 人参 1 支。

使用方法： 上药研成细末，取少许和蜜（或水），调成糊状，敷脐。

方义解释： 人参甘温，补气益肺脾，为补气要药。故本方可治气虚疲乏、脾虚食少、肺虚声微、苔薄舌淡、脉细之症。

6. 四物糊（经验方）

药物组成： 当归、熟地黄、川芎、白芍各等份。

使用方法： 上药共研细末，和水调成糊状，敷脐。

方义解释： 此法为血虚者之保健方。方中当归补血和血，为主药；熟地黄滋阴补血，白芍柔肝养血，川芎活血理气，俱为辅药。四药相伍，补而不滞，调补营血，故可治血虚萎黄、心悸健忘、舌淡、唇甲苍白之症。

7. 八珍散（经验方）

药物组成： 人参、白术、茯苓、炙甘草、当归、熟地黄、川芎、白芍各等份。

使用方法： 上药共研细末，取适量和水调成糊状，敷脐。

方义解释： 方中人参、当归益气补血，作为主药；白术、茯苓健脾助运；熟地黄、白芍滋养阴血；川芎活血行气；炙甘草补中和胃，调和诸药。综合具有益气健脾、补血和营之功，故可治气血两亏，唇甲苍白，疲乏少气，食欲不振，心悸健忘，苔薄舌淡，脉细软无力。

8. 美容散（《中医验方》）

药物组成： 穿山甲 200 克，山楂、葛根、厚朴、乳香、没药、鸡血藤各 100 克，白芍 50 克，甘草、桂枝 30 克，细辛、冰片各 15 克，95% 乙醇适量。

使用方法： 将山楂、葛根、白芍、甘草煎液浓缩成膏；穿山甲、厚朴、桂枝研成细粉；乳香、没药焙于 95% 乙醇。以上三者混合，烘干研细，细辛、鸡血藤提取挥发油，与冰片混入上述细粉中备用。每次取药粉 0.2 克敷脐，用胶布固定，3~7 日换 1 次。

方义解释： 方中山楂、乳香、没药、穿山甲活血化瘀；白芍、鸡血藤养血和阴；桂枝、甘草通阳；细辛、冰片利窍增白；厚朴化湿；葛根升清。诸药合用具有养阴血、通血脉、升清阳、美颜面之效，故可治颜面雀斑、寿斑、黄褐斑、色素痣等。

9. 珍珠粉（民间验方）

药物组成： 珍珠数颗或珍珠层粉 15 克。

使用方法： 上药磨粉，以水调成糊状敷于脐中，每日更换 1 次，每月敷 1~2 次。

方义解释： 珍珠为润肤美容上品，有良好的增白祛斑之功，故可用于治疗颜面色斑。

10. 祛斑膏（《脐疗》）

药物组成： ①山楂、葛根各 100 克，甘草 30 克，白芍 150 克，共水煎 2 次，合并煎液浓缩成膏。②鸡血藤、穿山甲、厚朴各 100 克，桂枝 30 克，共研细粉。③乳香、没药各 100 克，冰片 15 克，共溶于 5%乙醇 200 毫升中，除去不溶物，再烘干为末。

使用方法：以上三组药混合，瓶中密贮备用。每次取药粉 200 毫克填脐内，外用胶布贴固，3~7 日换药 1 次。

方义解释：方中山楂、穿山甲、乳香、没药活血祛瘀；白芍、鸡血藤养血和阴；厚朴化湿；甘草、桂枝通阳；冰片清热。诸药合用有活血养血、温阳化湿之功，故可治瘀阻所致的黄褐斑。

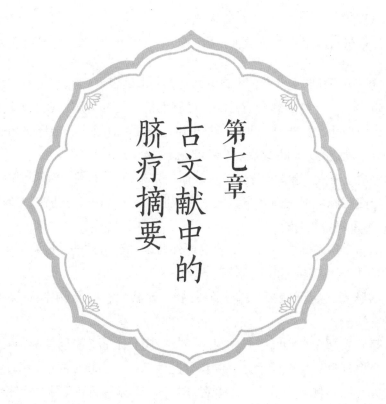

第七章
古文献中的
脐疗摘要

第一节　对脐的讨论

一、《黄帝内经》

1. 伏梁……居脐上为逆，居脐下为从，勿动亟夺。（《素问·腹中论》）

2. 帝曰：人有身体髀股胻皆肿，环脐而痛，是为何病？岐伯曰：病名伏梁，此风根也。其气溢于大肠而著于肓，肓之原在脐下，故环脐而痛也。不可动之，动之为水溺涩之病。（《素问·腹中论》）

3. 脏俞五十穴，腑俞七十二穴……脐一穴……（《素问·气穴论》）

4. 足阳明脉气所发者六十八穴……挟脐广三寸各三，下脐二寸挟之各三……（《素问·气府论》）

5. 冲脉气所发者二十二穴：挟鸠尾外各半寸至脐寸一，挟脐下旁各五分至横骨寸一，腹脉法也。（《素问·气府论》）

6. 冲脉者，起于气街，并少阴之经，挟脐上行，至胸中而散。（《素问·骨空论》）

7. 督脉者起于少腹以下骨中央……其少腹直上者，贯脐中央，上贯心入喉，上颐环唇，上系两目之下中央。此生病，从少腹上冲心而痛，不得前后，为冲疝。其女子不孕，癃痔遗溺嗌干。督脉生病治督脉，治在骨上，甚者在脐下营。（《素问·骨空论》）

8. 帝曰：何谓气交？岐伯曰：上下之位，气交之中，人之居也。故曰：天枢之上，天气主之；天枢之下，地气主之；气交之分，人气从之，万物由之。此之谓也。（《素问·六微旨大论》）

9. 少阴之胜，心下热善饥，脐下反动，气游三焦。（《素问·至真要大论》）

10. 气之上下何谓也？岐伯曰：身半以上，其气三矣，天之分也，天气主之。身半以下，其气三矣，地之分也，地气主之。以名命气，以气命处，而言其病。半，所谓天枢也。（《素问·至真要大论》）

王冰注："当伸臂指天，舒足指地，以绳量之，正中当脐也，故又曰半，所谓天枢也。天枢，正当脐两旁同身寸之二寸也。"

11. 五脏有六腑，六腑有十二原，十二原出于四关，四关主治五脏。（《灵枢·九针十二原》）

附树中按：一说四关指肘、膝、膈、脐四关，此说甚是。

12. 足太阴之筋……上腹，结于脐，循腹里，结于肋，散于胸中；其内者，著于脊。其病……下引脐两胁痛，引膺中脊内痛。（《灵枢·经筋》）

13. 手少阴之筋……下系于脐。（《灵枢·经筋》）

14. 故气从太阴出……上行至肝……其支别者，上额循巅下项中，循脊入骶，是督脉也，络阴器，上过毛中，入脐中，上循腹里，入缺盆，下注肺中，复出太阴。此营气之所行也，逆顺之常也。（《灵枢·营气》）

15. 胸气有街，腹气有街，头气有街，胫气有街……气在腹者，止之背腧与冲脉于脐左右之动脉者。（《灵枢·卫气》）

16. 足阳明之下，血气盛则下毛美长至胸；血多气少则下毛美短至脐。（《灵枢·阴阳二十五人》）

17. 其著于阳明之经，则挟脐而居，饱食则益大，饥则益小。（《灵枢·百病始生》）

18. 胃足阳明之脉……下挟脐，入气街中。（《灵枢·经脉》）

19. 心脉急甚者为瘛疭……微滑为心疝引脐，小腹鸣。（《灵枢·邪气脏腑病形》）

二、《难经》

1. 诸十二经脉者，皆系于生气之原。所谓生气之原者，谓十二经之根本也，谓肾间动气也。此五脏六腑之本，十二经脉之根，呼吸之门，三焦之原，一名守邪之神。故气者，人之根本也。根绝则茎叶枯矣。（《难经·八难》）

2. 然脐下肾间动气者，人之生命也，十二经之根本也，故名曰原。三焦者，原气之别使也，主通行三气，经历于五脏六腑。原者，三焦之尊号也。故所止辄为原，五脏六腑之有病者，取其原也。（《难经·六十六难》）

3. 假令得肝脉，其外证善洁，面青，善怒。其内证脐左有动气，按之牢若痛。其病四肢满闭。癃溲便难，转筋，有是者，肝也。无是者，非也。

假令得心脉，其外证，面赤，口干，喜笑。其内证，脐上有动气，按之牢若痛，其病烦心，心痛，掌中热而哕，有是者，心也。无是者，非也。

假令得脾脉，其外证，面黄，善噫，善思，善味。其内证，当脐有动气，按之牢若痛。其病，腹胀满，食不消，体重，节痛，怠堕嗜卧，四肢不收。有是者，脾也。无是者，非也。

假令得肺脉，其外证，面白，善嚏，悲愁不乐，欲哭。其内证，脐右有动气，按之牢若痛。其病，喘嗽，洒淅寒热。有是者，肺也。无是者，非也。

假令得肾脉，其外证，面黑，喜恐欠。其内证，脐下有动气，按之牢若痛。其病逆气，少腹急痛，泄如下重，足胫寒而逆。有是者，肾也。无是者，非也。(《难经·十六难》)

4. 三部者，寸、关、尺也。九候者，浮、中、沉也。上部法天，主胸以上至头之有疾也。中部法人，主膈以下至脐之有疾也。下部法地，主脐以下至足之有疾也。审而刺之者也。(《难经·十七难》)

5. 冲脉者，起于气冲，并足阳明之经，挟脐上行，至胸中而散也。(《难经·十二八难》)

6. 中焦者，在胃中脘，不上不下，主腐熟水谷，其治在脐傍。下焦者，当膀胱上口，主分别清浊，主出而不内，以传导也，其治在脐下一寸。故名曰三焦，其腑在气街，一本曰冲。(《难经·三十一难》)

7. 心之积名曰伏梁，起脐上，大如臂，上至心下，久不愈，令人病烦心，以秋庚辛日得之。(《难经·五十六难》)

三、《针灸甲乙经》

肾，足少阴之脉……从横骨中挟脐，循腹里上行而入肺。〔《针灸甲乙经》卷二·十二经脉络脉支别第一（上）〕

四、《类经图翼》

1. 叶叔文曰：人受生之初，在胞胎之内，随母呼吸，受气而成，及乎生下，一点元灵之气，聚于脐下，自为呼吸，气之呼接乎天根，气之呼接乎地根，凡人之生，唯气为先，故又名气海。(《类经附翼·三焦包络命门辨》)

2. 由此言之，可见天之大宝，只此一丸红日；人之大宝，只此一息真阳。孰谓阳常有余，而欲以苦寒之物，伐此阳气，欲保生者，可如是乎？客曰：至哉！余得闻所生之自矣。然既有其道，岂无其法，欲固此阳，计从安出？曰：但知根本，即其要也。曰：何为根本？曰：命门是也。曰：余闻土生万物，故脾胃为五脏六腑之本；子言命门，余未解也。曰：不观人之初生，生由脐带，脐接丹田，是为气海，即命门也。所谓命门者，先天之生我者，由此而受；后天之我生者，由此而栽也。夫生之门即死之户，所以人之盛衰安危，皆系于此者，以其为生气之源，而气强则强，气衰则病，此虽至阴之地，而实元阳之宅。若彼脾胃者，乃后天水谷之本，犹属元阳之子耳。子欲知医，其母忽此所生之母焉。（《类经附翼·大宝论》）

3. 命门居两肾之中，即人身之太极，由太极以生两仪，而水火具焉，消长系焉，故为受生之初，为性命之本。欲治真阴而舍命门，非其治也，此真阴之脏，不可不察也。所谓真阴之用者，凡水火之功，缺一不可。命门之火，谓之元气，命门之水，谓之元精。五液充，则形体赖而强壮；五气治，则营卫赖以和调。此命门之水火，即十二脏之化源。故心赖之，则君主以明；肺赖之，则治节以行；脾胃赖之，济仓廪之富；肝胆赖之，资谋虑之本；膀胱赖之，则三焦气化；大小肠赖之，则传导自分。（《类经附翼·真阴论》）

第二节　脐疗方法

一、灸法

（一）《针灸甲乙经》晋·皇甫谧

1. 脐中，禁不可刺，刺之令人恶疡，遗矢者，死不治。（卷三·第十九）

2. 脐下疝绕脐痛，冲胸不得息，中极主之。（卷八·第二）

3. 水肿，大脐平，灸脐中，腹无理不治。（卷八·第三）

4. 肠中常鸣，时上冲心，灸脐中。（卷九·第七）

5. 绝子，灸脐中，令有子。（卷十二·第十）

（二）《肘后备急方》晋·葛洪

1. 救卒中恶死：又方，灸脐中，百壮也。（救卒中恶死方第一）

2 治卒霍乱诸急：又方，以盐纳脐中上，灸二七壮。（治卒霍乱诸急方第十二）

（三）《备急千金要方》唐·孙思邈

1. 脐中，主肠中常鸣，上冲于心。（卷第三十·针灸下）

2. 妇人胞落颓，灸脐中三百壮。（卷第三·妇人方中）

3. 治白崩方，灸小腹横纹当脐孔直下百壮。（卷第四·妇人方下）

4. 小儿囟陷，灸脐上下各半寸……小儿脱肛……又灸脐中，随年壮……遗尿，灸脐下一寸半，随年壮。（卷第五下·少小婴孺方下）

5. 反胃，食即吐出，上气……又灸脐上一寸二十壮。（卷第十六·胃腑）

6. 肠中常鸣，时上冲心，灸脐中。（卷第十八·大肠腑）

7. 久泄痢，百治不差……又：灸脐中，稍稍二三百壮。（卷第十五下·脾脏下）

8. 肾水者，其人腹大，脐肿腰痛，不得溺，阴下湿如牛鼻头汗，其足逆寒，大便反坚。（卷第十九·肾脏）

9. 少年房多短气，灸鸠尾头五十壮，又：盐灸脐孔中二七壮。（卷第十七·肺脏）

10. 霍乱已死，有暖气者……又以盐内脐中，灸二七壮。（卷第二十·膀胱腑）

11. 治气淋方……又方，脐中著盐，灸之三壮。（卷第二十一·消渴淋闭尿血水肿）

12. 病寒冷脱肛出，灸脐中，随年壮。（卷第二十四·解毒并杂治）

13. 鬼击，灸人中一壮，立愈，不差更灸。又：灸脐上一寸七壮，及两踵白肉际，取差。又：灸脐下一寸三壮……治热暍方，又方：仰卧暍人，以热土壅脐上，令人尿之，脐中温即愈。又方：可饮热汤，亦可内少干姜、橘皮、甘草煮饮之，稍稍咽，勿顿使饱，但以热土及熬灰土壅脐上，佳……治落水死方，又方：倒悬，解去衣，去脐中垢，极吹两耳，起乃止……落水死，解死人衣，灸脐中。凡落水经一宿，犹可活。（卷第

14. 治小儿暴痫者，身躯正直如死人，及腹中雷鸣，灸太仓及脐中上下两傍各一寸，凡六处，又灸当腹度取背，以绳绕颈下至脐中竭，便转绳向背，顺脊下行，尽绳头，灸两傍各一寸五壮。（卷第五上·少小婴孺方上）

15. 治小儿卒腹皮青黑方……又：灸脐上下左右去脐半寸，并鸠尾骨下一寸，凡五处，各三壮。（卷第五下·少小要孺方下）

（四）《针灸资生经》宋·王执中

1. 久冷伤惫脏腑，泄利不止，中风不知人事等疾，宜灸神阙。

2. 予尝患痹疼，既愈而溏利者久之。因灸脐中，遂不登溷，连三日灸之，三夕不登溷。若灸溏泄，脐中第一，三阴交等穴，乃其次也。

3. 予旧苦脐中痛，则欲溏泻，常以手中指按之少止，或正泻下，亦按之，则不痛，它日灸脐中，遂不痛矣。

4. 有老妇人患反胃，饮食至晚即吐出。见其气绕脐而转，予为点水分、气海，并夹脐边两穴。既归，只灸水分、气海即愈，神效。

5. 予久患溏利，一夕灸神阙三七壮，则次日不如厕；连数夕灸，则数日不如厕。

（五）《万病回春》明·龚延贤

1. 溺水者，放大凳上卧着，将脚后凳站起二砖，却蘸盐擦脐中，待其水自流出，切不可倒流，水出此数等。但心头微热者，皆可救治。又方，溺水死者，过一宿尚活。捣皂角为末，绵裹纳下部，须臾，水出即活。一方，急解死人衣带，艾灸脐中即活。

2. 治阴证冷极，热药救不回者，手足冰冷，阴囊缩入，牙关紧急，死在须臾。用大艾炷灸脐中，预将蒜捣汁擦脐上，后放多艾灸之。其脐上下左右各开八分、四分，用小艾炷灸至五壮为度。如玉茎缩入于内，速令人捉定，急将蕲艾丸如绿豆大在龟头马口灸壮，其茎即出，仍服附子理中汤即效。

（六）《本草纲目》明·李时珍

1. 霍乱有湿热、寒湿，并七情内伤，六气外感……寒湿……小蒜：煮

汁饮，并贴脐，灸七壮。(卷三)

2. 转筋……蒜：盐捣敷脐，灸七壮，擦足心，并食一瓣。(卷三)

3. 癃淋……蒜、盐、栀子贴脐。同甘遂贴脐，以艾灸二七壮。百药无效，用此极效……葱白：同盐炒贴脐。葱、盐、姜、豉贴脐。葱、盐、巴豆、黄连贴脐上，灸七壮取利。(卷三)

4. 脐风……独蒜：安脐上，灸至口出蒜气，仍以汁搐鼻。盐豉：贴脐灸之。枣猫：同诸药贴灸。(卷四)

5. 小儿惊痫……盐豉：小儿撮口，贴脐灸之。(卷四)

6. 小便淋涩或有血者。以赤根楼葱近根截一寸许，安脐中，以艾灸七壮。《经验方》。(第二十六卷·葱)

7. 霍乱转筋，入腹杀人。以小蒜、盐各一两，捣傅脐中，灸七壮，立止。《圣济录》。(卷二十六·蒜)

8. 小儿脐风，独头蒜切片，安脐上，以艾灸之。口中有蒜气，即止。黎居士《易简方》。(卷二十六·葫)

9. 二便不通，巴豆(连油)、黄连各半两，捣作饼子。先滴葱、盐汁在脐内，安饼于上，灸二七壮，取利为度。《杨氏家藏方》。(卷三十五·巴豆)

(七)《类经图翼》明·张介宾

1. 阴寒腹痛欲死。人有房事之后，或起居犯寒，致脐腹痛极濒危者，急用大附子为末，唾和作饼如钱浓，置脐上，以大艾炷灸之，如仓卒难得大附，即用生姜或葱白头切片代之亦可。若药饼焦，或以津唾和之，或另换之，宜待灸至汗出体温而止，或更于气海、丹田、关元各灸二七壮，使阳气内通，逼寒外出，手足温，脉息起，则阴消而阳复矣。(十一卷·针灸要览)

2. 十般鼓胀要先知，切忌脐高凸四围。腹上青筋休用药，阴囊无缝不堪医……气肿从来不可医，肚光如鼓甚蹊跷。按之如石弹之响，泄气方能见奇效。水沟(三壮)水分(灸之大良)神阙(三壮，主水鼓甚妙)。(十一卷·针灸要览)

3. 凡霍乱将死者，用盐填脐中，灸七壮，立愈。凡霍乱吐泻不止，灸中脘、天枢、气海四穴，立愈。干霍乱，即俗名搅肠痧也。急用盐汤探吐，并以细白干盐填满脐中，以艾灸二七壮，则可立苏。(十一卷·针灸要览)

4. 灸腰痛不可俯仰，令患人正立，以竹杖柱地，量至脐中，用墨点记，乃用度脊中，即于点处，随年壮，灸之。（十一卷·针灸要览）

5. 疝气，大都痛甚者，为肝疝……一法令病者合口，以草横量两口角为一折，照此再加二折，共为三折，屈成三角如"△"样，以上角安脐中心，两角安脐下两旁，当下两角处是穴，左患灸右，右患灸左，左右俱患，两穴俱灸。艾炷如麦粒，灸十四壮，或二十一壮，即安。（十一卷·针灸要览）

6. 淋带赤白：命门、神阙、中极（灸七壮，治白带极效）。（十卷·针灸要览）

7. 不孕……一法灸神阙穴，先以净干盐填脐中，灸七壮，后去盐，换川椒二十一粒，上以姜片盖定，又灸十四壮，灸毕即用膏贴之，艾炷须如指大，长五六分许。（十一卷·针灸要览）

8. 欲绝产，脐下二寸三分，灸三壮，或至七七壮，即终身绝孕。（十一卷·针灸要览）

9. 脐风撮口，在母腹中气逆所致，或产时不慎，受寒而热……凡脐风若成，必有青筋一道，自下上行至腹而生两岔，即灸青筋之头三壮截住，若见两岔，即灸两边筋头各三壮，十活五六，不则上行攻心而死矣。（十一卷·针灸要览）

10. 神阙（一名气舍）当脐中。灸三壮，禁刺，刺之令人恶疡，溃矢死不治。一曰：纳炒干净盐满脐，上加浓姜一片盖定，灸百壮，或以川椒代盐亦妙。

主治阴证伤寒中风，不省人事，腹中虚冷伤惫，肠鸣泄泻不止，水肿鼓胀，小儿乳痢不止，腹大风痫，角弓反张，脱肛。妇人血冷不受胎者，灸此永不脱胎。此穴在诸家俱不言灸，只云禁针。《铜人》云：宜灸百壮。有徐平者，卒中不省，得桃源簿为灸脐中百壮始苏，更数月复不起。郑纠云：有一亲卒中风，医者为灸五百壮而赤，后年逾八十。向使徐平灸至三五百壮，安知其不永年耶？故神阙之灸，须填细盐，然后灸之，以多为良。若灸之三五百壮，不惟愈疾，亦且延年；若灸少，则时或暂愈，后恐复发，必难救矣。但夏月人神在脐，乃不宜灸。（八卷·经络）

（八）《理瀹骈文》清·吴尚先

1. 黄疸的取黄法：先用瓜蒂散搐鼻，再用湿面为饼，穿孔放脐上，以黄蜡卷纸为筒，长六寸，插孔内，以煤头点，烧至根剪断，另换，取尽黄水为度，效。亦治水肿。

2. 太乙真人熏脐法：通治劳伤、失血，及阴虚遗精、白浊、阳痿、精神倦怠、痰火、妇人赤白带、子宫冷诸症。麝香、龙骨、虎骨、蛇骨、附子、木香、丁香、乳香、没药、雄黄、朱砂、灵脂、夜明砂、胡椒、小茴、青盐、两头尖等分，以麝填脐眼，荞面圈脐外，填药盖槐皮，艾灸之，汗出病已。慎风寒，戒油腻、生冷、酒色等。如畏灸者，可加艾和药，装袋铺腹上，熨斗熨之，逼药气入肚，但令温暖即止，亦效。

3.《济众》熏脐法：川乌、乳香、没药、雄鼠屎、续断各二钱，麝一分，食饱后灸如前法，勿令痛，反泄真气，每年中秋行一次，隔两日一灸，灸至脐内作声、大便下涎物为止，只服米汤，食白粥，黄酒助力。

4. 气虚体倦，肚腹畏寒，用五灵脂、夜明砂、枯矾、麝香灸，同。每于二分、二至前一日，温水洗脐眼，纳麝少许，用面圈围脐，填药灸之，灸后以荞面为饼盖药，俟冷取下，忌茶。

5. 小便不通：诸药不效，葱装麝插脐中，填盐令满，艾灸。

二、熨法

（一）《备急千金要方》唐·孙思邈

儿生不作声者，此由难产少气故也，可取儿脐带向身却捋之，令气入腹，仍呵之至百度，啼声自发。亦可以葱白徐徐鞭之，即啼……若过一月脐有汁不愈，烧虾蛤灰粉之，日三四度。若脐中水及中冷，则令儿腹绞痛，天纠啼呼，面目青黑，此是中水之过，当灸粉絮以熨之，不时治护。脐至肿者，当随轻重，重者便灸之，乃可至八九十壮，轻者脐不大肿，但出汁，时时啼呼者，捣当归末和胡粉敷之，灸絮日熨之，至百日愈，以啼呼止为候。若儿粪青者，冷也，与脐中水同。（卷五上·少儿婴孺方上）

（二）《肘后备急方》晋·葛洪

1. 治卒腹痛：令人骑其腹，溺脐中。
2. 治卒心腹烦满：治腹满不能服药。煨生姜，绵裹纳下部中，冷则易之。

（三）《杨氏家藏方》宋·杨倓

1. 外灸膏：治一切虚寒久痢赤白，或时腹痛、肠滑不禁，用此法。木香、附子（炮，去皮脐）、蛇床子、吴茱萸、胡椒、川乌头，以上六味各二钱，合研为细末，每用药末三钱，和白面二钱，生姜自然汁打作糊，摊在纸上，当脐上贴之，衣物盖定，用熨斗盛文武火熨之，痢止为度。

2. 硫黄熨法：治脏腑冷泻痢不止及阳虚阴盛、真气脱、欲灸不能胜火力者，宜用此法，硫黄半两研细，蓖麻子七枚，去皮细研，同研令细，每用抄二三钱填在脐心令满，以衣被盖定，用熨斗盛文武火慢慢熨之，白日须是熨半日，夜间熨半夜，尽多时为妙。

（四）《万病回春》明·龚廷贤

1、中寒：熨脐法，用葱头缚一把，切去叶留白根，切饼二寸许，连缚四五饼，先将麝香、硫黄二字填于脐中，放葱饼于脐上，以熨斗盛火于葱饼上熨之。如饼烂，再换饼再熨。热气入腹，以通阳气。如大小便不通，以利即止。

2. 揉脐法：用吴茱萸二三合、麸皮一升、食盐一合，拌匀热炒，以绢包之，于腹上下热揉熨之，自然有效也。

（五）《本草纲目》明·李时珍

1、泄泻……出螺敷脐。木鳖子同丁香、麝香贴脐上，虚泄。蛇床子同熟艾各一两，木鳖子4个，研匀，绵包安脐上，熨斗熨之。蓖麻仁7个，同熟艾半两，硫黄二钱，如上法用。（卷三）

2.（寒湿霍乱），小蒜煮汁饮，并贴脐，灸七壮……芥子，捣末敷脐……炒盐，霍乱腹痛，熨之。转筋欲死者，填脐灸之。（卷三）

（六）《简明医彀》明·孙志宏

1.中寒：用食盐一斤，炒热，布二层包，熨腹脐痛处，冷即换，无盐，麦麸、灰、砂皆可。

2.便闭转胞：葱三斤，炒，铺脐腹熨。或炒盐熨。

（七）《医宗必读》明·李中梓

阴毒昏不知人，四肢如冰，唇青甲黑，药不得入。将葱一握束缚，切去根叶，留白三寸如饼。先将麝香半分，填于脐内，后加葱饼于上，以火熨之，烂即易。纳三饼后，稍醒，先灌姜汁，后服姜附汤。如不醒，再灸关元穴三十壮。不醒者必死。

（八）《理瀹骈文》清·吴尚先

1.伤寒阴毒：若气渐败，当铺艾于脐上，熨斗熨之。如回阳后，当救阴。一法，用硫黄、肉桂各二钱半，炮姜、朱砂各二钱，黑附子五钱，艾绒二两，和匀，布包放脐上，熨斗熨之。

2.中热倒者：取途中热尘土，或用田中泥浆积心口及脐上，作一窝，使人尿其中，自醒。

3.通治泻痢，用苍术、厚朴、陈皮、炙甘草各一两，布包放脐上，热熨斗熨之，逼药气入腹……如治泻，加猪苓、茯苓、白术、泽泻、官桂；如治痢，加羌活、草乌、黄连、吴萸、大黄、枳壳、当归、白芍、黄芩、木香、槟榔尤妙。又，平胃散去甘草，加山楂炭、车前子末，治水泻。

4.小便不通：葱白一斤切细，入麝五分拌匀，分二包，先以一包置脐，热熨斗熨之，半时换一包，以冷水熨斗熨之，尿通为度。

5.关格……中虚者，用黄芪、白术、升麻、柴胡、木香、槟榔，末，布包放脐上，熨斗熨之，即升降法也。

6.胞衣不下：黑豆四五合，醋三大碗，煎数滚，布蘸温熨脐腹，并厚敷，胞自下。

7.白带：热盐炒艾熨脐。

（九）《外治寿世方》清·邹俪笙

1.伤寒不能分阴阳、目定口呆，身热无汗，便秘，不省人事：用老油松节七两，胡椒照病人年纪，每岁七粒，煮蛋乘热切顶壳三分，覆脐眼，面作圈护住，冷易，视蛋墨为验，收尽阴气自愈。

2.阴证伤寒：男女交合后，或外受风寒，或内食生冷等物，以致肚腹疼痛，男子肾囊内缩，妇女乳头内缩，或手足拏曲紫黑，甚则牙紧气绝，谓之阴证伤寒，又名夹色伤寒。急用砖烧红，隔布数层，在肚腹上熨之。或照前葱熨法治之。轻则用前蛋熨法治之。又纹银一块，捶扁烧红，如病患未绝气，止烧滚热，放在脐上，再用鸡一只，连毛破开，不去肠，包于银上，用布缚住，以手按紧，即愈。若人已死，揭鸡看视，如鸡青银黑，另换鸡、银再包，即愈。如无银，只用鸡亦可。又方：以布贴脐上，取滚水一壶熨之。又方：芥钱子七钱，干姜三钱共为末，水调作一饼贴脐上，手帕缚住，置盐其上，用火熨斗，不离熨之，汗出为度。

3. 疟疾：当归、川芎、防风、甘草、陈皮、苍术、杜仲、槟榔、草果、半夏、常山、荆芥、知母各一钱，真乌梅五钱，烧熟打碎，将药共放锅内炒热，于未发时，用稀布包裹，捆紧脐上。脐内先以药末三分填满，其发必轻，再炒再捆，无有不效，间日疟者更效。轻者一服，重者两服必愈。年老人不肯服药者，用此最效。

4. 治瘟方：凡闻病人汗气入鼻透脑，即散布经络。初觉头痛，即用芥菜子研末，温水调填肚脐中，隔布一二层，上以壶盛热水熨之，至汗出而愈。

5. 绞肠痧阴证：吴茱萸、食盐各四两，炒热用布分作两包，轮熨其脐腹，有效。

6. 阴证时痧手足抽吊者，即今之吊脚痧，硫黄、肉桂各二钱五分，炮姜、朱砂各二钱，黑附子五钱，艾绒二两，和匀布包放脐上，熨斗熨之。

7. 寒泄：热柴灰布包敷。又炒盐敷。又糯米酒槽和盐炒敷。又酒炒艾绒作饼敷。又艾叶、灶心土、门斗灰、吴茱萸共为末，醋炒敷均效，以上各方均贴敷脐上。

8. 小儿水泻不能服药：香白芷、干姜各一钱，共研细末，以蜜为膏，先用酒洗脐，温微热后贴膏，用鞋底烘热熨膏上，气通即愈。

9. 噤口痢疾：生大附子一个，切片，贴于新石灰上，洒之以水，俟热，即取附子片，贴脐上，冷再换贴，三四次愈。又木鳖子仁六个研泥，分作二分，用面烧饼一个，分作两半，只用半饼作一窍，纳药在内，乘热敷在病人脐上，一时再换半个热饼。其痢即止，遂思饮食。

10. 中暑：夏天道路受热忽然晕倒，名中热，切不可误用冷水喷灌，一受寒冷则不可救。急用稻草结为长带，曲盘肚脐，外用热土搓碎围之，使人撒尿其中，令温气入腹，久之自愈。又法：用布蘸滚水，更换熨脐与脐下三寸，醒仍忌饮冷水，饮之复死。

11. 因色欲致手足冷脐腹痛，炒葱热贴脐中，冷则易之。

12. 男女大小便不通、危在顷刻者，用田螺十个、葱白七根、麝香五分、轻粉一分，共捣成泥，敷脐上，隔布数层，以熨斗熨之，立效。又方：连须葱头七个，生姜一大块，豆豉、食盐各三钱，同捣作一饼，焙热掩肚脐上，带扎良久，自通。

13. 感冒无汗：水调芥子末填脐内，以热物隔衣熨之，取汗出妙。

14. 脚麻腹泻疼痛熨脐方：硫黄、肉桂、吴茱萸、丁香各一钱，麝香三分，共研细末，每用二分，青葱汁调匀，置脐中，外贴一小膏药，炒热麸皮熨之，不可误入口中。

15. 寒泻：糯米酒糟和盐炒敷。

16. 急慢惊风：芙蓉嫩叶五六钱，男双女单，捣烂，用鸡蛋和入，煎熟做饼，贴脐上，冷则随换，立愈。

三、药物贴敷法

（一）《备急千金要方》唐·孙思邈

1. 治小儿脐汁出不止，兼赤肿，白石脂散方：以白石脂细研，熬令微暖，以粉脐疮，日三四度……治小儿脐中生疮方：烧甑带灰，和膏，傅之。治小儿脐赤肿方：杏仁半两，猪颊车髓十八铢。上二味先研杏仁如脂，和髓，傅脐中肿上。（卷五下·少儿孺方下）

2. 治子死腹中不出方：以牛屎涂母腹上，立出。（卷二·妇人方上）

（二）《万病回春》明·龚廷贤

1. 文蛤散，治自汗盗汗。五倍子为末，用津唾调，填满脐中，以绢帛系缚一宿即止。加白枯矾末尤妙。又方：用何首乌末，津唾调，填脐中即止。

2. 腹中如铁石，脐中出水，旋变作虫行之状，绕身匝啄，痒痛难忍，拨扫不尽。用浓煎苍术浴之，以苍术末入麝香少许，水调服，痊。

（三）《本草纲目》明·李时珍

1. 葱白：阴毒，炒热熨脐。芥子：阴毒，贴脐，发汗。（卷三）

2. 霍乱……寒湿……小蒜：煮汁饮，并贴脐，灸七壮……芥子：捣末傅脐。(卷三)

3. 痢……木鳖子：六个研，以热面饼挖孔，安一半，热贴脐上，少顷再换即止。芥子：同生姜捣膏封脐。黄丹：同蒜捣封脐，仍贴足心。水蛭：入麝捣，贴脐。田螺：入麝捣，贴脐。蓖麻：同硫黄捣，填脐。针砂：同官桂、枯矾，水调贴脐。(卷三)

4. 胀满……半夏：消心腹痰热满结，除腹胀。小儿腹胀，以酒和丸，姜汤下，仍姜汁调，贴脐中。(卷三)

5. 诸肿……田螺：利大小便，消手足浮肿，下水气。同大蒜、车前贴脐，水从小便出。(卷三)

6. 诸汗……何首乌：贴脐……五倍子：同荞麦粉作饼，煨食，仍以唾和填脐中。(卷三)

7. 癃淋……莴苣：贴脐。茴香：同白蚯蚓贴脐。大蒜：同盐贴脐。蒜、盐、栀子贴脐。同甘遂贴脐，以艾灸二七壮。百药无效，用此极效……葱白：同盐炒贴脐。葱、盐、姜、豉贴脐。葱、盐、巴豆、黄连贴脐上，灸七壮取利……苎根：贴脐……滑石：车前汁和，涂脐阔四寸，热即易。白矾：同麝香贴脐……田螺：同麝贴脐。(卷三)

8. 大便燥结……甘遂：下水饮，治二便关格，蜜水服之，亦敷脐……白矾：利大小肠，二便关格，围脐中，滴冷水……雄鼠粪：二便不通，水调敷脐。(卷三)

9. 脱肛……生萝卜：捣贴脐中，束之。(卷三)

10. 口糜……细辛：醋调贴脐。(卷三)

11. 溺死……食盐：溺死，放大凳上，高其后脚，盐擦脐中，待水流出，但心头温者皆活。(卷三)

12. 胎死……蓖麻子：四枚，同巴豆三枚，入麝香，贴脐。伏龙肝：酒服，仍贴脐下……乌鸡：煮汁服，仍摩脐下。(卷四)

13 阴脱……蓖麻子：贴顶心及脐。(卷四)

14. 小儿夜啼……牵牛子、五倍子、牛蹄甲、马蹄、马骨：并贴脐。(卷四)

15. 小儿脐肿……荆芥：煎汤洗后，煨葱贴之，即消。桂心：炙熨。东壁土、伏龙肝、白石脂、枯矾、车脂、龙骨、海螵蛸、猪颊车髓：同杏仁

捣。（卷四）

16. 小便不通：蚯蚓粪、朴硝等分，水和敷脐下，即通。（卷七）

17. 妊娠热病：伏龙肝末一鸡子许，水调服之，仍以水和涂脐方寸，干又上。《伤寒类要》……横生逆产：灶中心对锅底土，细研。每服一钱（3克），酒调，仍搽母脐中。《救急方》。胞衣不下：灶下土一寸，醋调，纳脐中，续服甘草汤三四合。《产宝》。（卷七）

18. 道中热土：主治夏月喝死，以土积心口，少冷即易，气通则苏苏。亦可以热土围脐旁，令人尿脐中，仍用热土、大蒜等分，捣水去滓灌之，即活。（卷七）

19. 小便不通：黑铅错末一两，生姜半两，灯心一握，井水煎服，先以炒葱贴脐。《圣惠方》。（卷七）

20 虚寒下痢，肠滑不禁。针砂七钱半，官桂一钱，枯矾一钱，为末，以凉水调摊脐上下，缚之，当觉大热，以水润之。可用三四次，名玉抱肚。《仁存方》。（卷八）

21. 水肿尿少：针砂（醋煮炒干）、猪苓、生地龙各三钱，为末，葱涎研和，敷脐中约一寸厚，缚之，待小便多为度，日二易之。入甘遂更妙。《德生堂方》。（卷八）

22. 小便不通：滑石末一升，以车前汁和，涂脐之四畔，方四寸，干即易之，冬月水和。《杨氏产乳》。（卷九）

23. 催生下胎，不拘生胎死胎，蓖麻仁二个，巴豆一个，麝香一分，研贴脐中并足心即下。（卷十七）

24. 小儿夜啼，黑牵牛末一钱，水调，傅脐上，即止。《生生编》。（卷十八）

25 自汗不止，何首乌末，津调，封脐中。《集简方》。（卷十八）

26. 小儿盘肠，内钓腹痛。用葱汤洗儿腹，仍以炒葱捣贴脐上。良久，尿出痛止。《汤氏婴孩宝书》。阴毒腹痛，厥逆唇青卵缩，六脉欲绝者。用葱一束，去根及青，留白二寸，烘热安脐上，以熨斗火熨之，葱坏则易，良久热气透入，手足温有汗即瘥，乃服四逆汤。若熨而手足不温，不可治。朱肱《南阳活人书》。脱阳危症，凡人大吐大泄之后，四肢厥冷，不省人事，或与女子交后，小腹肾痛，外肾搐缩，冷汗出厥逆，须臾不救。先发葱白炒热熨脐，后以葱白三七茎擂烂，用酒煮灌之，阳气即回。此华佗《救卒病方》也……大肠虚闭，匀气散：用连须葱一根，姜一块，盐一捻，淡豉三七粒，捣作饼，烘掩脐中，扎定。良久，气通即通。不通再作。《杨氏直指方》……急淋阴肿，泥葱半斤，煨热杵烂，贴脐上。《外台》。小便淋涩，或有血者。以赤根楼葱近根截一寸许，安脐中，以艾灸七壮。《经验方》。（第二十六卷·葱）

27. 葫，大蒜也……捣膏敷脐，能达下焦消水，利大小便……水气肿满，大蒜、田螺、车前子等分，熬膏摊贴脐中，水从便溉而下，数日即愈。（卷二十六·葫）

28. 霍乱吐泻，芥子捣细，水和傅脐上。《圣济总录》……阴证伤寒，腹痛厥逆。芥菜子研末，水调贴脐上。《生生编》。（卷二十六·白芥）

29. 大肠脱肛，生莱菔捣，实脐中束之。觉有疮，即除。《摘玄方》。（卷二十六·莱菔）

30. 伤寒脱阳，小便不通。用茴香末，以生姜自然汁调傅腹上。外用茴香末，入益元散服之。《摘玄方》。（卷二十六·菜香）

31 小儿脐疮久不瘥者。马齿菜烧研傅之。《千金》。（卷二十七·马齿苋）

32 小便不通，莴苣菜捣傅脐上即通。《卫生易简方》。小便尿血，同上方，甚效。《杨氏方》……小便不通莴苣子捣饼，贴脐中，即通。《海上仙方》。（卷二十七·莴苣）

33. 二便不通，巴豆连油、黄连各半两，捣作饼子。先滴葱、盐汁在脐内，安饼于上，灸二七壮，取利为度。《杨氏家藏方》。（卷三十五·巴豆）

34. 子死腹中，取本妇鞋底炙热，熨腹上下，二七次即下。《集玄方》。（卷三十八·麻鞋）

35. 自汗盗汗，常出为自汗，睡中出为盗汗。用五倍子研末，津调填脐中，缚定，一夜即止也……小儿夜啼，五倍子末，津调，填于脐内。杨起《简便方》。（卷三十九·五倍子）

36. 毒痢噤口，水蛙一个，并肠肚捣碎，瓦烘热，入麝香五分，作饼，贴脐上，气通即能进食也。（卷四十二·蛙）

37. 小便不通，蜗牛捣贴脐下，以手摩之。加麝香少许更妙。《简易》。（卷四十二·蜗牛）

38. 田螺……捣烂贴脐，引热下行，止噤口痢，下水气淋闭……噤口痢疾，用大田螺二枚捣烂，入麝香三分作饼，烘热贴脐间。半日，热气下行，

即思食矣。甚效，丹溪。（卷四十六·田螺）

39.妊娠热病，青羊屎研烂涂脐，以安胎气。《外台秘要》。（卷五十·羊）

40.急肚疼病，用本人头发三十根，烧过酒服。即以水调芥子末，封在脐内，大汗如雨，即安。《谈野翁方》。（卷五十二·发）

41.小儿断脐，即用清油调发灰傅之，不可伤水。脐湿不干，亦傅之。（卷五十二·乱发）

42.脐风出汗，蝼蛄、甘草等分，并炙为末，傅之。《总录》。（卷四十·蝼蛄）

（四）《理瀹骈文》清·吴尚先

1.凡病多从外入，故医有外治法。经文内取、外取并列，未尝教人专用内治也。若云外治不可恃，是圣言不足信矣。矧上用嚏（嚏即吐也。在上宜嚏，感邪从口鼻入宜嚏。），中用填（如填脐散之类。又罨脐、敷脐亦是），下用坐（坐药也即下法。如水肿，捣葱坐取气，水自下是也），尤捷于内服。

2.膏，纲也。药，目也。膏判上、中、下三焦，五脏六腑，表里、寒热、虚实，以提其纲。药随膏而条分缕析，以为之目。膏有上焦心肺之膏，有中焦脾胃之膏，有下焦肝肾之膏。有专主一脏之膏，脏有清有温。有专主一腑之膏，腑有通有涩。又有通治三焦、通治五脏、通治六腑之膏。又有表里寒热虚实分用之膏，互用之膏，兼用之膏。药则或糁膏内，或敷膏外，或先膏而用洗擦，或后膏而用熏熨。膏以帅药，药以助膏。景嵩谓：观《大易》阴阳消长，可知内治之理。愚谓观一部《周礼》，六官分职，陈殷置辅，敷布精密，水泄不漏，可为用膏用药之法，读书人当识此意（膏内糁药，可取单方验者，研末备用。敷药宜作锭，余药皆现制）。

3.制膏药者，亦在乎能握其要而已。满屋散钱，以一线贯串百钱可，即千钱、万钱亦无不可，是所谓握其要也。一副牙牌，不过单双配合，而千变万化，用无穷尽，是亦所谓握其要也。握要之道，一通字该之。理通则治自通矣。然通须虚心读书。

4.膏中用药味，必得通经走络，开窍透骨，拔病外出之品为引。如姜、葱、韭、蒜、白芥子、花椒，以及槐、柳、桑、桃、蓖麻子、凤仙草、轻粉、穿山甲之类，要不可少，不独冰、麝也……须知外治者，气血流通即是补，不药补亦可。

膏中用药味，必得气味俱厚者方能得力。虽苍术、半夏之燥，入油则润；甘遂、牵牛、巴豆、草乌、南星、木鳖之毒，入油则化，并无碍。又炒用、蒸用皆不如生用。勉强凑用，不如竟换用（如银花换忍冬藤，茯苓换车前子之类）……

膏药，热者易效，凉者次之，热性急而凉性缓也；攻者易效，补者次之，攻力猛而补力宽也。然大热之证，受之以凉，其气即爽；极虚之证，受之以补，其神即安，只在对证耳。若夫热证亦可用热者，一则得热则行也，一则以热引热，使热外出也，即从治之法也。虚证也可以用攻者，有病当先去，不可以养患也。且以气相感，虚人亦能胜，无虚虚之祸也。此又在临证之斟酌而变通也。

5. 膏药贴法……若脏腑，则视病所在，上贴心口，中贴脐眼，下贴丹田，或兼贴心俞与心口对，命门与脐眼对，足心与丹田应。外证除贴患处外，用一膏贴心口以护其心。

6. 中焦之病，以药切粗末炒香，布包缚脐上为第一捷法（炒香则气易透，且鼻亦可兼嗅）。如古方治风寒，用葱、姜、豉、盐炒热，布包掩脐上；治霍乱，用炒盐布包置脐上，以碗覆之，腹痛即止；治痢，用平胃散炒热缚脐上，冷则易之；治疟，用常山饮炒热缚脐上，其发必轻，再发再捆，数次必愈是也。此法无论何病，无论何方皆可照用。昔人治黄疸，用百部根放脐上，酒和糯米饭盖之，以口中有酒气为度。又有用干姜、白芥子敷脐者，以口中辣去之，则知由脐而入无异于入口中，且药可逐日变换也。又治伤寒食积，寒热不调者，用一寒一热之药为饼置脐上，以熨斗盛炭火熨之，或空中熨之。治阴证者，用炮姜、附子、肉桂、麝香、吴萸末，绵裹放脐内，上盖生姜片，以葱切成碗粗一大束，扎好放姜上，熨斗熨之，或烙铁烙之，葱烂再易，此是加一倍法，皆所以逼药气入肚也。治风痛者，敷药后以桑枝燃火逼之。治乳痛者，捣葱铺乳上，以瓦罐盛炭火逼之，汗出而愈，亦是此意。畏炭火者，用瓦罐盛热汤，或糠火熨，或手摩之，皆可治。大热证不用火，以冷水逼之。治寒热交混者，冷热互熨之，此在临证制宜矣。至背后脾俞、胃俞有须兼治者；又有熏脐、蒸脐、填脐法（太乙熏脐法、附子填脐法），及布包轮熨等法（如脾实者，用枳壳、陈皮炒熨。脾虚者，用糯米炒熨，能助脾运。阴寒证，用吴萸、蛇床子炒熨之类），俱见文中，可随证酌用。

7. 余施诊专以膏药为主，因贫人购药为难，膏药则更便也……中焦郁积，用金仙膏为多，气痛、腹痛立效。疟疾，先用金仙膏贴胸口即轻……并贴膏于脐上，再以生姜两块捣敷两膝盖，轻者即愈，重者两张必愈……痢疾，无论老少皆用金仙膏，一贴胸口，一贴脐上，轻症半日腹响泄气，小便通利，胸中廓然即愈；重症逐渐轻减，不过数日亦愈。此二症夏秋最多，余治愈不只万人，特为拈出。下焦寒湿用散阴膏为多……若上热下寒者贴足心，脾虚泄泻者贴脐并对脐，皆效。

8.（膏药）虑其或缓而无力也，假猛药、生药、香药，率领群药，开结行滞，直达其所。俾令攻决滋助，无不如志，一归于气血流通，而病自已，此余制膏之法也。盖积数十年之苦心，统会前人用药之旨，于汤药外，自为变格，而别开一门者也。